RECHERCHES

SUR LA

MATURATION DE L'ŒUF

LA

FÉCONDATION

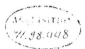

ET LA

DIVISION CELLULAIRE

PAR

Édouard VAN BENEDEN

PROFESSEUR A L'UNIVERSITÉ DE LIÉGE

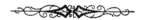

GAND & LEIPZIG,

Librairie CLEMM,

H. ENGELCKE, Succr.

PARIS,

G. MASSON, éditeur,

120, Boulevard St-Germain.

Gand, impr. I. Vanderpoorten, rue de la Cuiller, 18.

1883

TABLE DES MATIÈRES.

CHAPITRE IV.

CHAPITRE V.

L'Appareil sexuel femelle de l'Ascaride mégalocéphale

PAR

EDOUARD VAN BENEDEN.

(PLANCHE III.)

Peu de questions scientifiques ont été discutées et débattues avec autant d'acharnement et de passion que celle de la formation des œufs et de la fécondation chez les vers nématodes.

Les débats célèbres, auxquels prirent part Nelson (1), Meissner (2), Bischoff (3), Allen Thompson (4), Claparède (5) et Munk (6) n'ont pris fin qu'après la publication des mémoires étendus que ces deux derniers auteurs envoyèrent en réponse à la question qui, en 1857, fut posée par la Faculté de Médecine de l'Université de Berlin. Il s'agissait de faire trancher, par de nouvelles recherches, la question de savoir si, oui ou non, les spermatozoïdes des nématodes pénètrent dans l'œuf au moment de la fécondation. Les deux auteurs qui se chargèrent de répondre à cet appel, conclurent l'un et l'autre dans un sens négatif. Ni Claparède, ni Munk ne réussirent à se convaincre de la pénétration des spermatozoïdes.

Plus récemment Ant. Schneider (7) et Leuckart (8) arrivèrent à d'autres conclusions; mais il faut bien reconnaître que ces deux auteurs ne se sont pas livrés à une étude bien approfondie de la question; leurs résultats ont été consignés dans des travaux monographiques; les méthodes employées par eux

sont les mêmes que celles auxquelles leurs devanciers avaient
eu recours; les figures publiées à l'appui de leur manière de
voir sont peu probantes et peu claires; ils n'ont pas réussi à
suivre les modifications que subissent les zoospermes après
leur entrée dans l'œuf; aussi leurs conclusions n'attirèrent-
elles guère l'attention : la pénétration des spermatozoïdes dans
les œufs des nématodes resta considérée comme douteuse.

Les observations de Bütschli (9) chez *Anguillula rigida* et
chez *Cucullanus elegans* tendent à établir que, chez ces vers, il
se produit, au moment de la fécondation, *une fusion complète*
entre un spermatozoïde et un œuf. Le zoosperme n'entre pas
dans le vitellus; il s'accole en un point de la surface de l'œuf
et bientôt il se confond avec lui; il n'est plus possible, après
la fusion, de distinguer aucune trace du zoosperme. Les études
de Bütschli, loin de confirmer l'opinion de Schneider et de
Leuckart, en ce qui concerne la *pénétration* des spermatozoïdes dans l'œuf des grands ascarides, tendent à établir au
contraire qu'il n'y a pas de *pénétration,* et Bütschli, plus autorisé que personne à émettre un avis sur la valeur des observations de Schneider et de Leuckart, doute fort que les
éléments que ces auteurs ont vu dans le vitellus et qu'ils ont
pris pour des spermatozoïdes, aient réellement cette signification.

Les recherches récentes, provoquées par les découvertes de
Bütschli, en ce qui concerne les transformations de la vésicule
germinative pendant la maturation de l'ovule d'une part, la
production du premier noyau embryonnaire de l'autre, ont
inauguré une ère nouvelle dans l'histoire de nos connaissances sur la fécondation. Il est étonnant que parmi les
auteurs qui ont repris la question dans ces dernières
années pas un seul n'ait songé à s'adresser aux nématodes
qui présentent cependant, à raison des dimensions de leurs
spermatozoïdes, de leur forme particulière, de la facilité avec
laquelle on peut y reconnaître les parties constitutives de
la cellule, des avantages si précieux sur tous les autres
animaux. Bütschli lui-même, qui a observé les premières

phases du développement chez divers nématodes, n'a pas porté son attention sur ce que devient le zoosperme. Diverses circonstances m'ont conduit à reprendre l'étude de la fécondation chez ces vers. L'animal qui a servi d'objet à mes recherches est l'*Ascaris megalocephala* du cheval.

J'ai eu l'occasion d'élucider, au cours de mes études, quelques points encore obscurs, relatifs à l'anatomie et à la physiologie des organes de la génération. Je les ai consignés dans ce travail préliminaire. Il est entre autres une question que je me suis souvent posée sans pouvoir la résoudre, quand j'ai commencé mes études : comment se fait-il que les spermatozoïdes accumulés dans la partie supérieure de l'uterus, au point où s'opère la fécondation, ne sont pas, au bout de peu de temps, entraînés avec les œufs et éliminés des organes génitaux? Des milliers d'œufs réunis en une colonne serrée descendent constamment de l'ovaire, traversent l'oviducte, s'accumulent dans l'uterus et obstruent littéralement ce canal. La descente progressive et continue de cette colonne massive, qui remplit toute la largeur du tube sexuel, doit agir à la façon d'un courant fluvial entraînant avec lui les particules solides du lit sur lequel il coule. Comment les zoospermes peuvent-ils remonter ce courant formé par des œufs pressés les uns contre les autres? Comment, au bout de peu de temps, la femelle ne devient-elle pas stérile, les spermatozoïdes introduits avant la maturité sexuelle, ayant été en partie employés à la fécondation des premiers œufs, en partie entraînés par le courant et rejetés à l'extérieur? Je dis, introduits avant la maturité sexuelle, parce qu'il est difficile de se figurer qu'un accouplement, se produisant au moment où la matrice est déjà gorgée d'œufs, puisse s'opérer sans que le sperme introduit soit aussitôt entraîné par les œufs et refoulé au dehors. Cette colonne massive d'œufs utérins parait à première vue devoir être une barrière infranchissable pour les zoospermes, quelque soit l'activité des mouvements amœboïdes qu'on leur suppose. La réponse à ces questions se trouve toute entière dans la constitution de l'épithélium de l'uterus.

Je n'aborderai pas ici la question du reste bien élucidée de l'ovogenèse; mais je ferai connaître mon opinion sur les divisions naturelles de l'appareil sexuel femelle, les limites et les caractères des diverses parties qui le constituent et les dénominations qu'il convient de leur donner. J'ai surtout examiné avec grand soin la constitution de l'épithélium dans les diverses parties du tube générateur.

Les auteurs sont loin d'être d'accord sur le nombre et la nature des divisions à établir dans l'appareil femelle des nématodes. von Siebold(10), le premier, y a reconnu quatre sections distinctes : l'ovaire, le tube de Fallope, l'uterus et le vagin; mais il ne les a pas caractérisées anatomiquement; aussi est-il difficile de dire si les organes désignés sous les mêmes noms par Nelson, par Schneider et par Leuckart, répondent bien aux divisions établies par von Siebold.

Pour Meissner(2) il y a lieu de distinguer non seulement chez les *Mermis,* qui ont été le point de départ de ses recherches, mais chez tous les nématodes, y compris les ascarides : 1° un germigène (Eierkeimstock, blastogène de Claparède); 2° un vitellogène; 3° un albuminogène (Eiweissschlauch); 4° un oviducte (Tuba); 5° un uterus; 6° un vagin.

L'albuminogène est cette partie retrécie du tube sexuel que Nelson a décrite comme étant séparée de l'ovaire et de l'uterus par des étranglements et qu'il reconnaît à sa transparence. D'après Meissner c'est dans cet organe, rempli de spermatozoïdes, que les œufs sont fécondés et qu'ils s'entourent d'une couche de substance analogue à l'albumine de beaucoup d'autres œufs. L'oviducte (Tuba) généralement vide, et contracté d'habitude, au point que sa lumière a complètement disparu, sépare l'albuminogène de l'uterus.

Claparède (5) rejette le nom d'albuminogène parce qu'il lui
parait douteux que la substance sécrétée par la partie de la
trompe de Fallope que Meissner désigne sous ce nom soit bien
réellement de l'albumine. Il réunit sous le nom d'ovaire le
germigène et le vitellogène de Meissner et il énumère dans
l'ordre suivant les autres parties dont il admet l'existence
dans l'appareil excréteur de la glande sexuelle : la vésicule
séminale qui, dit Claparéde, n'est pas toujours présente, la
trompe de Fallope ou l'oviducte, l'uterus et le vagin. Si nous
comparons les divisions admises par Claparède à celles que
Meissner a établies nous remarquons que Claparède substitue
le nom de vésicule séminale au nom d'albuminogène; mais
à part cette différence dans la nomenclature, les deux
auteurs sont d'accord. Claparède admet l'existence d'un
conduit faisant fonction d'oviducte entre la vésicule séminale
et l'uterus; il pense, comme Meissner, que la fécondation a
lieu non pas dans la partie supérieure de l'uterus, mais dans
l'albuminogène (oviducte de Nelson). C'est là une erreur
manifeste en ce qui concerne l'*Ascaris megalocephala*. L'organe distingué et nettement caractérisé par Nelson, chez
l'*Ascaris Mystax,* se reconnaît facilement, chez le grand
nématode du cheval, à sa translucidité et à son diamètre
relativement peu considérable et notablement inférieur à
celui des organes qu'il sépare, l'ovaire d'une part et
l'uterus de l'autre. Mais jamais, chez l'*Ascaris megalocephala,* contrairement à ce qui s'observe chez l'*Ascaris
Mystax* (Nelson, Meissner, Claparède), ce canal ne renferme
de spermatozoïdes; on ne peut donc l'appeler, en aucun
cas, vésicule séminale; les œufs en le traversant ne s'entourent d'aucune couche particulière, et il n'y a aucune
probabilité en faveur de l'opinion de Meissner qui identifie
le liquide très fluide secrèté par les cellules épithéliales
de ce canal à du blanc d'œuf. Les descriptions de Meissner
et de Claparède ne peuvent donc s'appliquer à l'appareil
sexuel de l'ascaride du cheval et cela pour deux motifs :
1° ces auteurs distinguent entre l'ovaire et l'uterus deux

organes, tandis qu'il n'y a nulle raison de subdiviser le canal qui chez l'*Ascaris Mystax*, où il a été très exactement décrit et très convenablement dénommé par Nelson, est parfaitement indivis comme c'est aussi le cas chez l'*Ascaris Megalocephala :* 2° Meissner et Claparède admettent que la fécondation s'opère dans l'oviducte (Nelson) chez tous les nématodes; or jamais, chez l'ascaride du cheval, cet oviducte ne renferme de spermatozoïdes : c'est dans la partie la plus reculée de l'uterus que se fait la fécondation.

C'est donc à tort que Schneider(7) affirme que chez l'*Ascaris megalocephala* comme chez l'*A. lumbricoïdes* les oviductes sont les points les plus reculés de l'appareil génital que puissent atteindre les spermatozoïdes. Cet auteur pense, et en cela il se trompe, que chez ces deux vers la fécondation s'accomplit d'ordinaire dans l'oviducte et que ce n'est qu'exceptionnellement qu'un œuf est encore pourvu d'un micropyle béant au moment d'entrer dans l'uterus. Mais si par hasard cela arrive cet œuf, dit Schneider, peut être fécondé dans cet organe.

Leuckart (8) se fondant sur le développement de l'appareil sexuel tout aussi bien que sur sa structure y distingue deux divisions primaires : la partie la plus reculée de chaque tube sexuel, celle qui sert à la génération des œufs, c'est l'ovaire; l'autre qui s'étend depuis l'extrémité inférieure de l'ovaire jusqu'à la vulve sert à éconduire les produits sexuels. Cette dernière il la divise en trois chez les nématodes en général : la poche séminale (Samentasche, Meissner's Eiweissschlauch) l'uterus et le vagin.

Pour les motifs que je viens d'indiquer on ne peut accepter le nom de vésicule séminale pour désigner l'oviducte chez l'ascaride du cheval. Mais c'est avec beaucoup de raison que Leuckart réduit à quatre, le nombre des divisions a établir dans l'appareil et qu'il en revient à la proposition de Nelson, à laquelle Schneider s'est rallié, en acceptant non-seulement les divisions de cet auteur, mais aussi sa nomenclature.

Leuckart remarque que, d'habitude bien séparées les unes des autres, ces parties tendent à se confondre entre elles

chez certains nématodes et qu'il arrive fréquemment que la
poche séminale n'est que la partie supérieure de l'uterus. La
poche séminale est néanmoins caractérisée toujours par l'apparence villeuse de son épithelium, tandis que les cellules de
l'uterus sont ventrues et se prolongent en une sorte de papille
(.... *buckelartig vorspringenden bauchigen Zellen*). Il semble
donc, à en juger par ce passage, que Leuckart admet l'opinion
de Nelson, d'après laquelle, chez certains Nématodes, il n'existerait pas de limite apparente entre l'oviducte et l'uterus, mais
que l'oviducte, où sont accumulés les spermatozoïdes et où
s'opère la fécondation se confond extérieurement avec l'uterus.

Quand il décrit les organes génitaux de l'ascaride lumbri-
coïde, cette espèce si voisine de l'ascaride du cheval, Leuckart
distingue, outre le vagin et l'uterus, une poche séminale de
16 millimètres de longueur, succédant immédiatement à
l'uterus, et un oviducte allant de la vésicule séminale à
l'ovaire et ne mesurant pas moins de 8 centimètres.

Il suffit d'ouvrir une femelle et d'examiner à la loupe l'appareil sexuel de l'ascaride du cheval pour y reconnaître extérieurement quatre parties distinctes : 1° le vagin très-court,
2° l'uterus qui comprend *a,* une portion commune ou terminale
faisant suite au vagin et qui ne mesure que quelques millimètres de longueur, et *b'* une portion propre à chacun des deux
tubes sexuels. Cette dernière partie de l'organe utérin mesure,
dans les grandes femelles, jusqu'à 20 et même 22 centimètres
de longueur. La portion dite commune de l'uterus est donc tout
à fait insignifiante comparée aux portions propres; elle n'est
en définitive que l'embouchure commune dans le vagin des
deux uterus, distincts dans la plus grande partie de leur longueur. Aussi faut-il accorder à l'ascaride du cheval, comme
à plusieurs autres nématodes deux uterus et non pas un uterus
bicorne ou biffurqué. 3° Aux extrémités rétrécies des deux
uterus succède une portion du tube sexuel qui se fait remarquer
par son apparence moniliforme, sa translucidité surtout bien
accusée entre les grains, et aussi par son étroitesse. C'est cette
partie que j'appelle l'oviducte. Il n'est pas toujours possible

de distinguer avec certitude à la loupe la limite exacte entre
l'oviducte et l'uterus d'une part, l'oviducte et l'ovaire de l'autre.
Le passage de l'oviducte à l'uterus surtout est insensible.
4° L'ovaire se distingue extérieurement de l'oviducte par
son opacité, par sa forme parfaitement cylindrique ou, ce qui
revient au même, le parallélisme parfait de ses bords; enfin, par
une largeur un peu plus considérable que celle de l'oviducte.
J'entends parler naturellement de cette partie de l'ovaire qui
succède immédiatement à l'oviducte.

Les fonctions de ces diverses parties du tube sexuel sont
bien définies. Dans l'ovaire les œufs prennent naissance; ils
s'y développent fixés sur un rachis central unique; arrivés à
l'extrémité inférieure de cette partie du tube sexuel, ils se
détachent du rachis et, sur une longueur de trois à quatre
centimètres, on les trouve libres et parfaitement séparés les
uns des autres. Dans l'ovaire les œufs sont pressés les uns
contre les autres; ils présentent tous la même forme géométrique d'une pyramide quadrangulaire applatie, à base dirigée
en dehors et à sommet central; toutes ces pyramides adjacentes par leurs faces latérales sont dirigées radiairement et
la distribution des œufs est aussi régulière que leur forme.

Dans l'oviducte cette régularité disparait. Les œufs perdent
leur forme géométrique et leur répartition radiaire; de pyramidale qu'elle était leur forme devient ovoïde; la plaque
d'imprégnation se constitue; d'autres phénomènes de maturation s'accomplissent et l'œuf se prépare ainsi à recevoir le
zoosperme qui doit le féconder.

Dans la partie supérieure de l'uterus, celle qui confine à
l'oviducte avec lequel il se continue sans ligne de démarcation
bien tranchée, la conjugaison entre produits sexuels s'opère.
L'on pourrait donc, en se plaçant au point de vue physiologique, distinguer encore cette partie du tube sexuel et la
désigner, avec Leuckart, sous un nom particulier, l'appeler
la poche copulatrice: mais cette division ne peut guère se
justifier si l'on se place au point de vue anatomique.

Dans la longueur de l'uterus les œufs subissent une série de modifications consécutives à la pénétration des zoospermes. Ces modifications s'opèrent suivant un ordre régulier, chaque modification s'accomplissant dans une portion déterminée de l'uterus, toujours la même. Les œufs arrivés au voisinage du vagin n'ont pas encore subi la première segmentation; la plupart d'entre eux montrent deux pronucleus bien apparents dans le globe vitellin rétracté. Quelques-uns laissent apercevoir, à la place des deux pronucleus, le premier noyau embryonnaire formé aux dépens des deux pronucleus.

Je passe à la description des caractères extérieurs de ces diverses parties. Je reproduis, afin de donner à cette description un caractère plus objectif, les notes prises pendant l'examen minutieux d'une femelle de moyenne taille; elle mesurait environ vingt-cinq centimètres de longueur.

Le vagin long de 7 millimètres se porte obliquement en haut et en avant, puis se dirige en arrière, de façon à décrire une courbe à convexité antérieure. Très étroit près de la vulve, située sur la ligne médio-ventrale, à l'union du quart antérieur avec les trois quarts postérieurs du corps, il s'élargit légèrement en s'approchant de la ligne qui marque la limite entre le vagin et la portion commune de l'uterus.

La portion commune aux deux uterus continue le trajet du vagin; longue de 6 millimètres, elle affecte la forme d'un cône tronqué. Elle présente exactement la même apparence que les uterus proprement dits. La base du cône est applatie de haut en bas; elle se continue sans ligne de démarcation avec les deux organes utérins; le diamètre transversal de cette base est la somme des deux uterus réunis; son diamètre vertical est égal au diamètre de chacun des uterus.

Les deux uterus, d'un blanc mat, courent parallèlement l'un à l'autre, vers l'extrémité postérieure du corps, se trouvant placés sous le tube digestif. Arrivés l'un à 3 1/2, l'autre à 5 centimètres de l'extrémité caudale du ver, ils se réfléchissent brusquement, en décrivant chacun un coude dont la convexité est dirigée en arrière. Ils se portent ensuite en avant et, après un court trajet dans cette nouvelle direction, ils se continuent avec les oviductes. Il y a donc lieu de distinguer dans chaque uterus une portion descendante et une portion ascendante. Le point d'inflexion des deux organes ne se trouve pas à égale distance de l'extrémité caudale du ver; mais néanmoins la longueur totale des deux uterus est approximativement la même, la portion ascendante de l'un étant plus longue de ce dont sa portion descendante est plus courte (1). Les deux uterus diminuent lentement et insensiblement de diamètre depuis leur extrémité vaginale jusqu'au point où ils se continuent avec les oviductes. Ils décrivent dans leur trajet descendant, aussi bien que dans leur partie ascendante, des sinuosités ou des ondulations particulièrement accentuées dans le voisinage du vagin. Dans quelques exemplaires on observe exceptionnellement une véritable circonvolution près du point normal d'inflexion. Les sinuosités sont d'ailleurs plus ou moins marquées d'après les individus.

Dans la portion ascendante le diamètre décroit plus rapidement que dans la partie descendante; toute cette partie ascendante de l'uterus est relativement étroite.

L'oviducte qui succède à l'uterus se fait remarquer par son aspect noueux et par sa translucidité, surtout accusée aux points où l'on observe des étranglements. Elle n'existe pas aux points où le tube présente ses nodosités, ce qui dépend de ce que, au niveau des renflements, le canal est distendu par des amas considérables d'œufs, tandis que, entre les nodosités, il n'en renferme que peu ou point. Les nœuds, les uns forts courts, les autres très longs, sont très irrégulièrement espacés le long des deux oviductes. Quelquefois un nœud très long, au niveau duquel l'oviducte est distendu succède immédiatement à l'extrémité de l'uterus. Dans ce cas il n'est pas possible de distinguer la limite entre les deux parties du tube sexuel. D'autres fois un léger étranglement indique exté-

---

(1) La portion descendante de l'un des deux uterus mesure 16 et demi centimètres, sa portion ascendante un et demi centimètre. Les parties correspondantes de l'autre mesurent respectivement 14,5 et 3,5 centimètres.

rieurement cette limite; en deçà le tube sexuel renferme des milliers de spermatozoïdes; au delà pas un zoosperme.

La largeur de l'oviducte diminue très légèrement de son extrémité utérine vers son extrémité ovarienne. Entre l'ovaire et l'oviducte on observe à la loupe un léger rétrécissement qui se maintient sur une longueur de 3 à 4 centimètres. Cependant chez beaucoup d'individus cette particularité fait complètement défaut.

Les oviductes suivent dans leur trajet une direction ascendante et il en est de même de la portion de l'ovaire qui succède immédiatement à ces canaux. Cependant les oviductes sont loin d'être rectilignes, ils décrivent dans leur longueur deux ou trois circonvolutions et en outre des sinuosités plus ou moins accusées.

La longueur des oviductes est de 9 centimètres environ.

J'ai encore à signaler une autre particularité par laquelle il est facile de distinguer l'oviducte de la partie inférieure de l'ovaire. Si chez une femelle vivante, ouverte dans le serum artificiel de Kronecker, on coupe transversalement l'oviducte en deux points voisins, de façon à isoler un segment d'un centimètre environ de longueur, et si l'on porte ce segment sur un porte-objet dans une goutte du même liquide, on ne constate aucune rétraction du fragment; le nombre des œufs qui sont expulsés par les surfaces de section est toujours peu considérable. S'il s'agit de l'ovaire, il n'en est plus de même : les parois du tube se rétractant le segment diminue de longueur et la colonne d'œufs qui remplit le canal ovarien est mise à nu au voisinage des deux surfaces de section. S'il s'agit d'un segment de l'uterus, on n'observe pas de diminution de longueur du segment, mais bien une diminution du diamètre de l'organe; dans ce cas aussi des quantités énormes d'œufs sont expulsés par les deux surfaces de section; mais cette fois, au lieu de rester réunis, ils se répandent dans le liquide, surtout au voisinage de ces surfaces. Ces particularités dépendent de ce que la structure de la paroi de l'oviducte diffère notablement et de celle de l'ovaire et de celle de l'uterus.

Si l'on examine à un faible grossissement un segment de l'oviducte placé dans les conditions dont il vient d'être parlé on n'y distingue ni striation longitudinale, ni striation transversale; l'ovaire montre au contraire avec une parfaite netteté cette double striation; l'uterus présente seulement une striation transversale bien marquée; la striation longitudinale fait défaut. La cause de ces différences se trouve encore dans la diversité de structure des parois de l'ovaire, de l'oviducte et de l'uterus. Cependant, comme nous le verrons plus loin, la structure de la partie inférieure de l'oviducte est très semblable à celle de l'uterus; l'un des organes passe insensiblement à l'autre; d'autre part une ligne de démarcation transversale entre l'ovaire et l'oviducte fait également défaut. Il en résulte que les portions terminales de l'oviducte n'accusent pas aussi nettement que leur partie médiane les caractères distinctifs que je viens de signaler.

L'ovaire se reconnait immédiatement à son aspect uniformément opaque et au parallélisme parfait de ses bords. Indépendamment des caractères cités plus haut l'ovaire se distingue encore de l'oviducte, si l'on examine à un faible grossissement, par le peu d'épaisseur de sa paroi. La partie de l'organe ovarien qui confine à l'oviducte renferme, sur une longueur de trois à quatre centimètres, des œufs libres et indépendants les uns des autres, quoique serrés et pressés les uns contre les autres, de façon à constituer une colonne cylindrique massive et continue qui remplit toute la cavité du tube.

Si l'on enlève un fragment de cette partie inférieure de l'ovaire, les œufs sortent en grand nombre par les deux sections pour se répandre dans le liquide de la préparation. Pas n'est besoin de dilacérer pour les isoler les uns des autres. Mais à trois ou quatre centimètres de l'oviducte l'ovaire ne renferme déjà plus d'œufs isolés. Les œufs insérés sur le rachis central, qui occupe l'axe du tube, sont difficiles à isoler. Un fragment de cette partie de l'ovaire placée sur porte objet ne se vide guère spontanément. A peine la paroi subit-elle une rétraction suffisante pour mettre à nu, aux deux extrémités du fragment, une petite portion de la colonne indivise qui occupe toute la cavité de l'ovaire. Les œufs ne se disséminent pas dans le liquide; il ne suffit pas pour observer des œufs isolés d'agiter légèrement le liquide; il faut procéder à une dilacération méthodique, qui ne donne que des résultats très insuffisants, quand les œufs n'ont pas subi au préalable l'action de l'alcool au tiers.

J'en viens à la description de la structure des diverses parties de l'appareil sexuel.

Le vagin, l'uterus et la partie inférieure de l'oviducte se caractérisent par la présence, à la face externe d'une tunique propre, revêtue à sa face interne d'un épithélium continu, d'une couche musculaire qui fait défaut dans la partie supérieure de l'oviducte et dans toute la longueur de l'ovaire.

Il en résulte que la paroi de l'ovaire et de la partie supérieure de l'oviducte ne présentent à considérer que deux membranes intimement unies l'une à l'autre : l'externe anhyste qui présente l'apparence d'une mince cuticule est la tunique propre; l'interne, cellulaire, est le revêtement épithélial du tube sexuel. La moitié inférieure de l'oviducte, l'uterus et le vagin ont leur paroi formée de trois couches : une tunique musculaire, une tunique propre et une tunique épithéliale.

OVAIRE.

La tunique propre est relativement épaisse dans la partie inférieure de l'ovaire; elle s'amincit progressivement dans la portion terminale de l'organe. Elle ne montre aucune trace de structure et est formée par ·une substance assez réfringente se colorant faiblement en rose par le carmin (pl. III, fig. 3). Elle est assez intimement unie au revêtement épithélial; moins cependant que dans l'uterus.

L'épithélium de l'ovaire est formé par des fibres longitudinales pourvues de noyaux. Elles ont été aperçues par tous les observateurs qui ont étudié le tube ovarique de l'*A. Mystax;*

elles sont connues sous le nom de bourrelets longitudinaux granuleux. Nelson a supposé que les bourrelets longitudinaux sont les agents de la sécrétion du vitellus. Claparède ne se rallia pas à cette manière de voir. Il a vu chez l'*Ascaris Suilla* ces bourrelets larges et légèrement obliques à l'axe de l'ovaire faire saillie à la surface interne du tube sexuel; il les trouve parsemés de granules qui ressemblent beaucoup aux granules vitellins; mais il n'a jamais pu s'assurer que ces granules s'en détachassent pour aller se réunir aux œufs. Il ne lui paraît pas impossible qu'il faille y voir un appareil contractile analogue aux stries granuleuses transversales du *Cucullanus elegans*.

Schneider signale lui aussi l'existence, chez les ascarides, de cette couche formée de bandelettes courant parallèlement les unes aux autres à la face interne de la tunique propre. Il les trouve constituées d'une matière finement granulée dans laquelle, chez *Filaria papillosa,* l'on distingue nettement de très petits noyaux, tandis que, chez les *Ascaris,* on n'observe pas ces éléments. Ces bandelettes longitudinales sont séparées les unes des autres par des sillons, facilement reconnaissables sur des coupes transversales.

Leukart donne à ces bandelettes le nom de fibres; il constate qu'elles se terminent en pointes et signale leur analogie avec des fibres musculaires lisses, dont elles se distinguent cependant par leur forme cylindrique, leur opacité et la composition granuleuse de leur contenu. Lui aussi a en vain cherché à leur trouver des noyaux. A l'extrémité aveugle du testicule, qui montre les mêmes éléments que l'ovaire, ces fibres se modifient; elles deviennent plus courtes, leurs limites deviennent indistinctes et enfin elles se fondent en une couche granuleuse que l'on distingue même à l'extrémité du tube sexuel. A l'extrémité inférieure du testicule elles passent insensiblement à des cellules épithéliales ordinaires, en s'élargissant et en s'élevant de plus en plus. La structure de la paroi de l'ovaire est identique à celle du testicule. Tels sont les seuls renseignements que l'on possède sur l'histologie de la paroi ovarienne chez les ascarides.

Il existe d'assez notables différences dans l'aspect de la paroi de l'ovaire suivant qu'on l'examine dans la partie tout à fait inférieure, moyenne ou supérieure de l'organe. On obtient de bonnes préparations de la paroi de l'ovaire en traitant par la méthode suivante : On laisse agir sur une portion de l'organe une goutte d'acide osmique à 1 °/₀ pendant quelques secondes; on lave aussitôt; puis on plonge dans le picro-carmin pendant 24 heures. Après ce délai il devient facile d'expulser entièrement le contenu du tube ovarien et d'isoler ainsi sa paroi. On lave avec soin, puis on monte dans le baume. De semblables préparations permettent d'examiner par transparence la paroi de l'ovaire et de se faire une idée bien exacte de la structure de cette paroi.

S'il s'agit d'une portion de l'ovaire prise approximative-ment vers le milieu de l'organe, on constate au premier examen une striation longitudinale manifeste (pl. III, fig. 1). Si l'on emploie un grossissement plus fort, le 10 à immersion de Hartnark par exemple, on s'assure que la striation est due à ce que la tunique propre est tapissée, à sa face interne, par une couche mince de fibres longitudinales courant parallè-lement les unes aux autres. Ces fibres, faiblement colorées en rouge-brun, sont séparées les unes des autres par des lignes claires et incolores. Les fibres ne sont pas rectilignes, mais au contraire légèrement ondulées; elles ont des bords foncés et présentent elles-mêmes une striation longitudinale bien manifeste. On peut constater, en dissociant, que cette der-nière striation est due à ce que la fibre est formée par un faisceau de fibrilles isolables.

Une même fibre ne présente pas partout la même largeur. Elle s'effile progressivement vers ses extrémités et se termine en pointe. Chaque fibre a une longueur considérable. Si l'on suit une fibre vers l'une ou l'autre de ses extrémités, on voit une série de granulations, alliguées suivant l'axe de la fibre, continuer celle-ci à mi-distance entre deux fibres voi-sines. L'on peut constater l'existence fréquente, dans la lon-gueur d'une même fibre de plusieurs noyaux allongés, colorés

en rose. D'habitude la fibre n'est pas renflée au niveau des
noyaux; mais elle présente dans la région qu'ils occupent
son maximum de largeur. Les noyaux se trouvent entourés
de toutes parts par la substance fibrillaire. Rarement on
observe une interruption complète de la substance fibrillaire
au point occupé par un noyau.

Les bandes claires qui règnent entre les fibres ont une
largeur un peu inférieure à celle des fibres qu'elles séparent.
Elles sont parfaitement incolores et montrent d'habitude, vers
leur milieu, une rangée unique de granules très réfringents,
de dimensions assez considérables, souvent allongés parallèlement à l'axe des fibres. Çà et là ces granulations étirées
en longueur sont plus larges à leur milieu, effilées à leurs
deux extrémités; ailleurs elles affectent l'apparence de bâtonnets de longueur variable.

La largeur des fibres varie considérablement. Il en est
qui sont extrêmement étroites; elles présentent alors, en
certains points, des épaississements formant fuseaux. C'est
d'habitude dans ces renflements fusiformes que l'on observe
les noyaux. Il y a un certain rapport entre le volume des
fibres et celui de leurs noyaux. Les fibres minces ont de plus
petits noyaux.

Les coupes transversales de cette partie de l'ovaire montrent (pl. III, fig. 3) que les faisseaux fibrillaires ne sont pas
immédiatement adjacents à la tunique propre. Entre celle-ci
et les fibres se trouve une couche de substance claire, finement granulée, qui ne se colore pas du tout par le picrocarmin. Cette couche s'épaissit entre les faisseaux fibrillaires
et donne lieu aux bandes claires qui se voient dans les préparations montrant la paroi de l'ovaire étalée. Les faisseaux
fibrillaires font légèrement saillie dans la cavité du tube
ovarien : à la coupe on observe des sillons ou cannelures
entre par les fibres saillantes. Ces sillons n'atteignent jamais
la tunique propre. Les extrémités des fibres paraissent complètement entourées par la substance granuleuse, il est
douteux qu'il en soit de même dans toute leur longueur
(pl. III. fig. 3).

Plus on s'approche de l'extrémité aveugle du cul-de-sac ovarien, plus la couche épithéliale s'amincit; mais sa structure reste la même. Cependant les fibres diminuent de largeur et d'épaisseur; leur structure fibrillaire devient moins évidente; la substance granuleuse, interposée entre les fibres, devient plus abondante.

Si, au contraire, on s'approche de l'oviducte, les fibres deviennent plus larges et plus épaisses (pl. III, fig. 2); en certains points, elles paraissent constituées d'une substance corticale manifestement fibrillaire et d'une substance médullaire finement granulée. Leurs noyaux deviennent plus nombreux. La forme de ces derniers est très variable; la plupart sont allongés et leur apparence, se rapprochant quelquefois de celle d'un bâtonnet, rappelle l'aspect des noyaux des fibres lisses; d'autres fibres montrent des noyaux sphériques.

Au voisinage de l'oviducte l'ovaire présente un aspect tout particulier : la tunique propre est plissée transversalement, de telle sorte que, si on examine la face externe de la paroi ovarique, on constate la présence d'un grand nombre de sillons transversalement dirigés, séparés les uns des autres par des bourrelets saillants de largeur variable. La présence de ces sillons et de ces bourrelets détermine la striation transversale si évidente à la partie inférieure de l'ovaire. Il est à remarquer que les fibres épithéliales ne suivent pas ces inflexions de la tunique propre : elles ne pénètrent pas dans l'intérieur des bourrelets; elles ont une direction à peu près rectiligne et forment pont en travers des gouttières.

Il est facile de s'en convaincre soit en examinant la coupe optique d'un segment ovarien monté dans le baume, après avoir été vidé au préalable, soit en examinant par transparence la paroi étalée. A la coupe optique on obtient des images comme celle que nous avons figurée (pl. III, fig. 5) L'on voit la tunique propre décrire des inflexions assez régulières et les coupes des sillons ouverts à l'extérieur séparer les uns des autres les bourrelets.

Entre deux gouttières voisines se voit la coupe d'un bourrelet convexe en dehors. Les fibres ne suivent pas ces inflexions de la tunique propre; mais elles envoient au niveau de chaque bourrelet une expansion aliforme ou cunéiforme à l'intérieur de ces bourrelets. Ces expansions se voient avec la plus grande netteté quand on examine la paroi étalée en mettant au point sur un plan voisin de la face externe des bourrelets (pl. III, fig. 4). On distingue, alors entre les gouttières, les coupes optiques des bourrelets, bordées en avant et en arrière par la tunique propre. La cavité du bourrelet est divisée par un grand nombre de tigelles, courant parallèlement à l'axe du tube ovarien. En changeant progressivement le foyer on reconnait que chaque tigelle répond à une fibre et il arrive un moment, où le microscope mis au point sur ces fibres les montre courant parallèlement les unes aux autres sans aucune interruption conformément a ce que j'ai figuré (pl. III, fig. 5).

Les tigelles que l'on voit si distinctement dans les conditions que je viens d'indiquer ne sont que les coupes optiques des expansions que les fibres envoient dans l'intérieur des bourrelets, au moment où elles passent devant eux. Il en résulte pour les fibres une forme très singulière. J'ai réussi à isoler de ces fibres pourvues de leurs expansions (pl. III, fig. 6); elles proviennent de cette partie de l'ovaire où les sillons sont très larges et peu profonds et où les bourrelets sont fort peu saillants.

Il est à remarquer que la largeur et la hauteur des bourrelets varie suivant le point de l'ovaire que l'on examine. Si l'on suit le tube ovarien de son extrêmité aveugle vers l'oviducte, on voit les sillons d'abord très larges et peu profonds se creuser de plus en plus, à mesure que l'on s'approche de l'oviducte. Ils conservent néanmoins, sur une certaine longueur, des dimensions moyennes (pl. III, fig. 6). Les gouttières externes redeviennent de nouveau moins profondes au voisinage immédiat de l'oviducte. Au point où l'ovaire se continue avec l'oviducte gouttières et bourrelets disparaissent. Il est clair que les expansions membraneuses que les fibres

envoient dans les bourrelets sont en raison de la largeur et de
la hauteur de ces derniers. Mais quelles qu'en soient les
dimensions ces expansions donnent aux fibres une apparence
frangée, les becs de la frange répondant aux expansions membraneuses. Le qualificatif membraneux ne convient d'ailleurs
que pour désigner les becs de la frange correspondant aux plus
larges bourrelets.

J'ai dit plus haut que les faisseaux fibrillaires ou fibres
épithéliales de l'ovaire font saillie dans la cavité du tube
sexuel et qu'ils sont séparés par des rainures d'autant plus
profondes que les fibres sont plus volumineuses. Dans la région
cannelée de l'ovaire les rainures interfasciculaires deviennent
extrêmement profondes, au niveau des bourrelets : elles n'existent pas seulement entre les fibres, mais elles se prolongent
entre les expansions aliformes de ces dernières, jusques dans
l'intérieur des bourrelets. Ce sont les prolongements de ces
rainures interfasciculaires que l'on aperçoit entre les coupes
optiques des prolongements aliformes dans la figure 4.

Nous avons dit que la couche épithéliale de l'ovaire n'est
pas seulement formée par des faisseaux fibrillaires nucléés,
mais que les fibres sont réunies entre elles par une substance
granulée très pâle; cette substance granulée est probablement
un reste du protoplasme épithélial primitif. L'on trouve de
même dans les expansions aliformes ou cunéiformes des fibres
deux parties (pl. III, fig. 5) : l'une périphérique granulée, se
colorant à peine par le carmin, l'autre qui paraît avoir les
mêmes propriétés que la substance constitutive des fibres
dont elles dépendent. Cette dernière se colore en rose brun
par le picro-carmin; on observe fréquemment des noyaux à
l'intérieur de cette partie des expansions et elle paraît présenter comme la substance constitutive des fibres une composition fibrillaire (fig. 4).

Nous avons donc affaire ici à une couche épithéliale d'un
caractère bien particulier et fort peu connu jusqu'ici. Voici
comment je comprends la genèse de cette formation. L'on sait
qu'au début l'épithélium de l'ovaire des nématodes est con-

stitué par une couche protoplasmique continue, parsemée de
nombreux noyaux. Il est probable qu'à aucun moment de
l'évolution les cellules ne s'individualisent, que jamais elles
ne présentent de limites définies. Dans la partie inférieure
de l'ovaire la tunique propre se plisse transversalement; il
se forme des sillons ouverts à l'extérieur et séparant les
uns des autres des bourrelets plus ou moins saillants. La
couche protoplasmique nucléée remplit ces bourrelets; mais
la face interne de la couche protoplasmique ne suit pas les
mouvements de la tunique propre, elle reste lisse et unie.
Des faisseaux fibrillaires longitudinaux se développent parallèlement les uns aux autres dans l'épaisseur de la couche
protoplasmique, de façon à emprisonner à leur intérieur les
noyaux disséminés dans le protoplasme. Ces faisseaux se
forment près de la surface interne de la couche, et, en se développant, ils font saillie dans la cavité du tube ovarien. Ils sont
dès lors séparés les uns des autres par des rainures; mais
néanmoins ils restent réunis entre eux par la partie de la
couche protoplasmique qui ne s'est pas transformée en substance fibrillaire; ce résidu du protoplasme primitif demeure,
la vie durant de l'animal, interposé entre la couche des fibres
et la tunique propre. C'est à raison de la présence de cette
couche de protoplasme non transformé que les fibres adhèrent
peu à la tunique propre et qu'il est facile de les isoler par
dilacération (fig. 6).

Dans la région plissée de l'ovaire la couche protoplasmique
subit les mêmes transformations; les fibres, se développant
dans la couche protoplasmique près de la face interne de
cette couche, sont rectilignes et ne pénètrent pas dans les
bourrelets. Mais le protoplasme engagé dans les bourrelets
subit aussi partiellement la transformation en substance fibrillaire. La couche corticale, sous jacente à la tunique propre,
conserve seule ses propriétés primitives; elle reste granuleuse.
Les rainures qui séparent entre elles les saillies correspondant
aux fibres, deviennent très profondes et s'engagent dans les
bourrelets, de façon à séparer les unes des autres les expansions fibrillaires des fibres.

OVIDUCTE.

Il est assez difficile de caractériser histologiquement l'oviducte chez l'*A. megalocephala* et cela pour diverses raisons. Dans la partie du tube sexuel, que nous désignons sous ce nom, l'épithélium affecte des caractères tout différents, suivant qu'on l'examine dans la portion inférieure ou dans la partie supérieure de l'organe. Dans les deux tiers supérieurs du canal cet épithélium montre des particularités qu'on ne retrouve dans aucune autre partie de l'appareil sexuel; dans son tiers inférieur, l'épithélium ressemble à celui de l'uterus. En outre, la moitié inférieure de l'oviducte présente comme l'uterus une tunique musculaire externe, tandis que la moitié supérieure de l'oviducte est totalement dépourvue de tunique musculaire. Mais la limite supérieure de la tunique musculaire ne répond nullement au point où l'épithélium change de caractère. Enfin, la ligne qui marque la limite entre l'épithélium de la partie supérieure de l'oviducte et celui qui tapisse la partie inférieure du tube n'est pas une ligne transversale; dans une portion assez étendue de l'oviducte l'on voit courir parallèlement l'une à l'autre des bandes épithéliales de caractères différents, de telle façon que, si l'on fait dans cette région une coupe transversale de l'organe, cette coupe montre une partie de son épithélium semblable à celui qui tapisse le tiers inférieur de l'oviducte, une autre partie semblable à celui de la partie supérieure de ce canal. De même aussi, la ligne limite entre l'épithélium ovarien et l'épithélium de l'oviducte n'est pas une ligne transversale circulaire, mais bien une ligne très irrégulière en zigzag. On ne peut donc caractériser l'oviducte ni par son épithélium, ni par l'absence de la tunique musculaire, et les limites de l'oviducte ne sont pas apparentes à l'extérieur. Ces limites ne sont pas des lignes transversales, et quoi qu'il n'y ait pas de formes de transition entre l'épithélium ovarien et l'épithélium de la partie supérieure de l'oviducte, pas plus qu'il n'en existe entre ce dernier et l'épithélium qui garnit le tiers

inférieur de ce conduit, il n'est pas possible, en se fondant
sur les caractères de l'épithélium, d'assigner des limites bien
tranchées à ce canal.

En réalité l'oviducte constitue le trait d'union entre les
deux parties principales de l'appareil sexuel, l'ovaire d'une
part, l'uterus de l'autre. Autant il est difficile de caractériser
histologiquement l'oviducte, autant les différences entre l'ovaire
et l'uterus sont tranchées et faciles à percevoir. Ces différences
essentielles sont au nombre de deux, 1° l'uterus est pourvu
d'une tunique musculaire qui manque à l'ovaire, 2° l'épithélium
uterin diffère, par beaucoup de caractères, du revêtement épithélial de l'ovaire. Dans sa partie inférieure l'oviducte participe aux
caractères de l'uterus. Dans sa partie supérieure il se rattache
bien plutôt à l'ovaire. Mais il n'est pas moins nécessaire de
distinguer l'oviducte et de l'uterus et de l'ovaire. L'existence
dans une partie de l'oviducte d'un épithélium tout spécial, fort
différent des couches épithéliales de l'ovaire et de l'uterus,
justifie déjà cette division. Si l'on se place au point de vue de
la fonction l'on peut facilement caractériser cette partie du
tube sexuel. L'oviducte éconduit les œufs depuis la partie inférieure de leur lieu de formation jusqu'au point où ils entrent
en contact avec les spermatozoïdes. Pendant qu'ils traversent
l'oviducte leur forme se modifie et ils subissent certaines
modifications préalables à la fécondation. Ces changements
sont les suivants : les œufs perdent leur forme pyramidale
et deviennent ovoïdes; la plaque d'imprégnation se constitue;
la couche superficielle du protoplasme prend une consistance
de plus en plus ferme qui conduit à la formation d'une membrane vitelline.

J'admets que les limites de l'oviducte répondent du côté de
l'ovaire au point où le tube ovarien cesse de présenter les
sillons et les bourrelets caractéristiques de la région cannelée
de l'ovaire; cette limite répond approximativement au point
où le revêtement épithélial change de caractères; du côté de
l'uterus au point le plus reculé qu'atteignent les zoospermes.
Ce point qui correspond à l'extrémité supérieure de l'uterus

passe sans aucune ligne de démarcation à l'extrémité inférieure de l'oviducte. La définition de l'oviducte est donc surtout physiologique; elle se fonde cependant sur quelques
considérations anatomiques et en particulier sur les différences
de structure de l'épithélium de la partie supérieure de l'oviducte d'une part, l'épithélium de l'ovaire de l'autre.

Epithélium de l'oviducte. — Pour bien étudier les caractères
de l'épithélium il est nécessaire de recourir à deux procédés
opératoires : 1° Inciser au moyen de ciseaux fins la paroi du
tube; étaler sur porte-objet de façon à ce que la face interne
de la paroi soit dirigée vers l'observateur; laver de façon à
écarter complètement le contenu du tube et examiner par
transparence. Il faut préparer préalablement l'organe : après
l'avoir fait durcir soit par l'alcool, soit par l'acide osmique
à 1 °/₀, en prenant soin de ne laisser agir le réactif que
pendant quelques secondes, soit par l'acide nitrique à 3 °/₀,
soit par le sublimé, soit par l'acide picro-sulfurique, on colore
la membrane au moyen du carmin boracique ou par le picrocarmin. On monte ensuite dans le baume.

2° L'oviducte après avoir été durci et coloré est enchassé
dans la paraffine et coupé en tranches soit transversales, soit
longitudinales. Les coupes fixées sur porte-objet par le procédé de Giesbrecht sont montées dans le baume.

Le tube sexuel incisé longitudinalement, étalé sur porte-
objet et examiné par transparence montre distinctement les
limites entre l'épithélium ovarien et l'épithélium de l'oviducte
d'une part, entre l'épithélium de la partie supérieure de
l'oviducte et celui de la partie inférieure de ce conduit de
l'autre. Les différences entre ces trois épithéliums sautent
aux yeux au premier examen.

a Epithélium des deux tiers supérieurs de l'oviducte. — Ce
qui frappe tout d'abord c'est la teinte rose pâle que prend cet
épithélium sous l'action du carmin, alors que l'épithélium du
tiers inférieur de l'oviducte, dans les mêmes conditions se
colore en rouge vif et que celui de l'ovaire présente une teinte

rose brun. La double striation longitudinale et transversale de
la paroi ovarique fait complètement défaut ici. Les limites
des cellules ne sont pas marquées par des lignes, mais bien
plutôt vaguement indiquées par des zônes pâles, faiblement
colorées; la partie des corps cellulaires qui entoure les
noyaux est d'un rose plus prononcé. La présence de ces zônes
limites, la forme très variable et souvent allongée des tâches
colorées, enfin le groupement de ces tâches donne à l'ensemble de l'épithélium une apparence moirée. En fait cet
épithélium n'est pas constitué par des cellules individualisées,
mais par une couche protoplasmique continue dans laquelle de
nombreux noyaux se trouvent disséminés à des distances
approximativement égales les uns des autres (fig. 7 et 8).

La masse protoplasmique présente des propriétés particulières autour des noyaux; elle présente plus d'affinité pour les
matières colorantes. Il en résulte l'apparition d'ilôts colorés
de formes très variées et de dimensions sensiblement cons-
tantes. Chaque ilôt représente un centre cellulaire. Dans
chacun de ces centres on trouve tantôt un, tantôt deux noyaux.
Ces noyaux faiblement colorés sont assez volumineux; ils ont
des contours très nets et sont pourvus de plusieurs nucléoles.
Leur forme est tantôt sphérique, tantôt ovoïde, quelquefois
même irrégulière. Quand il y a deux noyaux ils se trouvent
quelquefois assez écartés l'un de l'autre, mais le plus souvent
très près l'un de l'autre; il arrive même qu'ils se recouvrent
en partie. Les noyaux se rencontrent dans la partie la plus
profonde de la cellule au voisinage de la tunique propre.

Le corps protoplasmique finement granulé montre à la fois
une structure réticulée ou vacuoleuse, surtout accusée dans
les zônes pâles ou interinsulaires, et une structure fibrillaire
très nette. Les fibrilles groupées en faisseaux peuvent être
poursuivies sur de grandes longueurs; souvent toutes celles
que l'on observe dans les limites d'un ilôt sont sensiblement
parallèles entre elles et elles se continuent dans les cellules
voisines; on peut souvent suivre les faisseaux sur une longueur
considérable et les voir se diviser ou même se réduire en un

pinceau terminal. Les systèmes de fibrilles s'entrecroisent dans
tous les sens et forment ainsi un réseau inextricable; ils n'affectent aucune disposition que l'on puisse définir.

J'ai dit que les ilôts ont des formes assez variables. En
effet, ils sont tantôt arrondis ou de forme polygonale, tantôt
allongés et dans ce cas ils constituent soit des bandelettes,
soit des croissants, soit des figures élargies à une extrémité
effilée en pointe à l'autre. D'habitude des ilôts arrondis ou
polygonaux sont groupés à quelques-uns pour former ensemble
un centre autour duquel des ilôts en forme de bandelettes ou
de croissants sont disposés en cercles concentriques (fig. 7);
ailleurs les ilôts allongés se disposent à droite et à gauche
d'une ligne droite ou incurvée et se groupent relativement à
cette dernière comme les barbes d'une plume aux deux côtés
d'un rachis. Bref il résulte du groupement plus ou moins
régulier d'ilôts de forme similaire des figures plus ou moins
définissables qui se détachent dans le fond tâcheté de
l'épithélium; de là cette ressemblance avec une étoffe moirée
que je signalais plus haut.

Les coupes transversales et longitudinales montrent que
l'épithélium a une épaisseur uniforme; il est terminé en dedans
comme en dehors par une surface régulière à peine bos-
selée (fig. 9): ce revêtement épithélial n'envoie dans la cavité
de l'oviducte aucun prolongement papillaire et en cela il se
distingue nettement de l'épithélium de l'uterus et de celui de
la partie inférieure de l'oviducte.

Une autre particularité que dévoile l'examen des coupes c'est
que cet épithélium est lâchement uni à la tunique propre. Il
s'en détache facilement par places, ce que l'on n'observe jamais
pour l'épithelium papillifère de la partie inférieure de l'oviducte et de l'uterus. Signalons enfin l'épaisseur assez considérable de la tunique interne dans la partie de l'oviducte où
règne cet épithélium lisse.

  b, Epithélium papillifère du tiers inférieur de l'oviducte. —
Examiné par transparence cet épithélium présente un tout
autre aspect que celui que nous venons de décrire. La couche

épithéliale considérée dans son ensemble a une apparence
pavimenteuse : les pavés fortement colorés en rouge sont
séparés les uns des autres par des bandes claires d'autant plus
larges qu'on considère une région de l'oviducte plus éloignée
de l'uterus. La forme et les dimensions des pavés varient
beaucoup de l'un à l'autre; néanmoins la plupart ont une
forme polygonale. La substance qui les constitue est granuleuse. On distingue vaguement dans chaque pavé le plus
souvent un, assez fréquemment deux, rarement jusques trois
noyaux à plusieurs nucléoles. Si l'on examine avec soin les
bandes claires qui règnent entre les pavés on constate qu'elles
ne sont pas absolument incolores, mais très faiblement teintées
en rose et que la substance qui sépare les pavés est aussi
finement granuleuse et fibrillaire. On reconnait facilement en se
servant d'un grossissement suffisant, le huit de Hartnack par
exemple, que les pavés sont constitués par des saillies proémi-
nant fortement dans la cavité de l'oviducte et que ces saillies
sont séparées entre elles par des sillons profonds. Ce sont les
sillons qui apparaissent en clair entre les pavés polygonaux
et la substance qui occupe le fond des sillons donne à ces
bandes claires leur apparence granuleuse et fibrillaire. Ces
particularités deviennent bien plus évidentes encore si l'on
examine des coupes, soit transversales, soit longitudinales
de l'oviducte (fig. 10).

On constate alors que l'épithélium prend, dans le tiers
inférieur de l'oviducte, une grande épaisseur; les cellules
incomplètement individualisées se confondent par leur base
en une couche continue qui tapisse la face interne de la
membrane anhyste. Chaque cellule se constitue de deux
parties : un plateau basilaire et une papille terminale. Les
deux parties sont séparées l'une de l'autre par un étranglement très marqué. Les plateaux sont délimités par des sillons
peu profonds qui ne s'étendent jamais jusqu'à la tunique
propre; il en résulte que l'on peut distinguer dans l'épaisseur
du plateau 1° Une assise basilaire par laquelle les plateaux
des cellules voisines se confondent en une couche ininterrompue

commune à toutes les cellules; 2° une assise papillifère saill-
lante dans la cavité de l'oviducte et se continuant par son
milieu dans la papille. Les papilles de forme plus ou moins
ovoïde ont leur axe légèrement incliné vers l'uterus; cette
particularité s'observe facilement sur des coupes longitudinales.

L'épaisseur des plateaux, pris dans leur ensemble, est d'autant moindre que l'on considère des parties de l'oviducte plus
éloignées de l'uterus, et les sillons, qui séparent les plateaux
les uns des autres, sont en même temps de moins en moins
profonds; il en résulte que, dans la partie de l'oviducte où commence à apparaître l'épithélium papillifère, les plateaux sont
complètement confondus en une couche continue et les papilles
sont directement portées par cette couche. L'on constate aussi
que l'étranglement qui sépare le plateau de la papille est
d'autant moins marqué que l'on s'éloigne davantage de
l'uterus. Jamais on n'observe un seul spermatozoïde, ni entre
les papilles, ni dans les sillons qui délimitent les plateaux.

Le noyau ou les noyaux sont toujours logés dans les
plateaux, le plus souvent à la limite entre l'assise basilaire et
l'assise papillifère. L'assise basilaire présente une structure
fibrillaire des plus manifestes. L'on peut voir des fibrilles se
continuer d'un plateau dans un autre, et courir en décrivant
des ondulations parallèlement à la tunique propre. Mais on
voit aussi avec la plus grande netteté des fibrilles se porter de
l'assise basillaire à travers l'assise papillifère dans l'étranglement qui sépare le plateau de la papille, se réunir en un
faisseau dans cet étranglement et se résoudre dans la papille
en un réticulum qui occupe toute la portion médullaire de
cette partie de la cellule. La couche corticale granuleuse de
l'assise papillifère est striée perpendiculairement à sa surface
et l'on reconnait la même striation quoique plus vaguement
indiquée. dans les papilles. Enfin le plateau seul est recouvert
en beaucoup d'endroits d'une mince couche parfaitement incolore et transparente, dépourvue de toute trace de granulations. Cette couche serait parfaitement homogène, n'était que

les stries de la couche corticale du plateau se prolongent
dans ce revêtement transparent. Ces diverses particularités je
les ai observées sur des préparations faites par les diverses
méthodes indiquées plus haut.

L'épithélium est donc bien différent suivant qu'on le considère dans les deux tiers supérieurs ou dans le tiers inférieur
de l'oviducte. L'une et l'autre forme sont faciles à distinguer
de l'épithélium de l'ovaire. L'on n'observe pas de passage
insensible entre ces divers épithéliums. La ligne limite entre
l'ovaire et l'oviducte est très nettement reconnaissable. C'est
une ligne très-irrégulière formée de plusieurs parties convexes
du côté de l'ovaire, se réunissant entre elles en formant des
angles aigus, étirés en longueur du côté de l'oviducte. L'épithélium ovarique, avec ses fibres longitudinales s'étend dans
ces angles, de sorte qu'une coupe transversale, passant par
cette région, montre à la fois l'épithélium ovarique et
l'épithélium de l'oviducte. Ce dernier a d'abord une épaisseur
peu considérable à peu près égale à celle de la couche épithéliale de l'ovaire.

Le passage entre les deux types épithéliaux qui se rencontrent dans l'oviducte est tout aussi brusque : tout à coup on
voit surgir au milieu de l'épithélium lisse un groupe de cellules papillifères et tout autour d'un groupe formé de ces quelques cellules pourvues chacune d'une papille très développée, se
trouvent des cellules qui ne montrent aucune trace de papille.
Ces cellules papillifères forment ensemble un îlot bien circonscrit au milieu de l'épithélium lisse (fig. 8). Une série longitudinale d'îlots de plus en plus étendus, formés exclusivement
de cellules papillifères, s'aperçoit d'un côté de l'oviducte. Tous
ces îlots se trouvent alignés suivant une même direction. Ils
forment ensemble une bande dont la largeur augmente d'avant
en arrière. A une certaine distance en deçà du dernier îlot, la
bande, formée exclusivement de cellules papillifères, a envahi
tout le pourtour de l'oviducte, et, à partir de ce point, l'épithélium lisse ne se montre plus. La couche épithéliale du tiers
inférieur de l'oviducte se prolonge donc dans le tiers moyen

de l'organe, tapissé en grande partie par l'épithélium lisse, en formant une languette qui se rétrécit progressivement de sa base à sa pointe et suivant l'axe de laquelle on observe encore, au-delà de sa pointe, une série d'ilots constitués identiquement comme la languette elle-même (fig. 8).

Cette région de transition qui montre sur une même coupe transversale les deux types d'épithélium est très étendue; elle intéresse une portion de l'oviducte qui ne mesure pas moins de 10 à 12 millimètres de longueur.

L'épithélium du tiers inférieur de l'oviducte passe insensiblement à celui de l'uterus; l'un et l'autre sont d'ailleurs construits sur le même type. Plus on s'approche de l'uterus plus grande est l'épaisseur de l'épithélium.

Cet épithélium si particulier a bien probablement une fonction glandulaire. On trouve, en effet, dans le tiers inférieur de l'oviducte, une substance semi-liquide entre les œufs. Mais je ne pense pas que les papilles cellulaires peuvent se détacher des cellules et se transformer en un produit de secrétion. Les coupes ne montrent jamais de papilles libres, ni entre les œufs, ni à la périphérique de la colonne ovulaire entre celle-ci et la paroi de l'oviducte.

Tunique musculaire. — Il existe dans toute la moitié inférieure de l'oviducte, à l'extérieur de la membrane anhyste une couche musculaire constituée de la même manière que la tunique musculaire de l'uterus. Elle est formée, comme cette dernière, d'une substance sans structure dans laquelle rampent des fibres musculaires à direction transversale. Les figures 9 et 10 représentent des coupes longitudinales faites l'une et l'autre dans la moitié inférieure de l'oviducte; elles montrent les fibres musculaires coupées transversalement. Les fibres forment des anneaux qui enlacent l'oviducte. Ces anneaux deviennent de plus en plus rares, ils sont de plus en plus distants au fur et à mesure qu'on s'écarte de l'uterus. En même temps les fibres deviennent de moins en moins épaisses. Dans la moitié supérieure de l'oviducte il n'en existe

plus de traces. Je n'ai pas fait une étude bien approfondie
de la tunique musculaire; néanmoins je suis en mesure de
donner au sujet de ces fibres quelques renseignements que l'on
trouvera plus loin. Je me bornerai à constater encore, avant
d'aborder l'étude de l'uterus que la limite d'extension de la
tunique musculaire de l'oviducte ne correspond nullement à la
région où l'épithélium de ce canal change de caractères pour
devenir papillifère, de lisse qu'il était dans les deux tiers supérieurs du conduit. Le dernier anneau musculaire se trouve bien
au delà du point où apparaissent les premiers îlots formés
de cellules à papilles.

UTERUS.

J'ai fait plus haut la description macroscopique de l'uterus;
il me reste à décrire la structure de sa paroi. Comme je l'ai
dit, rien n'indique à l'extérieur la limite entre l'uterus et
l'oviducte, et même, à ne considérer que le point de vue
histologique, l'on peut dire que cette limite n'existe guère.
La distinction entre oviducte et uterus repose avant tout
sur une donnée physiologique : l'uterus est l'organe dans
lequel s'accomplit le développement; il commence au point du
tube générateur où le caractère de son contenu change, où les
spermatozoïdes se trouvent accumulés en grand nombre et où
les œufs entrant en contact avec ces derniers subissent la
fécondation. Dans quelques nématodes la paroi de l'appareil
sexuel présente au point où les spermatozoïdes sont amassés
des particularités de forme et de structure qui font immédiatement reconnaître le lieu où s'opère la fécondation. Cette
partie différentiée de l'uterus est alors désignée sous un nom
spécial : on l'appelle la *poche copulatrice (Samentasche)*.

Quoique l'épithélium présente à la limite entre l'oviducte
et l'uterus quelques particularités qu'on ne retrouve nulle part
ailleurs il n'y a pas lieu de distinguer anatomiquement, chez
l'ascaride du cheval, une poche copulatrice; mais si l'on se
place au point de vue physiologique l'on peut donner ce nom à

la portion de l'uterus, longue de 8 à 10 millimètres qui succède immédiatement à l'oviducte : en effet, la fécondation
s'opère dans cette partie reculée de l'uterus, toujours bourrée
de zoospermes. Au delà de ce point commence l'oviducte.
Comme la moitié inférieure de l'oviducte l'uterus est formé
d'une tunique musculaire, d'une tunique propre et d'un revêtement épithélial interne.

La tunique propre présente ici, comme dans les autres
parties de l'appareil sexuel, l'apparence d'une cuticule. Elle
est seulement beaucoup plus mince dans l'uterus que dans
l'oviducte et dans l'ovaire; elle se fait remarquer en outre par
son union extrêmement intime avec l'épithélium. Il est fort
difficile de détacher les cellules épithéliales de la membrane
anhyste qui leur sert de support et, pas plus sur les coupes
transversales que sur les coupes longitudinales, on n'observe
jamais de décolement de la tunique propre.

Epithélium. — Dans ses traits généraux le revêtement
épithélial de l'uterus se rapproche beaucoup de celui du tiers
inférieur de l'oviducte. Il est formé de cellules papillifères
qui, pour être construites sur le même type que celui que nous
avons fait connaître en décrivant les cellules du tiers inférieur de l'oviducte, n'en présentent pas moins dans l'uterus
plusieurs particularités qui méritent d'être signalées. On
observe d'ailleurs quelques différences dans les caractères de
cet épithélium, suivant la région de l'uterus que l'on examine,
et tout d'abord l'épaisseur de cette couche augmente progressivement à mesure qu'on s'éloigne de l'oviducte : elle atteint
vers le point d'inflexion de l'organe un maximum de hauteur
qui se maintient sans variations importantes jusqu'à une certaine distance de l'extrémité inférieure de l'uterus. Dans le
voisinage du vagin, l'épithélium devient de nouveau moins
épais.

Voyons d'abord comment est formé cet épithélium, vers le
milieu de la longueur de l'uterus. Si l'on examine par transparence la paroi de l'uterus incisé longitudinalement, puis

étalé sur un porte-objet et débarrassé de son contenu, on constate l'existence de champs polygonaux, tous allongés dans le
sens de l'axe du tube sexuel (fig. 14); les dimensions et la
forme de ces polygones varient dans des limites peu étendues.
Ces champs sont séparés les uns des autres par des bandes
claires, dans lesquelles on distingue déjà, à de faibles grossissements, l'existence de corpuscules brillants de forme allongée.
Ces corpuscules, irrégulièrement disposés à la file les uns des
autres, forment des trainées qui s'anastomosent en un réseau
superposé aux bandes claires. Ce réseau, à mailles assez régulières, donne lieu à des images qui rappellent celles d'un
réseau capillaire, gorgé de globules sanguins. Si l'on examine
à un grossissement plus fort, le 8 de Hartnack par exemple,
on remarque qu'à chaque espace polygonal répond un corps
arrondi qui se projette tantôt au milieu du champ auquel il se
rattache, tantôt sur une bande claire (fig. 14). Il est facile
de reconnaître, en se servant de ce grossissement, que les
champs polygonaux sont formés par des saillies de forme
allongée, séparées les unes des autres par des sillons profonds.
Chaque saillie s'étale en un plateau vers sa base; elle se
prolonge à son sommet en une papille qui, vue en projection,
apparait comme un corps arrondi indépendant de la saillie
alors qu'en réalité la papille n'est que le sommet de la saillie,
étendue en un cône étroit, dont la longueur varie légèrement.
Les corps réfringents sont exclusivement logés dans la partie
profonde des sillons qui circonscrivent chaque saillie à la
façon de vallées entourant des monticules.

L'on peut s'assurer, en changeant peu à peu le foyer, que
les saillies sont renflées à leur sommet, pédiculées à leur base.
Les sillons sont en effet beaucoup plus larges dans la profondeur de l'épithélium que près des sommets des monticules; il
arrive même que les sommets se touchent par leurs bords, de
telle sorte, que les sillons sont en partie fermés. Si l'on a
affaire à une préparation colorée, on remarque que la substance des saillies et celle des papilles se colorent assez énergiquement; néanmoins, on peut distinguer dans chaque saillie

généralement un quelquefois deux noyaux de cellule. On observe en outre que dans les sillons il existe une foule de tout petits noyaux vivement colorés. Leur nombre répond à celui des corps réfringents. Pour chaque corps réfringent il existe un noyau situé non pas dans l'intérieur de ce dernier mais dans son voisinage immédiat. Le noyau se trouve logé dans un petit amas granuleux, le corps de la cellule, qui se prolonge en une mince couche ponctuée autour du corps réfringent. Ces cellules ne sont autre chose que des zoospermes. Bagge a fait connaître le premier, en 1841, ces spermatozoïdes si particuliers que l'on rencontre chez les nématodes et qui diffèrent des éléments spermatiques de tous les autres animaux.

L'examen de coupes transversales et longitudinales à travers la paroi de l'uterus est indispensable, si l'on veut se rendre compte des particularités que je viens de signaler. Au premier coup d'œil jeté sur une semblable coupe on distingue les trois couches constitutives de la paroi utérine : la tunique musculaire, la tunique propre et la tunique épithéliale. Le revêtement épithélial extrêmement épais se montre constitué de cellules volumineuses allongées dans le sens de l'axe transversal de l'organe; elles sont inclinées vers son extrémité vaginale et font fortement saillie dans la cavité de l'uterus. Les cellules sont séparées les unes des autres par des sillons profonds qui s'avancent jusques tout près de la tunique propre et qui, dans leurs fonds élargis, renferment d'innombrables spermatozoïdes (fig. 15 et 16). Si la coupe a été faite vers le milieu de l'uterus et si elle a été fixée sur porte-objet suivant la méthode précieuse indiquée par Giesbrecht, on remarque que le contenu de l'uterus se compose exclusivement d'œufs agglutinés entre eux au moyen d'une substance granuleuse colorée en rose. A peine observe-t-on ça et là un spermatozoïde entre les œufs et encore n'est-ce qu'à la périphérie de la colonne ovulaire, dans le voisinage immédiat de la paroi, que l'on aperçoit quelques rares zoospermes.

Chaque cellule présente à considérer un plateau basilaire

3

intimement uni à la tunique propre, un bourgeon papillifère
nucléé et une papille terminale (fig. 15). Les plateaux basilaires sont confondus par leurs bords en une couche protoplasmique continue, dans laquelle il est impossible de distinguer
aucune limite cellulaire. Les cellules épithéliales sont donc
incomplètement individualisées, aussi bien dans l'uterus que
dans l'oviducte et dans l'ovaire. Les sillons intercellulaires
s'étendent jusqu'à la couche formée par les plateaux basilaires
fusionnés. Suivant la forme des bourgeons papillifères, les
plateaux sont plus ou moins nettement séparés des bourgeons
insérés sur leur face interne. Quand les bourgeons sont nettement pédiculés comme l'étaient ceux que nous avons représentés (pl. III, fig. 16), le fond des sillons est plan et
présente une surface parallèle à la tunique propre. Dans ce
cas les plateaux basilaires sont faciles à reconnaître. Mais
il n'en est pas toujours ainsi : en beaucoup d'endroits les
bourgeons papillifères s'élèvent non pas du milieu de plateau,
mais de toute sa surface libre (fig. 15). Alors le fond des
sillons répond non pas à une surface, mais à une ligne et le
plateau se continue sans ligne de démarcation tranchée dans
le bourgeon papillifère avec lequel il se confond.

La forme des bourgeons papillifères, quoique très variable,
ne s'écarte cependant jamais d'un type unique que nous allons
définir et dont on peut se faire une idée nette par l'inspection
de la figure 14 qui représente l'épithélium vu de face.

Le bourgeon a toujours la forme d'une crête allongée dans
le sens de l'axe de l'uterus; il présente à considérer deux
faces latérales et des bords libres. Il est comparable à un
monticule qui serait applati transversalement et moins large
dans le voisinage de sa base qu'à mi-hauteur. Les bourgeons
sont donc pédiculés; mais le pédicule, au lieu d'être à section
circulaire, est une lame plus ou moins épaisse qui, s'élevant
du milieu d'un plateau basilaire, s'élargit au fur et à mesure
qu'elle s'élève au-dessus de sa base.

La crête ne s'élève pas tout d'une pièce; sa hauteur est
d'autant plus considérable qu'on s'approche d'avantage de son

milieu; elle présente donc un point culminant qui répond d'ordinaire à l'insertion de la papille.

A partir du sommet la ligne de faîte tombe rapidement vers les deux extrémités de la crête. L'on comprend facilement dès lors que les bourgeons, coupés transversalement, se montrent sous des aspects très divers, suivant qu'ils sont atteints par le rasoir à leur milieu ou près de leurs extrémités. Dans le premier cas, le bourgeon, vu dans toute sa hauteur, se continue à son sommet dans la papille terminale. On ne distingue celle-ci dans toute sa hauteur, si la coupe est mince, qu'à la condition que la papille soit parfaitement rectiligne et que son axe soit exactement transversal, ce qui est exceptionnel. Si la papille est oblique on pourra voir sa section transversale, adjacente à un bourgeon, mais indépendante de lui. Si, au contraire, la coupe passe soit en-deçà, soit au-delà du point culminant de la crête, celle-ci paraîtra dépourvue de papille et sa hauteur sera d'autant moindre que le bourgeon aura été sectionné plus près de ses extrémités. Quoiqu'il existe au moins un noyau dans chaque bourgeon, la plupart de ces éléments paraîtront à la coupe dépourvus de tout nucleus. Les différences d'aspect, que présentent les bourgeons papillifères dans les figures 15 et 16, trouvent leur explication dans ce qui précède.

La forme typique des bourgeons papillifères, telle que nous venons de la définir, subit des variations plus ou moins considérables, mais toujours d'importance très-secondaire : les différences portent tant sur la hauteur que sur la largeur des crêtes; le rétrécissement que l'on observe souvent près de la base des bourgeons et qui donne à leur coupe transversale leur apparence pédiculée, est plus ou moins prononcé; d'autre part, le bourgeon est tantôt nettement séparé de sa papille, tantôt il y a passage insensible de l'un à l'autre. La papille, au lieu d'être insérée au sommet du bourgeon, est souvent fixée, soit sur une des faces, soit sur l'un des bords du bourgeon, plus ou moins loin du sommet. La papille elle-même n'est qu'un prolongement conoïde, moniliforme au claviforme du sommet du bourgeon. Sa longueur est très variable; souvent elle est

séparée du bourgeon par un étranglement bien accentué; mais
fréquemment aussi cet étranglement fait défaut et quand la
papille présente d'ailleurs la même largeur que le bourgeon il
n'est plus possible de distinguer ces deux parties de la cellule :
bourgeon et papille ne font plus qu'un. L'existence d'un renflement terminal au sommet de la papille est assez constante
dans les cas où la papille de forme allongée est nettement
séparée du bourgeon qui la porte. La direction oblique des
bourgeons et des papilles qui en dépendent fait qu'il est rare
de voir sur une coupe transversale, le bourgeon se continuer
dans la papille. Le plus souvent les papilles coupées en travers
et de forme circulaire ou ovalaire apparaissent séparées des
bourgeons et l'on distingue presque toujours, à la face interne
de la couche épithéliale, une série de coupes de papilles qui
semblent indépendantes de l'épithélium.

La forme des sillons varie naturellement avec celle des
bourgeons papillifères; mais toujours les sillons sont plus
larges dans la profondeur que dans le voisinage de la surface
épithéliale. Ce n'est que dans le fond élargi de ces sillons que
l'on trouve les spermatozoïdes; ils s'y montrent pressés les uns
contre les autres et si nombreux qu'ils remplissent à peu près
complètement les vides laissés entre les bourgeons papillifères.
Les spermatozoïdes ne se moulent pas seulement les uns sur les
autres, mais aussi sur les parois des gouttières dans lesquelles
ils se sont réfugiés. En examinant avec soin les formes qu'ils
affectent, il est facile de voir que non-seulement leur corps
protoplasmique, mais aussi la substance constitutive de leur
corps réfringent est éminemment plastique et malléable. Les
sillons sont généralement si étroits, entre les parties renflées
des bourgeons, que les spermatozoïdes ne peuvent les traverser
qu'en s'effilant. Leurs mouvements amœboïdes observés pour
la première fois par Schneider, chez d'autres nématodes, leur
permettent de gagner facilement le fond des sillons où ils
peuvent reprendre leur forme typique. Arrivés là, ils se
trouvent dans de véritables retraites à l'abri du courant descendant, qui entraine les œufs vers l'extérieur. J'ai remarqué

que l'immense majorité des spermatozoïdes, que l'on observe dans les sillons, sont dirigés de façon à ce que leur tête protoplasmique regarde le fond des sillons, tandis que leurs extrémités caudales sont dirigées vers la cavité de l'uterus (fig. 16). La figure 15 montre suffisamment qu'il n'en est pas toujours ainsi; mais il faut souvent chercher longtemps avant de trouver un spermatozoïde ayant la tête protoplasmique tournée vers l'entrée des sillons.

Il me reste à dire quelques mots de la constitution des plateaux basillaires, des bourgeons et des papilles, avant d'en arriver à l'examen de la question de savoir quelle est la fonction de cet épithélium si particulier, qui caractérise la paroi de l'uterus.

La tunique propre est si mince et si intimement unie à la couche épithéliale que si la coupe n'est pas extrêmement mince, il est difficile de distinguer la limite interne de la membrane anhyste. Ce contour interne est d'ailleurs toujours beaucoup plus pâle que le bord externe de la tunique. Les plateaux basilaires présentent dans leur couche corticale une structure lamelleuse, facile à saisir sur les coupes transversales où elle détermine une striation perpendiculaire à la tunique propre, chaque lamelle, coupée en travers, donnant lieu à une strie (fig. 15 et 16). Cette striation est partout très nette; mais elle est souvent plus apparente, suivant les bords des plateaux, qu'à leur milieu. Sur les coupes parallèles à la surface de l'uterus que l'on obtient quand on sectionne longitudinalement un segment de l'organe, dans le but d'obtenir des coupes longitudinales, on distingue, immédiatement sous la tunique propre, une striation longitudinale des plus apparentes, déterminée elle aussi par la structure des plateaux basilaires.

Les coupes transversales montrent que chaque lamelle se termine extérieurement, immédiatement sous la tunique propre, par une fibrille très réfringente, dont la section apparait comme un corpuscule brillant. A chaque corpuscule aboutit une strie plus pâle que l'on peut suivre dans le corps protoplasmique du plateau; la strie est formée d'une substance

moins réfringente que le corpuscule auquel elle aboutit. La
strie n'est pas toujours exactement perpendiculaire à la
tunique propre : elle se dirige souvent obliquement vers la
base du bourgeon que porte le plateau dans lequel on l'observe.
L'hypothèse d'une différentiation musculaire de la périphérie
des plateaux me parait être la seule qui puisse rendre compte
des particularités que je viens de signaler. La couche corticale
du revêtement épithélial jouit probablement de la faculté de
se contracter longitudinalement, et elle a subi une différentiation comparable à celle que les recherches des dernières
années ont fait connaître chez une foule de cœlentérés.

Le bourgeon papillifère est manifestement constitué de
deux substances, l'une médullaire, l'autre corticale (fig. 16).
La couche corticale, d'épaisseur variable suivant la face de la
cellule que l'on considère, se continue avec le plateau basillaire,
qui n'est qu'un épaississement de cette couche au contact de
la tunique interne. La ligne qui marque la limite entre les
deux substances est toujours très nette; elle est même souvent
plus apparente que le contour externe de la cellule.

La couche corticale présente une épaisseur beaucoup plus
considérable suivant la face cellulaire dirigée vers la cavité
de l'uterus que suivant les faces qui délimitent les sillons
intercellulaires (fig. 16). Elle parait aussi douée de propriétés
différentes : là où elle délimite la cavité de l'uterus la couche
corticale se colore assez fortement en rouge par le carmin;
elle est striée normalement à la surface de la cellule. Suivant
les faces latérales, partout où elle délimite les sillons, la
couche corticale reste incolore et la striation radiée fait
défaut. Dans le voisinage du plateau basilaire la couche
corticale s'élargit progressivement pour se continuer ensuite
avec le plateau.

La masse médullaire de la cellule ne se teinte point en
rouge; elle est tantôt uniformément granulée, tantôt plus
homogène, d'autrefois réticulée. Autour du noyau on observe
généralement une couche périnucléaire plus dense et toujours
dépourvue de vacuoles. C'est presque toujours dans le renfle-

ment terminal du bourgeon papillifère que la masse médullaire
est vacuoleuse et réticulée, tandis que dans le pédicule elle est
plus homogène, ou tout au moins plus uniformément granulée.
Souvent la limite entre les deux parties du corps protoplasmique est marquée par une ligne transversale, tantôt rectiligne, tantôt convexe. Cette limite répond à la ligne suivant
laquelle la portion colorée de la couche corticale se continue
avec la partie amincie de cette couche qui se distingue par le
peu d'affinités qu'elle manifeste pour les substances colorantes.

Les papilles sont toujours une dépendance de la portion
terminale renflée du bourgeon papillifère (fig. 15). La couche
corticale colorée et striée se prolonge à leur surface et
présente toujours dans les papilles une certaine épaisseur. La
masse médullaire des papilles est la continuation immédiate
de la substance médullaire réticulée du bourgeon. La limite
entre la couche corticale et la masse médullaire est marquée
par une ligne très nette, concentrique à la limite externe de
la cellule. On distingue fréquemment, quand on examine la
surface des papilles, une striation transversale. Elle siége
dans la couche corticale, tout près de la surface.

La surface des papilles et celle de la portion terminale des
bourgeons n'est pas délimitée d'habitude par une ligne bien
nette. Ordinairement le contour est vague et indécis comme si
la substance corticale était molle et visqueuse. Une zône
formée de gros granules, se colorant en rose brun dans les
préparations au sublimé, se montre à la périphérie de la
couche corticale. La même substance granuleuse brunâtre se
trouve partout autour des œufs et entre les œufs; elle sert à
les agglutiner entre eux. Je pense, sans en être certain, que
cette substance agglutinative des œufs, qui jouit de la propriété de gonfler fortement sous l'action de l'acide acétique,
est un produit de transformation de la couche corticale des
cellules épithéliales. Mais je n'ai jamais pu me convaincre de
l'exactitude de la manière de voir de Schneider qui pense que
les papilles peuvent se détacher des cellules épithéliales à la

suite d'un étranglement progressif, suivi de la rupture de leur pédicule. La manière de voir de Schneider est d'ailleurs une simple hypothèse. La circonstance qu'en ouvrant un uterus ou en expulsant son contenu l'on trouve des papilles libres ne prouve nullement que ces papilles se soient détachées physiologiquement. Il peut y avoir eu rupture artificielle. Que cette rupture se fait avec la plus grande facilité j'ai pu le constater moi-même bien souvent. Mais sur les coupes on ne trouve jamais ni papille, ni fragment de papille entre les œufs; les papilles que l'on observe séparées de l'épithélium ne l'étaient pas pendant la vie; la séparation est le résultat de la manière dont la coupe a été faite. On peut toujours s'en assurer en examinant les coupes successives.

L'on trouve quelquefois des spermatozoïdes fixés sur les papilles, ce qui porterait à croire que ces prolongements cellulaires remplissent la fonction de pêcher les spermatozoïdes au milieu des œufs et de leur faciliter l'accès des gouttières épithéliales, dans lesquelles ils se mettent à l'abri du courant qui entraîne les œufs vers l'extérieur. Les différences considérables que l'on observe dans la forme et la longueur des papilles d'une même région de l'uterus, permet d'ailleurs de supposer qu'il s'agit là de productions éphémères, résultant des contractions protoplasmiques des corps cellulaires. Peut-être ces papilles sont-elles momentanément projetées de la surface à la façon de pseudopodes et retirées après quelques temps quand des zoospermes sont venus se fixer à leur surface. Mais il m'est impossible d'affirmer si réellement il en est ainsi. Ce qui n'est pas douteux c'est que les spermatozoïdes, qui sont entraînés vers l'extérieur avec les œufs et que l'on trouve en grand nombre entre les œufs dans la partie supérieure de l'uterus, finissent par gagner les sillons intercellulaires et échappent ainsi au courant qui les entraînait vers l'extérieur. Des coupes transversales et longitudinales faites à travers l'uterus à des distances de plus en plus considérables de l'oviducte, montrent que plus on s'approche du vagin moins on trouve de spermatozoïdes mêlés aux œufs, et plus le nombre de ceux qui se sont réfugiés dans les sillons devient considérable. Dans le tiers inférieur de l'uterus la colonne ovulaire qui remplit toute la cavité circonscrite par l'épithélium ne renferme plus un seul spermatozoïde. Il n'est pas douteux que l'épithélium si particulier de l'uterus, remplit en même temps qu'une fonction sécrétoire une seconde fonction tout aussi importante : il est constitué de façon à permettre aux spermatozoïdes de remonter, grâce aux mouvements amœboïdes dont ils sont capables, vers l'extrémité supérieure de l'uterus alors que, n'étaient les sillons profonds dans lesquels ils trouvent un refuge assuré, ils seraient entraînés à l'extérieur par le courant descendant qui emporte les œufs.

Il me reste à dire quelques mots des noyaux cellulaires de l'épithélium utérin.

Les cellules renferment généralement un quelquefois deux et même trois noyaux. Ces noyaux montrent distinctement un contenu coloré et une enveloppe parfaitement délimitée, dépourvue de toute affinité pour les matières colorantes.

Le contenu des noyaux se teinte en rose par le picro-carmin; il est toujours très granuleux et les globules de dimensions extrêmement variables qu'il renferme se colorent en rouge vif. Tantôt il existe une quantité innombrable de corpuscules colorés et l'on peut distinguer çà et là qu'ils sont réunis entre eux par des filaments réticulés. D'autres fois on observe deux, trois ou un plus grand nombre de masses colorées assez considérables, indépendamment des granules et des réticulations qui se montrent dans toute l'étendue de la cavité nucléaire. Mais la particularité qui donne à ses noyaux un intérêt particulier, c'est l'existence d'une couche enveloppante, parfaitement différenciée, qui ne se colore pas du tout dans le picro-carmin et qui se comporte vis-à-vis des matières colorantes exactement comme le protoplasme ambiant. Cette couche que nous pouvons appeler l'enveloppe du noyau est d'habitude beaucoup plus mince suivant l'hémisphère dirigé vers la cavité de l'uterus que dans l'hémisphère qui regarde la tunique propre. Il arrive même fréquemment que

de ce côté la membrane est énormement épaissie de façon
à donner lieu à la formation d'un tubercule saillant dans
l'intérieur du noyau. Ce tubercule dépendant de l'enveloppe se
termine par une surface convexe parfaitement régulière. Il
refoule la substance nucléaire de sorte que le noyau prend
à la coupe la forme d'un croissant (fig. 16).

Les noyaux des cellules utérines sont toujours logés dans
le bourgeon papillifère; jamais on ne les trouve ni dans le
plateau ni dans la papille. Tantôt ils sont placés dans le
pédicule, tantôt dans le renflement terminal des bourgeons;
quand il y en a deux ou trois on en trouve généralement
un ou deux dans le pédicule et un dans le renflement. On
constate donc que plus on s'éloigne de l'ovaire, plus les noyaux
s'écartent de la tunique propre. Dans la partie supérieure de
l'oviducte on les trouve toujours tout près de cette tunique.
La circonstance que les noyaux sont logés dans les bourgeons
permet aussi de supposer que les bourgeons papillifères des
cellules utérines, répondent à cette partie des cellules de
l'oviducte que j'ai appelée l'assise papillifère et que les papilles
des cellules de l'oviducte, répondent aux papilles des cellules de
l'uterus et non pas aux bourgeons qui supportent ces dernières.

*Différences dans la constitution de la couche épithéliale des
diverses régions de l'uterus.* — Dans la partie supérieure de
l'uterus, celle qui succède immédiatement à l'extrémité inférieure de l'oviducte, les cellules épithéliales affectent quelques
caractères bien particuliers. Le bourgeon papillifère peu considérable se prolonge en une papille principale très volumineuse
sur les parois de laquelle naissent des papilles secondaires en
nombre très variable. Ces papilles secondaires se trouvent
fixées non pas seulement sur la papille principale, mais aussi
directement sur les faces latérales du bourgeon et même sur
le plateau basilaire. Les figures 11 et 12, qui représentent
ces singulières cellules vues de profil et de face, indiquent
suffisamment l'aspect de ces éléments pour que je puisse me
dispenser de les décrire avec plus de détails.

Dans la partie inférieure de l'uterus, au voisinage du vagin, les sillons deviennent beaucoup plus larges et les cellules moins volumineuses et moins élevées que dans la portion moyenne de l'uterus. Ces sillons sont toujours remplis de spermatozoïdes.

Un fait bien remarquable, c'est que les spermatozoïdes que l'on trouve dans les trois quarts inférieurs de l'uterus sont tous, à de rares exceptions près, pourvus de corps réfringents volumineux. Il n'en est pas ainsi des zoospermes accumulés dans la région de l'uterus qui fait fonction de poche copulatrice. Là on trouve aussi des zoospermes à corps réfringents; mais la plupart en sont dépourvus. Nous verrons que la présence ou l'absence de ces corps réfringents n'a aucune importance en ce sens que les œufs peuvent être indifféremment fécondés par des zoospermes pourvus ou dépourvus de ces corps. Meissner, qui le premier a signalé la présence de ces corps dans les zoospermes, les considère à tort comme un produit de dégénérescence graisseuse des spermatozoïdes. Ces corps ne sont pas constitués par une substance grasse : ils ne se colorent pas en noir par l'acide osmique et ne se dissolvent ni dans l'alcool absolu ni dans l'éther. Sont-ils un indice de jeunesse ou de maturité? Les spermatozoïdes fraichement introduits dans les organes génitaux de la femelle, renferment-ils des corps réfringents et les perdent-ils quand ils arrivent dans la partie supérieure de l'uterus, ou bien, au contraire, ces corps se développen-t-ils seulement dans les zoospermes qui séjournent pendant longtemps dans les organes génitaux femelles? La réponse à ces questions sera donnée dans mon travail sur la fécondation.

Couche musculaire. — Je n'ai pas fait de la couche musculaire une étude spéciale; aussi ne m'arrêterai-je pas à la décrire. Je me bornerai à indiquer quelques particularités que j'ai observées au cours de l'étude que j'ai faite de l'épithélium et qui n'ont pas été signalées jusqu'ici. On sait que la couche musculaire est formée si non exclusivement du moins principalement de fibres circulaires, reliées entre elles par des branches anastomatiques. Ces fibres, très rapprochées les unes des autres dans les parois de l'uterus et de la partie inférieure de l'oviducte, au point de constituer une véritable couche musculaire, deviennent de plus en plus rares, et forment des anneaux de plus en plus distants les uns des autres au fur et à mesure que l'on s'approche du milieu de l'oviducte où la couche s'arrête. Ces fibres sont empâtées dans une substance claire. Contrairement à l'opinion de Schneider, cette tunique musculaire est tout à fait indépendante de la tunique propre; les fibres sont simplement appliquées contre la face externe de cette membrane.

La fibre est composée d'un faisseau fibrillaire applati et d'une matrice protoplasmique, appliquée à la face externe du faisseau de fibrilles musculaires (fig. 17). La couche protoplasmique n'est pas partout également épaisse. Elle atteint son maximum d'épaisseur au milieu de la fibre, où elle donne lieu à un élargissement fusiforme. Là se trouve le noyau toujours logé dans la masse protoplasmique. Aux extrêmités de la fibre la couche protoplasmique s'amincit considérablement et la fibre parait constituée exclusivement par son ruban fibrillaire. Les extrêmités de chaque fibre se résolvent en plusieurs branches. J'ai trouvé ça et là dans l'épaisseur de la substance conjonctive des groupes de grandes cellules que j'ai prises pour des cellules ganglionnaires.

Cette couche conjonctivo-musculaire mériterait d'être étudiée avec le plus grand soin, tant pour sa structure que pour son développement. Il est possible, en effet, que cette couche représente le feuillet splanchnique de l'organisme des nématodes et que les frères Hertwig ont eu raison de ranger les nématodes parmi leurs Enterocœliens. Il n'existe plus chez l'adulte aucune trace de feuillet fibreux intestinal dans la paroi du tube digestif : l'imprégnation par le nitrate d'argent démontre que, contrairement à la supposition des frères Hertwig. il n'y a pas d'épithélium plat pour représenter le feuillet splanchnique à la face externe du tube digestif. au moins chez l'*Ascaris megalocephala*. Mais si l'origine splanchnique de la tunique conjonctivo-musculaire de l'appareil sexuel venait à être démontrée il est probable que la disparition secondaire de l'épithélium cœlomique, à la face externe de l'intestin, serait établie du même coup.

OUVRAGES CITÉS.

1) NELSON. — *The reproduction of the Ascaris Mystax.* (Philosophical Transactions of the Royal Society, 1852. Part. II.)

(2) MEISSNER. — 1° *Beiträge zur Anatomie und Physiologie von Mermis Albicans.* (Zeitschrift für wissenschaftliche Zoologie. Bd V. Dec. 1853.

2° *Beobachtungen über das Eindringen der Samenelemente in den Dotter.* (Ibid. Bd. VI. Sept. 1854.)

3° *Beiträge zur Anatomie und Physiologie der Gordiaceen.* (Ibid. Bd. VII. 1856)

(3) BISCHOFF. — 1° *Widerlegung des von Dr Keber bei den Najaden und Dr Nelson, bei den Ascariden behaupteten Eindringens der spermatozoïden in das Ei.* (Giessen, 1853.)

2° *Bestätigung des von Dr Newport bei den Batrachiern und Dr Barry bei den Kaninchen behaupteten Eindringens der spermatozoïden in das Ei.* (Giessen, 1854.)

3° *Ueber Ei-und Samenbildung und Befruchtung bei Ascaris Mystax.* (Zeitschrift für wiss. Zool. 1855.)

(4) ALLEN THOMPSON. — *Ueber die Samenkörperchen, die Eier und die Befruchtung bei Ascaris Mystax.* (Zeitschrift für wiss. Zool. 1856.)

(5) CLAPARÈDE. — *De la formation et de la fécondation des œufs chez les vers Némalodes.* (Genève, 1859.)

(6) MUNK. — *Ueber Ei-und Samenbildung und Befruchtung bei den Nematoden* (Zeitschrift für wiss. Zool. Vol. IX.)

(7) A. SCHNEIDER. - 1° *Monographie der Nematoden.* (Berlin, 1866.)

2° *Ueber Bewegung an d. Samenkörp der Nematoden.* (Monatsberichte Berl. Acad., 1856.)

(8) LEUCKART. — *Die Menschlichen Parasiten.*

(9) BÜTSCHLI. — *Studien über die ersten Entwickelungsvorgänge der Eizelle.* (Frankfurt, a. M., 1876.)

(10) VON SIEBOLD. — *Lehrbuch der Vergleichenden Anatomie.*

EXPLICATION DE LA PLANCHE III.

Fig. 1. Portion de la paroi de l'ovaire vue par transparence. Obj. 8 de Hartnack. Chambre claire.

Fig. 2. Idem plus loin de l'extrêmité aveugle du tube ovarien.

Fig. 3. Coupe transversale de la paroi de l'ovaire. Obj. 8 Hartn. Chambre claire.

Fig. 4. Portion de la région cannelée de l'ovaire vue de face. Deux bourrelets, représentés en coupe optique, montrent la tunique propre, colorée en rose, les expansions aliformes des fibres, munies de noyaux et séparées les unes des autres par des espaces interfasciculaires, sous la forme de tigelles striées. — Les deux bandes transversales claires représentent les deux sillons séparant les bourrelets. Obj. 8 Hartn. Chambre claire.

Fig. 5. La paroi cannelée de la partie inférieure de l'ovaire en coupe longitudinale. Obj. 8. Chambre claire.

Fig. 6. Fibres isolées de la même région montrant les expansions qui se trouvaient engagées dans des bourrelets peu saillants. Obj. 5 Hartn. Chambre claire.

Fig. 7. L'épithélium de la portion supérieure de l'oviducte vue de face. Obj. 4 Hartnack.

Fig. 8. L'épithélium de l'oviducte montrant des îlots de cellules papillifères, dans la région située vers la limite entre le tiers inférieur et les deux tiers supérieurs du tube. Obj. 4 Hartn. — Les cellules des îlots ont été dessinées à la chambre claire.

Fig. 9. Coupe longitudinale de la paroi de l'oviducte faite en deçà du milieu de tube. On distingue les trois couches constitutives de cette paroi. Obj. 5 Hartn. Chambre claire.

Fig. 10. Idem dans la région papillifère de l'oviducte (tiers inférieur). — Même grossissement que la figure 9.

Fig. 11. Cellule épithéliale de la poche séminale vue de face. Obj. 8 Hart. Chambre claire.

Fig. 12. Deux cellules de la même région vues de profil. — Même
grossissement.

Fig. 13. Autre cellule de la poche séminale, vue de profil.

Fig. 14. Cellules de la région moyenne de l'uterus vues de face.
Réseau de spermatozoïdes. Obj. 4 Hartn. Ch. cl.

Fig. 15. Coupe transversale de l'épithélium uterin. Obj. 5 Hartn.
Chambre claire.

Fig. 16. Idem. Obj. 8 Hartn. Chambre claire.

Fig. 17. Couche musculaire de l'oviducte d'après une coupe longitudinale. Obj. 10. Imm. Hartnack. Chambre claire.

Recherches sur la maturation de l'œuf et la Fécondation

PAR

ÉDOUARD VAN BENEDEN.

ASCARIS MEGALOCEPHALA.

(PL. X A XIX.)

INTRODUCTION.

Avant d'aborder l'exposé de mes recherches sur la fécondation, je crois devoir dire quelques mots de l'histoire des découvertes récentes qui ont amené l'état actuel de nos connaissances sur cette question fondamentale. Il n'y a pas longtemps l'on ignorait encore si le spermatozoïde pénètre dans le vitellus; l'on ne s'occupait guère de ce qu'il devient dans l'œuf et il semblait que tout le problème se réduisît à la constatation de ce fait affirmé par les uns, nié par les autres. Le mérite d'avoir inauguré une ère nouvelle dans l'histoire de la fécondation revient avant tout à Bütschli, l'éminent professeur de zoologie de l'Université d'Heidelberg.

Parmi les auteurs qui ont fait connaître les notions nouvelles dans leurs comptes-rendus ou dans des œuvres didactiques, et même parmi ceux qui ont contribué, par leurs propres recherches, à faire progresser la question de la fécondation plusieurs ont méconnu la part prépondérante qui revient à ceux qui ont ouvert la voie.

L'on doit à Bütschli la découverte de trois faits, dont toutes les recherches plus récentes ont établi l'importance capitale.

1º Dans son mémoire sur les nématodes libres (1), publié en

4

1873 dans les " *Nova Acta der Kön. Leop. Carol. Deutschen Akademie der Naturforscher* „ et déposé dès le 13 juin 1872, Bütschli montra que, chez *Rhabditis dolichura,* deux noyaux prennent naissance dans le vitellus de l'œuf fécondé, qu'ils se réunissent bientôt au centre de l'œuf et qu'ils se confondent enfin pour donner naissance au noyau de la première cellule de l'embryon.

Dès l'année 1874, cette découverte se trouva confirmée par les belles recherches de Auerbach (2) sur l'*Ascaris nigrovenosa* et le *Strongylus auricularis,* entreprises et terminées sans que l'auteur ait eu connaissance des résultats auxquels Bütschli était arrivé deux ans auparavant.

Bientôt après, Bütschli (3) constata des faits semblables non seulement chez plusieurs autres nématodes, mais aussi chez deux mollusques Gastéropodes *Limnæa stagnalis* et *Succinea Pfeifferi.* Dans la note préliminaire qu'il publia dans le but de prendre date pour ses nouveaux résultats, il consigna la seconde et la troisième découvertes.

2° Il a constaté que chez *Cucullanus elegans,* aussi bien que chez les mollusques dont je viens de citer les noms, à la place de la vésicule germinative, apparaît un fuseau fibrillaire semblable à celui qui se forme aux dépens d'un noyau de cellule au moment où cette cellule va se diviser.

3° Il a le premier reconnu que le fuseau intervient dans la formation des globules polaires.

Si l'on se rappelle en outre la part prépondérante qui revient à Bütschli dans la découverte des phénomènes qui caractérisent la division cellulaire indirecte, l'on ne peut hésiter à placer son nom à la tête de ceux qui ont le plus largement contribué à fonder l'état actuel de nos connaissances sur la genèse des cellules. Ses travaux sur l'ensemble des phénomènes qui se rattachent à la fécondation des animaux et à la division des cellules animales et ceux de Strasburger dans le domaine de l'histogénèse des végétaux, ont été le point de départ des nombreuses recherches dont le problème de la formation des cellules a été l'objet dans ces dernières années. Bütschli n'a pas pu élucider l'origine des deux noyaux que l'on observe dans le vitellus peu après l'imprégnation de l'œuf : constatant dans certains cas l'existence non pas de deux, mais de plusieurs éléments nucléaires, ignorant les liens qui rattachent l'un de ces éléments à la vésicule germinative de l'œuf, l'autre au corps du zoosperme, Bütschli n'a pas pu arriver à l'interprétation vraie du phénomène de la fusion des noyaux. Il s'est trompé quand il a admis l'expulsion totale de cette partie de la vésicule germinative qui se transforme en un fuseau; mais ses découvertes n'en ont pas moins donné l'impulsion; elles ont fait entrevoir des horizons nouveaux et elles ont servi à poser nettement les questions que ses successeurs ont partiellement résolues.

Parmi ces derniers les noms de O. Hertwig et de Fol méritent d'être cités en premier lieu. Plus que tous les autres ils ont contribué à résoudre les problèmes soulevés par les publications de Bütschli.

Longtemps avant Bütschli, Warneck (4) avait vu, il est vrai, les deux pronucleus de l'œuf récemment fécondé. Il avait reconnu que la tache claire, conique, qui chez *Limnœus et Limax* occupe la portion de la surface du vitellus dont les globules polaires viennent de se détacher, rentre dans l'intérieur en reprenant une forme arrondie. Chez *Limax* l'on distingue alors deux taches claires qui ont des contours parfaitement distincts et renferment chacune un corpuscule très net et quelques autres granulations : ce sont des noyaux. Warneck a vu ces noyaux se fusionner en une seule masse transparente et celle-ci prendre bientôt une forme allongée dont le grand axe est perpendiculaire à l'axe de formation des globules polaires. Mais il faut bien reconnaître et en même temps regretter que ce mémoire si remarquable soit resté inconnu jusqu'au jour où Fol l'a retiré de l'oubli; venu avant son heure, il n'a exercé aucune influence sur la marche ultérieure de la science.

Peu de temps après que Bütschli publia les résultats de ses premières recherches, j'ai repris l'étude de la fécondation chez les mammifères. Dans mon mémoire sur la composition et la signification de l'œuf, publié en 1870, j'ai montré, qu'avant la première segmentation, l'on distingue dans le vitellus de l'œuf, aussi bien chez le lapin que chez certaines chauves-souris, deux éléments nucléaires parfaitement indépendants l'un de l'autre. J'ai figuré ces deux noyaux dans le vitellus fécondé de la lapine (planche XII, fig. 4) et du murin (même planche, fig. 4) (5). J'ai considéré alors ces deux noyaux comme étant le produit de la division de la vésicule germinative. La lecture des travaux de Bütschli et de Auerbach me fit douter de l'exactitude de cette manière de voir et me détermina à reprendre l'étude de la fécondation chez les mammifères.

En décembre 1875 (6), je communiquai à la classe des sciences de l'Académie les résultats des nouvelles recherches que j'avais entreprises dans le but de m'assurer si, chez les mammifères, les noyaux que j'avais antérieurement décrits se réunissent entre eux pour donner naissance à un noyau unique comme Bütschli et Auerbach l'avaient constaté chez les nématodes. Non seulement je pus confirmer de la façon la plus positive, en ce qui concerne le lapin, les faits que les deux observateurs que je viens de citer avaient découverts chez les nématodes, mais je reconnus, en outre, que les deux éléments nucléaires présentent des caractères différents, que l'un d'eux prend naissance près de la surface de l'œuf, au moment où l'autre occupe déjà le centre du globe vitellin retracté; qu'ils s'accroissent en se rapprochant l'un de l'autre, que le noyau périphérique conserve toujours, même lorsque les deux éléments se trouvent réunis au centre de l'œuf, des caractères qui permettent de le distinguer de son congénère. Je crus pouvoir déduire de mes observations que le noyau périphérique se forme, chez le lapin, aux dépens de la substance constitutive des zoospermes, tandis que le noyau central est d'origine ovulaire, et j'exprimai l'opinion qu'il s'agit, dans la fusion des deux éléments nucléaires d'un phénomène de conjugaison entre noyaux présentant des caractères sexuels différents. En établissant que les deux éléments nucléaires diffèrent entre eux par leurs caractères aussi bien que par leur origine et par leur lieu de formation, en exprimant l'idée que le pronucleus central est un élément ovulaire, l'autre un dérivé des zoospermes, j'ai donné, et cela avant que le travail de O. Hertwig ait paru, l'interprétation universellement admise aujourd'hui de la signification des pronucleus. L'opinion que dans la fusion des deux pronucleus il s'agit d'un phénomène comparable à la conjugaison des Protozoaires et des Protophytes se trouve clairement exprimée dans mon travail. Je fis observer en outre que la première cellule de l'embryon ne se trouve constituée qu'après la conjugaison des deux premiers éléments nucléaires et qu'il y a lieu de distinguer dès lors entre le noyau de la première cellule de l'embryon et les éléments nucléaires aux dépens desquels se forme ce premier noyau. J'ai proposé le nom de *pronucleus* pour désigner les éléments formateurs du premier noyau de l'embryon et ce nom a été généralement adopté.

La plupart des auteurs récents attribuent exclusivement à O. Hertwig la théorie actuellement admise de la fécondation. On ne rend pas justice à Bütschli et sans vouloir enlever à Hertwig rien de ce qui lui appartient, je tiens à revendiquer en partie pour Bütschli, en partie pour moi-même, la part, fort inégale d'ailleurs, qui nous revient à l'un et à l'autre. Balfour (7) et Mark (8) sont à mon avis les seuls qui aient relaté d'une manière exacte l'histoire des découvertes récentes relatives à la fécondation.

En même temps que mon travail, parut l'important mémoire de O. Hertwig (9) sur la formation, la fécondation et la division de l'œuf chez *Toxopneustes lividus*.

Ses recherches il les a faites sans avoir connaissance de mes résultats et j'ignorais moi-même que Hertwig s'occupât de la fécondation quand j'ai rédigé la communication préliliminaire de mes recherches sur le lapin. Je n'hésite pas à reconnaître d'ailleurs que si l'idée à laquelle nous sommes arrivés l'un et l'autre, en ce qui concerne la signification

des pronucleus et leur fusion en un noyau unique, nous
l'avons conçue en même temps et indépendamment l'un de
l'autre. Hertwig a incontestablement et à lui seul le mérite
d'avoir reconnu qu'une partie du zoosperme se maintient en
tant qu'élément morphologique distinct et qu'elle devient mon
pronucleus périphérique, le noyau spermatique de O. Hertwig
(*Spermakern*). En ce qui concerne l'origine du pronucleus
femelle (*Eikern*). Hertwig cherche à établir, dans son premier
travail. qu'il ne serait autre chose que la tache germinative
libérée. Cette manière de voir ne pouvait se soutenir; j'ai
tâché de le démontrer dans un opuscule qui parut peu après
la publication du mémoire de Hertwig (10) et, dans ses travaux subséquents. (11) Hertwig a lui-même reconnu son erreur.
Il a confirmé, en effet, les données de Bütschli en ce qui concerne la transformation de la vésicule germinative en un
fuseau. et il a été le premier à reconnaître la part qui
revient à cet élément dans la formation des globules polaires
d'une part, du pronucleus femelle de l'autre.

Vers la même époque paraissent les belles et importantes
recherches de Fol (12). Fol est le premier qui ait de ses yeux
vu le zoosperme pénétrer dans le vitellus. L'observation a été
répétée un grand nombre de fois et les détails du phénomène
sont décrits avec beaucoup de détails. Il faut bien reconnaître
que le mémoire de Hertwig laissait encore place au doute, et
que la théorie ne reposait encore que sur une base bien peu
solide. O. Hertwig a vu un aster formé, près de la surface
du vitellus. cinq minutes après le mélange des œufs et du
sperme; un corpuscule arrondi qu'il considère comme une tête
de zoosperme occupe le milieu de l'aster. De ce corpuscule
partait parfois un filament très grêle que l'auteur a vu sortir
du vitellus et flotter dans l'espace périvitellin. Cet élément
était-il bien un zoosperme en conjugaison? Si l'on s'en rapporte
aux observations de Fol, il est permis de douter que Hertwig
ait apporté la preuve du fait qui forme la base de sa théorie
à savoir. l'identité morphologique du pronucleus mâle avec la
tête d'un zoosperme. Cette démonstration a été faite par Fol

qui partage en outre avec Bütschli et avec O. Hertwig, le mérite d'avoir fait connaître l'origine et le mode de formation des globules polaires et du pronucleus femelle. Je reviendrai plus loin sur l'historique des découvertes relatives à cette dernière question.

Je veux me borner à préciser davantage ici l'état actuel de nos connaissances sur la pénétration du spermatozoïde, ses rapports avec le pronucleus mâle et l'histoire de ce dernier élément.

Si tous les auteurs qui se sont occupés de cette question et qui tous ont choisi les échinodermes pour sujet d'étude Hertwig, Fol, Selenka et Flemming sont d'accord pour affirmer la pénétration du zoosperme dans l'intérieur du vitellus, si tous admettent que le pronucleus mâle n'est qu'une partie modifiée du spermatozoïde, de notables divergences d'opinions existent, quant à la manière dont se fait l'entrée des zoospermes et sur la part d'intervention qui revient à ces éléments dans la formation du pronucleus mâle.

Cinq minutes après le mélange des produits sexuels O. Hertwig observe une petite tache claire au bord du vitellus. Cette tache est entourée d'une étoile dont les rayons divergents s'allongent à mesure que la tache s'étend. Dans l'espace clair se voit un petit corps homogène qui devient surtout visible par l'action de l'acide osmique et du carmin et qui mesure 0,004^{mm}. Dans les œufs vivants l'auteur a vu parfois une ligne délicate partir de ce corps pour atteindre la surface du vitellus et se prolonger encore au-delà en un filament tenu qui s'étend dans l'espace compris entre le vitellus et la membrane de l'œuf. Hertwig prend la ligne et le filament qui lui fait suite pour la queue d'un spermatozoïde et le petit corps renfermé dans la tache claire pour la tête d'un zoosperme. Ce petit corps il l'appelle " noyau spermatique, *Spermakern* „. La tache claire grandit, elle progresse vers le centre de l'œuf entraînant avec elle le petit noyau qu'elle renferme.

Le noyau spermatique s'approche du noyau de l'œuf que l'auteur a cru pouvoir identifier d'abord à la tache germinative, mais qu'il a reconnu plus tard pour n'être que la moitié interne du second amphiaster de rebut. Le noyau spermatique et le noyau de l'œuf se juxtaposent; puis se confondent en un noyau unique auquel Hertwig donne le nom de noyau de segmentation (*Furchungskern*).

Fol a réussi à observer directement la pénétration du zoosperme dans le vitellus et cela chez *Asterias glacialis* et chez des *Echinides*. Après avoir traversé la plus grande partie de la zône pellucide de l'œuf, le spermatozoïde entre en communication avec le vitellus par l'intermédiaire d'un prolongement sarcodique en forme de cône qui est émis par le protoplasme vitellin (cône d'attraction). Le corps du zoosperme (tête) est alors attiré dans le vitellus, *tandis que le cil vibratile reste en dehors* et se décompose. De l'endroit où le corps de l'élément mâle vient de pénétrer sort une substance très-pâle qui affecte d'abord la forme d'un cône (cône d'exsudation), puis change souvent de contours et enfin disparaît. Pendant ce temps une membrane vitelline se soulève en commençant par le point de pénétration. L'auteur soutient qu'il ne s'agit pas ici seulement du gonflement d'une membrane préformée, mais d'un durcissement de la surface du vitellus qui donne naissance à la membrane, au moment où elle va se soulever. L'auteur s'accorde avec O. Hertwig à reconnaître que le corps du zoosperme devient le pronucleus mâle (*Spermakern*); seulement il pense que le sarcode vitellin entre pour une part dans la formation de ce pronucleus.

Chez *Pterotrachœa* les noyaux sexués sont fort gros et égaux en dimensions. Ces noyaux se rencontrent et se fusionnent pour constituer le noyau fécondé.

L'auteur fait une description spéciale de certains cas pathologiques obtenus par la fécondation d'œufs altérés d'*Asterias glacialis*. Dans ce cas il pénètre plusieurs zoospermes dans chaque vitellus ce qui, d'après Fol, n'aurait jamais lieu à l'état normal et chaque zoosperme donne naissance à un pronucleus mâle. L'auteur attribue cette pénétration multiple à la lenteur avec laquelle la membrane vitelline se forme chez des œufs altérés.

Disons encore qu'il résulte clairement des observations de Fol que le pronucleus mâle est loin de présenter partout les mêmes caractères. Tandis qu'il reste petit et homogène chez les échinodermes, auquel cas le pronucleus donne lieu à la formation d'un aster, il devient très volumineux et ressemble beaucoup au pronucleus femelle chez *Pterotrachœa*. Ces pronucleus volumineux ne sont pas entourés de rayons étoilés, de filaments extra-nucléaires comme l'auteur les appelle.

Fol admet que le spermatozoïde peut entrer dans le vitellus par n'importe quel point de sa surface : il n'y a pas de lieu prédestiné pour l'imprégnation.

Selenka(13) a étudié la fécondation chez *Toxopneustes variegatus*. Ses observations diffèrent, par des points fort importants, de celles de O. Hertwig et de Fol. D'après Selenka, le zoosperme après avoir traversé la zone pellucide, par un des pores radiaires de cette membrane, s'élance comme libéré de tout empêchement dans l'espace périvitellin qui existerait déjà à ce moment; il nage autour de la couche corticale du vitellus. Le vitellus présente à l'époque de la maturité une protubérance qui marquerait l'endroit où l'ovule était attaché aux parois de l'ovaire et celui par lequel sortent les globules polaires. Cette protubérance ferait constamment défaut dans les espèces étudiées par Fol.

Le zoosperme s'introduisait de préférence, 88 fois sur 100, par cette protubérance. Dans la règle il l'atteint de suite à sa pointe; d'autres fois il ne la rencontre qu'après avoir nagé entre la membrane et la surface du vitellus. Dès que la pointe du zoosperme a pénétré dans la couche corticale du vitellus une membrane mince se soulève, de la surface de ce dernier, autour du point de pénétration et s'étend rapidement au reste de la périphérie. La membrane une fois formée constitue un obstacle infranchissable pour d'autres zoospermes. Il n'en entre plusieurs que quand ils se sont présentés exactement en même temps à la face interne de la zone pellucide, ou si l'œuf étant malade, sa membrane ne se soulève que lentement.

Une fois que le spermatozoïde a son corps dans la protubérance il secoue rudement les granules lécithiques qui l'entourent, grâce aux ondulations de sa queue, qui est toute entière en dehors. Sous l'influence de ce mouvement violent, le sarcode vitellin se soulève autour du corps et le dépasse en formant une sorte de houppe. Tout à coup la queue devient immobile, la houppe rentre dans le vitellus en laissant à la surface une petite excavation d'où sort le cil vibratil du zoosperme. Le corps du spermatozoïde devient le centre d'une figure étoilée et s'avance vers le noyau femelle. La queue, encore attachée au corps. *traverse en ligne droite* les couches superficielles du vitellus et s'étend au-delà de la surface. La pointe et la queue du spermatozoïde sont résorbés, tandis que *le col se gonfle et devient le noyau mâle.*

Comme le fait remarquer Fol, il y a entre les observations de Selenka et les siennes bien des désaccords. Fol a toujours vu la pénétration dans le vitellus s'effectuer rapidement, mais sans aucun de ces mouvements désordonnés dont parle Selenka : " pendant cet acte, dit Fol, j'ai toujours vu la queue immobile ". Cet auteur n'a jamais réussi à voir la queue attachée au corps de l'élément spermatique, lorsque ce dernier avait déjà quitté la surface du vitellus et il n'a pas remarqué que le col du zoosperme continuât seul à croître. Le noyau mâle, après s'être juxtaposé au noyau femelle, croit continuellement, jusqu'à ce qu'il ait atteint des dimensions égales à celles du noyau femelle. La fusion n'a lieu que lorsque cette égalité s'est établie.

Fol fait observer avec raison l'intérêt qui s'attache à cette observation, si on la rapproche de celle de Hertwig, qui pense que la réunion des noyaux est d'autant plus prompte et le noyau mâle d'autant plus petit, au moment de sa conjugaison, que l'œuf est plus avancé dans sa maturation au moment où il vient à être fécondé. Sous ce rapport le *Toxopneustes lividus* est un extrême par la petitesse de son noyau mâle. Selenka nous montre que dans ce cas aussi le pronucleus mâle atteint la même dimension que l'autre noyau avant de se souder à lui. La seule différence entre tous ces cas résiderait dans l'endroit où le noyau mâle opère sa croissance qui aurait lieu, tantôt en chemin, tantôt dans le voisinage immédiat du noyau femelle.

Selenka a vu se développer normalement de jeunes larves provenant d'œufs qui avaient reçu deux, trois et même quatre zoospermes, sans découvrir aucune irrégularité dans le développement de la *Gastrula*. Cependant il ne pense pas, qu'à tout prendre, le développement d'un œuf surfécondé puisse rester normal.

Flemming (14) confirme les conclusions formulées par O. Hertwig et par Fol en ce qui concerne le nombre des zoospermes nécessaires pour provoquer un développement embryonnaire normal. Chez les œufs qui se développent régulièrement il n'est entré qu'un seul zoosperme.

Pour la manière dont se fait la pénétration il se rallie à la description de Fol; mais il confirme, contrairement à l'opinion de Fol, l'existence d'une protubérance vitelline signalée par Selenka. Flemming n'a pas eu le loisir de rechercher si c'est par cette protubérance que les zoospermes pénètrent. Il ne voit plus rien de la queue du zoosperme dès que celui-ci a pénétré dans le vitellus. " *Von dem Schwanze des schon ganz im Eikörper befindlichen Samenfädens ist nichts mehr wahrzunehmen.* „ En se servant du carmin acétique, Flemming suit le noyau spermatique, qu'il identifie avec la partie antérieure de la tête du spermatozoïde, jusqu'au moment où il va se conjuguer avec le noyau femelle. Quelques minutes après la pénétration, la partie plus pâle et moins avide de matières colorantes qui succède à la tête proprement dite, celle qui répond à ce que Selenka appelle le col et à laquelle Flemming donne le nom de portion postérieure de la tête " *hintere Kopftheil*, „ cette partie disparaît. Flemming suppose que cette portion postérieure de la tête, unie à la queue, pourrait bien produire, en gonflant, la tache claire qui renferme le noyau spermatique. Mais c'est là une simple hypothèse à l'appui de laquelle Flemming n'apporte aucun fait d'obser-

vation. " *Es wäre möglich*, dit-il, *dass aus ihm, nebst dem
Schwanz, durch Aufquellung der helle Hof des Samenkerns
entsteht, der sich von jetzt an zeigt und der von Hertwig als
aus dem Ei angesammeltes, körperlosen Plasma aufgefasst
wurde.* „

Le noyau spermatique dont la forme est au début celle de
la tête du zoosperme devient ensuite irrégulière.

Cette manière de voir de Flemming sur l'origine du noyau
spermatique diffère de celle de Hertwig et de Fol en ce que
ces derniers admettent que tout le corps du zoosperme (la tête
entière) devient noyau spermatique, tandis que pour Flemming
la pointe ou portion antérieure seule de la tête devient le
pronucleus mâle.

La portion postérieure de la tête répond au *Hals des
Samenfadens* de Selenka. Celui-ci fait disparaître la portion
antérieure de la tête et fait dériver tout le noyau spermatique
du cou c'est-à-dire de la partie postérieure de la tête.

Quant à la conjugaison des deux pronucleus, Flemming confirme en tous points la description de O. Hertwig.

Toutes ces observations qui dans leur ensemble, concordent
pleinement avec les données de O. Hertwig et de Fol,
Flemming les a entreprises à la suite d'une publication
récente de A. Schneider(15) qui, après avoir étudié à Ostende
la fécondation de l'*Asteracanthion rubens*, nie purement et
simplement l'existence d'un noyau spermatique. " *Es ist kein
Samenkern vorhanden* „.

D'après lui, au moment de la fécondation, la vésicule germinative de l'œuf envoie des prolongements ramifiés dans
toutes les directions. Elle change de forme comme le ferait un
Rhizopode. Le zoosperme peut atteindre l'un de ces prolongements à la périphérie du vitellus; mais aussitôt il disparaît;
aucune de ses parties ne se maintient en tant qu'élément
morphologique distinct; le spermatozoïde détermine tout au
plus une excitation pouvant provoquer peut-être l'apparition
d'une étoile. Ce qui a fait croire à l'existence de deux pronucleus capables de conjugaison, c'est que, au moment où l'œuf

va se diviser, les deux étoiles de l'amphiaster, nées en deux points opposés et souvent fort éloignés l'un de l'autre de la vésicule germinative, peuvent se rapprocher de la surface de section qui plus tard séparera les deux premiers blastomères.

Les données de Schneider sont, comme on voit, le renversement de tous les résultats qui pouvaient paraître définitivement acquis par toute une série de travaux, publiés à la suite des mémorables découvertes de Bütschli.

La question n'est donc résolue ni dans son ensemble, ni dans ses détails; et même entre les auteurs qui sont d'accord pour affirmer la pénétration du zoosperme, l'identité morphologique du pronucleus mâle avec une partie du spermatozoïde, enfin la formation du premier noyau embryonnaire par conjugaison de deux éléments nucléaires distincts, il existe des divergences d'opinions sur des points essentiels.

Malgré les belles découvertes de Hertwig et de Fol l'on n'est pas non plus complètement édifié sur la formation des globules polaires et du pronucleus femelle.

Les divergences de vues qui existent sur presque tous les points prouvent tout d'abord que la constatation des faits dont il s'agit présente, chez les échinodermes, de sérieuses difficultés. Pour qu'un observateur aussi distingué que Schneider puisse nier l'existence du pronucleus mâle chez les échinodermes, il faut bien admettre que la recherche de cet élément nucléaire soit entourée de difficultés réelles. Est-ce que la raison principale des controverses ne résulte pas de la petitesse du spermatozoïde, de la difficulté de reconnaître dans le zoosperme les parties constitutives de la cellule, du petit volume du pronucleus mâle?

La conviction qu'il pourrait en être ainsi m'a déterminé à rechercher, pour l'étude de la fécondation, un animal qui, à raison des dimensions et de la constitution de ses zoospermes, se prêterait plus facilement à des recherches de ce genre que les oursins et les étoiles de mer.

J'ai trouvé dans l'Ascaride du cheval un matériel admirable, et je suis convaincu que les œufs de ce nématode devien-

dront bientôt l'objet classique pour l'étude et la démonstration
des phénomènes qui se rattachent à la fécondation. L'on peut
se procurer très facilement l'Ascaride mégalocéphale, surtout
en hiver. Au printemps et en été les chevaux infestés sont
moins communs. La simplicité de son organisation et ses
dimensions considérables font de l'ascaride du cheval l'un des
animaux les plus faciles à disséquer que l'on connaisse. Il
suffit d'inciser longitudinalement, d'un coup de ciseaux, le
tube musculo-cutané pour mettre à nu les organes sexuels. Je
recommande de fixer les deux extrémités du ver au moyen
d'une grosse épingle, afin d'empêcher la rétraction de la
paroi du corps. Le sérum artificiel de Kronecker(*) constitue
un excellent liquide indifférent : il n'altère pas du tout les
œufs et l'on peut s'en servir avec avantage pour y plonger
l'animal pendant la préparation des organes sexuels.

Indépendamment des avantages qui résultent des dimensions
et de la forme des spermatozoïdes, de la présence dans la
plupart d'entre eux d'un corps réfringent particulier et très
volumineux qui les fait reconnaître immédiatement, de la
transparence parfaite des œufs, quand on les a traités par
certaines méthodes que je vais décrire, l'ascaride du cheval
se recommande encore par la lenteur avec laquelle s'accomplissent chez lui tous les phénomènes qu'il s'agit d'étudier.

En enlevant un segment de l'uterus ou de l'oviducte d'un
demi centimètre de longueur, chez une femelle fécondée, on
est certain d'y trouver des milliers d'œufs qui tous se
trouvent exactement au même stade de développement. L'on
aura quand on voudra, sur un même porte objet, des milliers
d'œufs montrant tous un zoosperme fixé au bouchon d'imprégnation, ou à moitié engagé dans le micropyle, ou complètement plongé dans le vitellus ou montrant soit le premier
soit le second globule polaire en voie de formation, ou les
deux pronucleus en présence.

La pénétration du spermatozoïde, la génèse du pronucleus

(*) Eau distillée, 100. Chlorure de sodium, 6. Soude caustique, 0,06.

mâle, la formation des globules polaires s'accomplissent toujours en des points constants de l'organe sexuel et les milliers d'œufs qui occupent ces points sont exactement au même stade de développement.

L'uterus n'a pas moins de 15 à 20 centimètres de longueur, chez une femelle adulte; dès le moment où ils y pénètrent les œufs arrivent en contact avec les zoospermes. Quand ils sont arrivés dans le vagin ils sont munis chacun de deux pronucleus; l'expulsion des globules polaires s'est accomplie; mais la segmentation n'a pas commencé. Je ne crois pas que l'on puisse désirer un matériel se prêtant plus merveilleusement à l'étude de la maturation et de la fécondation de l'œuf : il n'est personne, qui connaissant les organes sexuels femelles de notre Ascaris, ne soit capable de démontrer en cinq minutes, non pas seulement à des histologistes expérimentés, mais au dernier des profanes, la pénétration du zoosperme.

MÉTHODES DE PRÉPARATION.

1° Quand on veut faire l'examen des œufs vivants, on peut ouvrir l'animal dans le serum artificiel, le plus tôt possible après la mort du cheval qui hébergeait les vers, et examiner, soit dans le liquide de Kronecker, soit dans le liquide naturel du corps de l'Ascaride. On peut parfaitement, sur le vivant, observer toutes les phases de la pénétration des zoospermes.

Les œufs frais retirés de la portion inférieure de l'uterus et du vagin montrent distinctement les diverses membranes, les deux globules polaires et les pronucleus qui siègent dans le vitellus retracté. Mais on ne peut arriver, par l'étude des œufs frais, à s'édifier ni sur la formation des globules polaires, ni sur l'histoire du spermatozoïde.

2° L'une des méthodes qui m'ont donné les meilleures préparations permanentes consiste à traiter les œufs par l'acide nitrique à 3 %. Après un séjour d'une heure environ dans ce liquide les œufs sont lavés à l'eau, puis portés dans de l'alcool au tiers et après une heure ou deux dans de l'alcool à 70°. Si l'on a en vue d'obtenir des préparations d'œufs non encore fécondés ou de mettre en évidence les diverses phases de la pénétration du zoosperme, s'il s'agit en un mot de préparer des œufs encore dépourvus de membrane ou présentant tout au plus la membrane vitelline qui est toujours mince et peu résistante, il est nécessaire d'opérer sur porte-objet. On range les uns à côté des autres une vingtaine de porte-objets; sur chacun d'eux l'on dépose une goutte de la solution acidulée. Puis on y plonge un fragment du tube sexuel de trois ou quatre millimètres de longueur; on ouvre aussitôt le tube en se servant de deux aiguilles à dissection, de façon à libérer les œufs; puis on agite légèrement de manière à ce que les œufs se disséminent uniformément dans le liquide. Si le premier fragment enlevé répond à l'extrémité inférieure de l'oviducte et si l'on excise des fragments successifs de plus en plus rapprochés de l'extrémité vaginale de l'uterus, on obtiendra une série de préparations montrant les modifications de l'œuf depuis le moment où, arrivé à la fin de la première période de maturation, il est prêt à recevoir le spermatozoïde, jusqu'au moment où, à la suite de la pénétration complète de l'élément fécondateur, une membrane résistante se trouve constituée sur tout le pourtour du vitellus. Si au lieu de procéder comme je viens de le dire on plonge successivement dans l'acide nitrique, puis dans les alcools et les matières colorantes le tube sexuel entier, on n'obtient que des préparations défectueuses. Les œufs serrés et pressés les uns contre les autres dans l'intérieur de l'oviducte et surtout de l'uterus y affectent des formes polyédriques irrégulières qui, fixées au moment où l'immersion dans l'acide amène la coagulation des substances albuminoïdes, se maintiennent indéfiniment. Si, au contraire, les œufs sont libérés sur porte-objet, quand ils sont encore vivants, chacun d'eux prend immédiatement une forme ovoïde régulière, semblable pour tous et beaucoup plus favorable pour l'étude.

D'autre part, dans le tube sexuel, les œufs sont agglutinés entre eux par une substance visqueuse qui se coagule aussi par les acides. Une fois coagulée cette substance constitue une sorte de ciment qui rend difficile l'isolement des ovules durcis. Cette difficulté n'existe pas si l'on opère sur le frais.

Mais le plus grand inconvénient résulte de ce que d'innombrables spermatozoïdes se trouvent mêlés aux œufs, dans la partie supérieure de l'uterus. Tous ceux qui sont entrainés n'ont pas réussi à s'unir à un œuf, il s'en faut de beaucoup. Si l'on ouvre sur porte objet un fragment de la portion supérieure de l'uterus, les spermatozoïdes copulés restent seuls unis aux œufs; les autres n'étant pas fixés se libèrent sans aucune difficulté et on les trouve répandus sur le porte-objet, entre les œufs. Mais il n'en est pas de même quand on durcit le tube utérin dans son ensemble, pour faire des préparations d'ovules, après que l'on a coloré en masse. Les spermatozoïdes qui se trouvaient accidentellement en contact avec les œufs restent accolés à la surface de ces derniers et peuvent être facilement confondus avec des zoospermes en copulation.

Tous ces inconvénients disparaissent quand il s'agit des œufs des neuf dixièmes inférieurs de l'uterus. Aussitôt que la membrane qui se développe à la périphérie du vitellus, après la pénétration du zoosperme, a atteint une résistance et une épaisseur suffisante pour donner à l'œuf sa forme ovoïde ou sphéroïdale, il devient inutile de préparer sur porte-objet, ce qui nécessite des manipulations plus longues et plus délicates. On peut plonger l'uterus tout entier dans l'acide, puis dans les alcools et enfin dans les matières colorantes. Les œufs se trouveront parfaitement conservés et se prêteront admirablement à la confection de préparations permanentes.

Les meilleures méthodes de coloration, pour les œufs durcis par l'acide nitrique et l'alcool, sont le carmin boracique et la fuchsine. Le vert de méthyle m'a aussi donné de bons résultats.

3° On peut employer avec grand avantage l'alcool au tiers, puis l'alcool à 70, au lieu de l'acide nitrique, pour durcir les œufs. On colore soit par le picro-carmin, soit par le carmin boracique. On monte soit dans la glycérine, soit dans le

baume. Il faut prendre de grandes précautions pour empêcher la rétraction et la déformation des membranes quand on
monte dans le baume. Pour cela il convient de ne pas passer
directement de l'alcool à l'essence et de celle-ci au baume,
mais d'user d'une série de mélanges successifs et gradués.

En ce qui concerne la question de savoir s'il faut traiter les
œufs sur porte-objet ou si l'on peut les durcir et les colorer en
masse dans l'organe sexuel les indications sont les mêmes que
si l'on emploie l'acide nitrique.

4° L'acide osmique à 1 °/₀ rend aussi des services pour
l'étude des œufs de l'oviducte et pour la pénétration des
zoospermes. Il faut laisser agir très peu de temps, quelques
secondes à peine, laver ensuite avec soin et colorer par le
picrocarmin (24 heures). On dépose alors sur chacun des
bords de la lamelle un goutte de glycérine picrocarminatée.
Au bout de quelques jours on obtient de superbes préparations.

Cette méthode ne peut être employée avec avantage que
pour les stades qui précèdent ou qui suivent immédiatement
la copulation des produits sexuels. Aussitôt que la première
couche périvitelline a commencé à se former il devient impossible de faire pénétrer le carmin.

5° L'acide acétique glacial est aussi recommandable, surtout
pour l'étude des derniers stades; cependant il a l'inconvénient
de distendre considérablement la membrane vitelline et de
gonfler la substance unissante interposée entre les œufs.

Les méthodes indiquées ci-dessus donnent des résultats
complets, quand il s'agit de préparer les premiers stades. Mais
comme le nombre et l'épaisseur des membranes augmentent
progressivement, il devient de plus en plus difficile de faire
pénétrer les réactifs à l'intérieur de l'œuf. Aussi n'est-il pas
aisé de préparer convenablement les œufs de la partie inférieure de l'uterus et ceux du vagin. Jusqu'à présent je n'ai pas
réussi à trouver une méthode qui permette de bien colorer les
pronucleus. J'avais songé à me servir de la pompe pneumatique
pour activer la pénétration; mais je n'ai pas eu le loisir
d'essayer le procédé.

J'ai divisé le présent travail en cinq chapitres :

I. Le premier comprend : A/ la description de l'œuf, tel qu'il se trouve constitué au moment où il se détache du rachis ovarien; j'y rattache l'histoire des modifications qu'il subit en traversant l'oviducte; arrivé à l'extrémité de ce canal il est devenu apte à recevoir le zoosperme. L'ensemble de ces changements caractérise ce que j'ai appelé la première période de la maturation.

B/ La description des diverses formes que revêtent les zoospermes dans l'intérieur des organes génitaux de la femelle.

II. Le second chapitre traite de la pénétration du zoosperme. Il convient de distinguer l'imprègnation de l'œuf, ce que je propose d'appeler *la copulation des produits sexuels*, le phénomène qui consiste essentiellement dans l'introduction de l'élément spermatique dans le corps ovulaire, de la *fécondation* proprement dite : celle-ci consiste dans l'*unification* des éléments sexuels, ou si l'on veut dans la formation de la *première cellule de l'embryon* aux dépens de deux éléments cellulaires distincts.

III. Le troisième chapitre comprend l'étude de la seconde période de la maturation de l'ovule. Celle-ci s'accomplit après la copulation. Elle comprend l'ensemble des modifications qui s'accomplissent dans l'œuf, depuis le moment de la copulation des produits sexuels, jusqu'à l'instant où commence l'unification de l'œuf mur et du zoosperme.

IV. Dans le quatrième chapitre j'ai exposé les phénomènes qui, dans mon opinion, constituent la fécondation proprement dite : la formation des pronucleus et la conjonction de ces éléments.

V. Le cinquième chapitre comprend l'exposé sommaire des résultats de cette étude.

CHAPITRE I.

I. — De l'œuf et des changements qu'il subit pendant la première période de sa maturation.

Au moment où il se détache du rachis ovarien l'œuf n'est pas encore apte à recevoir le zoosperme. Les œufs libres de la partie inférieure du tube ovarien diffèrent notablement de ceux qui, arrivés à l'extrémité utérine de l'oviducte, sont sur le point de pénétrer dans la poche séminale, où sont accumulés des milliers de spermatozoïdes. Laissant de côté l'ovogenèse proprement dite, je décrirai, dans la première partie de ce chapitre la constitution de l'œuf, tel qu'il se présente au moment même de l'imprégnation, j'y rattacherai l'exposé des changements qu'il subit pendant son passage à travers l'oviducte. Ces modifications semblent préparer l'œuf à recevoir le zoosperme; ils caractérisent ce que j'appelle *la première période de la maturation de l'œuf.*

La seconde période de la maturation comprenant l'ensemble des phénomènes qui se rattachent à la formation des globules polaires et des couches périvitellines s'accomplit dans l'utérus, après la pénétration du zoosperme. L'étude de cette seconde période fera l'objet du chapitre III.

J'ai étudié avec le plus grand soin et décrit avec beaucoup de détails la constitution de l'œuf et celle du zoosperme. Peut-être convient-il que je me justifie d'avoir consacré à cet objet tant de pages : bien des particularités sur lesquelles j'ai cru devoir insister pourront paraître de maigre importance à plus d'un de mes lecteurs. Plusieurs raisons m'ont déterminé à entrer dans ces détails.

Des découvertes récentes ont attiré l'attention sur des phénomènes de structure que révèle l'étude du protoplasme cellulaire et les noyaux eux aussi présentent une composition bien plus compliquée qu'on ne l'avait soupçonné jusques dans ces derniers temps.

La question de l'*organisation de la cellule* a été sérieusement abordée et parmi les auteurs qui ont jeté les premiers jalons de cette science nouvelle il faut avant tout signaler Heitzmann, Frommann, Kupffer, Klein et Flemming.

Les phénomènes compliqués qui s'accomplissent lors de la division des cellules et dont on doit la connaissance aux laborieuses recherches d'un grand nombre d'histologistes, parmi lesquels je me plais à citer A. Schneider, Bütschli, Strasburger, Mayzel, Flemming, Schleicher, Balbiani, Pfitzner et G. Retzius, semblent se rattacher intimement à la structure du protoplasme. Il est établi dès à présent que l'un des phénomènes les plus caractéristiques de la vie cellulaire, la multiplication, s'accompagne de changements de structure fort compliqués, qui n'intéressent pas seulement le noyau, mais aussi le corps protoplasmique de la cellule.

Tous les jours nous voyons donc se confirmer plus complètement l'idée que Brücke (16) exprimait il y a vingt ans quand il disait " *Wir werden mit Nothwendigkeit dazu gefürt, im Zellen-inhalte einen im Verhältnisse complicirten Bau zu erkennen, wenn wir die Lebenserscheinungen berücksichtigen, welche wir an demselben wahrnehmen.* „

Cette organisation de la cellule, dont Brücke affirmait l'existence sans pouvoir la dévoiler, l'on a commencé à l'analyser. Grâce au perfectionnement de la technique microscopique, grâce à des objectifs et à des appareils d'éclairage plus parfaits, l'on entrevoit la complexité qui se cache sous une uniformité apparente. Il ne peut plus être question aujourd'hui de considérer le protoplasme comme un corps chimique à propriétés définies et l'on doit renoncer à confier aux chimistes le soin de trouver, dans l'analyse de la substance protoplasmique, l'explication des phénomènes qui caractérisent essentiellement la vie cellulaire. Autant vaudrait demander à l'analyse chimique du corps humain, pris dans son ensemble, l'explication des phénomènes qui distinguent l'activité de notre espèce, que d'attendre de l'analyse qualitative ou quantitative du protoplasme, l'explication des phénomènes par lesquels toute cellule témoigne de sa vitalité. La cellule nous apparait aujourd'hui comme un organisme complexe dont les appareils nous sont inconnus; nous devons commencer par débrouiller l'organisation cellulaire et étudier les modifications morphologiques qui accompagnent les actes de la vie.

De même qu'il existe des différences entre le muscle contracté et le muscle au repos, entre la cellule grandulaire en voie de sécrétion et cette même cellule inactive, l'on constate des différences dans la composition du corps de l'œuf aux divers moments de sa maturation. La portée de ces modifications nous échappe totalement pour le moment; mais c'est quelque chose que d'avoir constaté que chaque phase de la maturation de l'œuf, chaque phénomène qui se rattache soit à la maturation, soit à la fécondation, s'accompagne de modifications qui intéressent tout le corps ovulaire.

Je ne puis que me rallier pleinement aux idées de Flemming, quand il écrit dans cet admirable exposé qu'il vient de faire de l'état actuel de nos connaissances sur la cellule (17) : " *Hat die Substanz der Eizelle einen Bau, kann dieser und die Beschaffenheit der Fäden in bestimmten Bezirken des Zellenkörpers verschieden sein, so kann darin auch eine Grundlage der Entwickelungsprädestination gesucht werden, in der sich das eine Ei von dem anderen unterscheidet und dieses Suchen wird möglich sein* mit dem Mikroskop — *bis wie weit, kann Niemand sagen aber sein Ziel ist nichts Geringeres, als eine wirkliche* Morphologie der Vererbung. „

Ce sont ces idées, c'est cet objectif que j'ai eu en vue dans mes études, sans me faire la moindre illusion sur la distance qui nous sépare de cet idéal. L'on se trouve encore, dans ces recherches sur la structure cellulaire, dans la situation d'un homme qui, ignorant que l'œil est l'organe de la vision, étranger à toute notion de physique et de physiologie se mettrait à analyser anatomiquement l'organe visuel. Nous sommes exposés, dans nos tâtonnements pour découvrir la route qui doit nous conduire au but dans ces régions inexplorées, à suivre souvent des chemins sans issue : l'essentiel se confondra pour nous avec l'accessoire : car la portée des faits nous échappe et nous en sommes réduits à rechercher par voie d'analyse les matériaux qui devront servir un jour à édifier le schéma de l'organisme élémentaire.

Il y a deux ans environ, nous avons consacré six semaines, Charles Julin et moi à l'étude du développement d'une Ascidie simple, la *Corella parallelogramma*, que nous avons trouvée en grande abondance, sur les feuilles de Laminaires, dans la baie de Leervik (Strordö, Norwège). L'un des faits les plus intéressants qui ressortent de cette recherche, c'est que, dès les premières phases de la segmentation, l'on peut distinguer le plan médian, l'avant et l'arrière, la face dorsale et la face ventrale de la larve et par conséquent de l'animal futur. Dès les débuts du fractionnement l'embryon présente une symétrie bilatérale parfaite. Rabl(18) et Hatschek(19) avaient signalé déjà antérieurement des faits du même ordre chez d'autres animaux bilatéraux et tout récemment W. Roux(20) et Rauber(21) ont montré que chez les grenouilles aussi les axes du corps de l'adulte se dessinent dès le début de la segmentation. Il est permis dès lors de se demander si les plans de symétrie de l'embryon ne se trouvent pas déjà préformés dans l'œuf lui-même et si l'un des traits les plus caractéristiques de l'organisation de l'espèce, la symétrie qui la distingue, ne se trouve pas déjà indiquée dans l'œuf. L'œuf d'un animal à symétrie bilatérale aurait-il comme l'animal dont il provient et qu'il doit devenir une extrémité antérieure, une extrémité postérieure, une face ventrale, une face dorsale, une droite et une gauche? les matériaux qui doivent servir à édifier la moitié droite du corps siègent-ils dans la moitié droite de l'œuf et la substance de la tête ne se trouve-t-elle pas concentrée en un point déterminé du corps ovulaire? Il importait, dans l'espoir d'arriver à éclaircir ce problème, dont l'importance théorique n'échappera à personne, de rechercher avec le plus grand soin si la structure de l'œuf révèle une symétrie comparable à celle de l'adulte. Nous n'avons pu aborder l'étude de l'œuf non fécondé chez *Corella parallelo-*

gramma; mais j'ai porté toute mon attention, pendant mes études sur les produits sexuels de l'Ascaride du cheval, sur toutes les particularités relatives à la symétrie de l'œuf et du zoosperme.

Les considérations qui précèdent me justifieront, je l'espère, d'avoir consacré beaucoup de pages à la description des produits sexuels de l'Ascaride mégalocéphale et d'y avoir consigné bien des détails, actuellement inintelligibles et qui pourront paraitre fort insignifiants.

Avant de décrire les phénomènes qui s'accomplissent pendant la première période de sa maturation, voyons comment l'œuf est constitué au moment où, arrivé à l'extrémité inférieure de l'oviducte, il est sur le point de pénétrer dans l'utérus et tel qu'il se présente, quand il est prêt à recevoir le zoosperme qui doit le féconder.

Libérés sur porte-objet, dans une goutte de liquide indifférent, ou bien même dans l'acide osmique, l'acide nitrique ou l'alcool au tiers, les œufs de la portion tout à fait inférieure de l'oviducte prennent la forme d'un ovoïde. Le grand axe de l'ovoïde ne l'emporte que fort peu sur son petit axe. Un examen attentif de la forme extérieure de l'œuf, et plus encore l'étude de sa structure, démontrent l'existence dans ces œufs d'un axe morphologique, dont les extrémités, que j'appelle les pôles de l'œuf, présentent une valeur tout différente tant au point de vue anatomique qu'au point de vue physiologique. L'un de ces pôles est prédestiné à recevoir le zoosperme : par ce point seul l'élément fécondateur peut pénétrer dans le vitellus; à cet effet ce pôle présente des particularités de structure que je vais faire connaître. Je l'appellerai *pôle d'imprégnation* et je réserverai le nom de *pôle neutre* pour désigner l'extrémité opposée de l'axe morphologique de l'œuf. Dans l'immense majorité des œufs, l'axe morphologique se confond avec l'axe de figure de l'ovoïde. Cependant il n'en est pas toujours ainsi.

S'il est vrai, d'une manière générale, que la forme de

l'œuf est celle d'un ellipsoïde, il y a lieu de faire observer néanmoins que c'est là une moyenne qui n'est peut-être jamais mathématiquement réalisée. Si l'on trace à la chambre claire le contour de la coupe optique d'un œuf, ce contour est d'habitude une ligne légèrement irrégulière, qui, projetée sur celui d'une ellipse tracée mathématiquement, se trouve ici un peu en dedans là un peu en dehors du tracé mathématique. Ces inégalités diffèrent d'un œuf à l'autre. Cependant, si l'on prend à la chambre claire un certain nombre de contours d'œufs placés de façon à ce que leur grand axe soit parallèle aux faces du porte-objet, l'on remarque que la partie de l'ovale qui avoisine l'un des pôles est constamment un peu saillante, que son rayon de courbure est régulièrement un peu plus court que celui du reste de l'œuf et que la limite de cette portion plus convexe est marquée par un léger sillon régnant le long d'un parallèle, à quelque distance du pôle. Souvent cependant, au lieu d'un sillon, on n'observe qu'une légère dépression. L'étendue de cette partie saillante varie entre un cinquième et un sixième de la périphérie de l'ovale. L'existence d'une région saillante de l'ovoide ovulaire se remarque sans difficulté si l'on jette les yeux sur une préparation d'œufs vivants non comprimés. La forme de l'œuf rappelle celle du globe de l'œil, la saillie répondant à la cornée oculaire; j'appellerai cette saillie *la région parapolaire* de l'œuf et le cercle parallèle qui la délimite et suivant lequel règne un léger étranglement de l'ovoïde sera le *cercle parapolaire*. Ces particularités se voient encore fort bien sur des œufs traités par l'acide osmique ou l'acide nitrique et conservés par la glycérine, à la condition que l'on ait évité avec soin de comprimer les œufs par le couvre-objet (pl. X, fig. 6).

Ce qui permet de reconnaître assez facilement l'existence de la région parapolaire sur le vivant, c'est que le contour de l'œuf, dans les limites de cette zône, est un peu plus brillant et que le vitellus s'y montre un peu moins transparent, comme si, dans les limites de cette région, la substance ovulaire était un peu plus réfringente et un peu plus opaque (pl. X, fig. 26).

Le cercle parapolaire se distingue non seulement à la coupe optique de l'œuf, à raison du sillon ou de la dépression qui règne suivant cette ligne, mais aussi à la surface de l'œuf, par suite des légères différences que paraît présenter le vitellus, considéré dans la région parapolaire d'une part, le reste de l'œuf d'autre part. Il est inutile de dire qu'à raison des positions diverses que prennent les œufs sur le porte-objet, chacun d'eux ne montre pas à l'observateur les particularités que je viens de signaler; mais cependant, à raison de leur forme ovoïde, la plupart des œufs se placent de préférence de façon à ce que leur grand axe soit parallèle à la surface du porte-objet.

Quand on examine les œufs vivants, on remarque tout d'abord, que le vitellus présente une couche corticale plus claire et un noyau médullaire plus sombre (pl. X, fig. 14, 25 et 26); la masse médullaire est excentriquement placée et se trouve toujours plus rapprochée du pôle d'imprégnation que du pôle neutre (pl. X, fig. 14, 25 et 26). Bien loin d'être centrale et d'être enveloppée de toutes parts par la couche corticale, la masse médullaire paraît s'étendre jusqu'à la surface de l'œuf, dans toute l'étendue de la région parapolaire (fig. 25 et 26). La couche corticale revêt la masse médullaire suivant tout l'hémisphère neutre; elle se prolonge jusqu'au cercle parapolaire. Elle s'amincit assez brusquement en approchant de cette ligne limite et semble s'y terminer par un bord (fig. 25). La couche corticale a donc la forme générale d'une calotte appliquée par sa concavité sur la masse médullaire qui, de tout le pourtour de la région parapolaire, s'étend à l'intérieur du vitellus. Il s'en faut cependant que la masse médullaire se présente avec des caractères uniformes dans toute son étendue (fig. 14 et 26); à sa périphérie elle est moins sombre qu'à son milieu, de sorte que, dans la masse médullaire même, l'on peut distinguer vaguement un noyau plus obscur et une zône périphérique qui, interposée entre ce noyau et la couche corticale de l'œuf,

constitue une sorte de couche intermédiaire à limites vaguement indiquées. C'est cette couche intermédiaire qui confine
à la surface de l'œuf dans toute l'étendue de la région
parapolaire.

Les différences entre ces diverses parties du vitellus sont
légères; les couches passent, sans ligne de démarcation bien
nette, de l'une à l'autre; dans les différentes zônes la constitution du vitellus ne présente que de légères variations; aussi
n'est-ce qu'en se servant de grossissements faibles que les
particularités que je signale, se reconnaissent sans grande
difficulté.

Dans les préparations à l'acide osmique, coloriées par le
picrocarmin, comme dans celles que l'on obtient en montant
dans la glycérine des œufs durcis par l'acide nitrique et
colorés par le carmin boracique ou la fuchsine, les différences
sont encore perceptibles; sous l'influence de l'acide osmique
la couche corticale de l'œuf prend une teinte plus sombre
que la masse médullaire.

COMPOSITION DU VITELLUS.

Le vitellus examiné dans l'œuf frais se fait remarquer par
son apparence tâchetée (fig. 12, 13, 14) : des taches circulaires,
plus grandes dans la masse médullaire que dans la couche
corticale se détachent en clair dans le fond granuleux du vitellus. Quand on traite par l'acide osmique et le picrocarmin, l'on
distingue deux sortes de taches : les unes délimitées par un
contour très net se montrent colorées en rose pâle (pl. X,
fig. 1 à 6); elles sont dues à la présence dans le vitellus de
corps arrondis, doués de propriétés chimiques particulières et
remarquables par une affinité marquée pour le picrocarmin;
je les désignerai sous le nom de *sphères hyalines*. Les autres
apparaissent comme des taches arrondies, dont les contours
très pâles sont difficiles à voir; elles prennent une teinte
jaune-verdâtre, tandis que les sphères hyalines se teintent en
rose (pl. X. fig. 6); je les appellerai les *gouttelettes homogènes*.

Ce qui reste du vitellus, si par l'imagination l'on écarte les
sphères hyalines et les gouttelettes homogènes, c'est une substance claire, finement ponctuée, et fortement chargée de
corpuscules réfringents et brillants. Cette substance forme à la
périphérie de l'œuf une couche continue et à son intérieur
un système de lames, de puissance variable, anastomasées
entre elles, qui remplissent complètement les espaces laissés
entre les sphères hyalines et les gouttelettes homogènes. Le
microscope permet de distinguer clairement les corpuscules
réfringents empâtés dans une substance fondamentale claire,
à laquelle nous réservons le nom de protoplasme ovulaire.
Le protoplasme de l'œuf tient donc en suspension des éléments figurés de trois catégories : les sphères hyalines, les
gouttelettes homogènes et les corpuscules réfringents.

Indépendamment de ces éléments qui ne font jamais défaut
on rencontre parfois des éléments accidentels, dont il sera
question plus loin.

Sphères hyalines. — Dans l'œuf vivant ces sphères apparaissent, nous l'avons déjà dit, sous l'apparence de taches claires,
arrondies et à contours fort peu apparents. Si l'on écrase
les œufs, dans un liquide indifférent, dans le liquide cavitaire
de l'ascaride ou dans le sérum artificiel de Kronecker, le
vitellus se décompose partiellement en corps clairs, transparents et d'apparence homogène, que l'on peut voir complètement isolés. Ces corps présentent alors une forme sphérique
ou ovoïde, et un contour très pâle, mais bien net.

Si l'on soumet des œufs vivants à l'action de l'acide osmique à 1 °/₀ pendant un temps très court, si aussitôt après on
remplace l'acide par du picrocarmin et si, après avoir laissé
agir pendant 24 heures, on dépose sur le bord de la lamelle
des gouttelettes de glycérine picrocarminatée, on obtient, au
bout de quelques jours, de fort belles préparations. Elles montrent, dans la masse du vitellus légèrement colorée en jaune,
indépendamment de la vésicule germinative fortement colorée
en rouge, des globes sphéroïdaux faiblement teintés d'un beau

rose (pl. X, fig. 6). Ce rose passe au brun après quelques mois. Ces globes présentent un contour bien accentué; ils ne sont ni granuleux, ni même ponctués; ils paraissent constitués d'une substance parfaitement homogène et assez réfringente. L'on distingue cependant dans chaque sphère le plus souvent une, quelquefois deux ou trois taches circulaires, claires, autour desquelles la substance de la sphère est notablement plus sombre. Ces taches paraissent dues à des vacuoles de volume variable, creusées dans la substance des sphères et remplies par une matière, peut-être liquide, qui se distingue, entre autres particularités, par une moindre affinité pour le picrocarmin. La grande vacuole est souvent excentriquement placée. Il est facile de s'assurer, par l'examen des préparations dont il s'agit, que les globes colorés en rose sont en général plus volumineux dans la masse médullaire que dans la couche corticale du vitellus. On trouve cependant les uns à côté des autres des globes de volumes fort différents : les plus petits apparaissent sous la forme de globules dépourvus de vacuole. On rencontre toutes les transitions possibles entre ces corpuscules colorés et les globes à une ou à plusieurs vacuoles. Quand il y en a plusieurs, presque toujours l'une d'elles est beaucoup plus volumineuse que les autres. Il est rare que la vacuole occupe le milieu même de la sphère : le plus souvent elle est excentriquement placée et dans l'anneau périphérique coloré, qui entoure la vacuole principale, on distingue la ou les vacuoles accessoires.

Gouttelettes homogènes. — Indépendamment des globes colorés en rose que nous désignons sous le nom de sphères hyalines, à raison de l'apparence qu'ils présentent sur le vivant, on distingue dans les préparations au picrocarmin des goutelettes homogènes, de volume variable. Les unes sont arrondies, les autres polyédriques; elles ne prennent pas du tout la matière colorante et elles ont pour contours les lames ponctuées formées par le protoplasme ovulaire. Il semble qu'il s'agisse ici de vacuoles creusées dans le protoplasme et rem-

plies d'un liquide. Je ne connais pas de méthode, si ce n'est
le traitement par l'acide osmique et le picro-carmin, qui
montre bien la distinction qu'il y a lieu de faire entre les
sphères hyalines et les gouttelettes homogènes du vitellus.

Quand on examine les mêmes œufs durcis par l'acide
nitrique à 3 °/o, soumis ensuite à l'action des alcools et colorés
par le carmin boracique ou la fuchsine, on observe dans le
vitellus des tâches claires. homogènes, parfaitement incolores,
les unes à contours très pâles, les autres un peu mieux
délimitées. Elles sont plus volumineuses dans la masse médull-
laire. Il s'agit encore là bien certainement des sphères
hyalines et des gouttelettes homogènes ; mais il est difficile
de les distinguer les unes des autres. Elles ne montrent
aucune affinité, ni pour le carmin boracique, ni pour les
couleurs d'anhiline (pl. XIII, fig. 78). Dans les préparations
faites en traitant les œufs par l'alcool au tiers, puis par
l'alcool à 70. en colorant par le carmin boracique et montant
dans la glycérine, les sphères sont très peu apparentes : elles
ne prennent pas du tout la matière colorante; tout le vitellus
paraît formé d'une masse granuleuse et réticulée; on y distingue cependant les grandes tâches claires que l'on voit sur
le vivant et qui sont dues à la présence des sphères hyalines
et des gouttelettes homogènes (pl. XIII, fig. 75).

Avant d'aller plus loin je dois dire un mot des modifications
que subissent les sphères hyalines après l'imprégnation. Les
préparations à l'acide osmique colorées par le picrocarmin
peuvent seules nous renseigner à cet égard, car aucune autre
méthode ne permet de les distinguer des gouttelettes homogènes. avec lesquelles elles se confondent en apparence, quand
on examine l'œuf vivant.

Les sphères hyalines diminuent de volume; elles deviennent
plus réfringentes; leur forme devient irrégulière; elles deviennent confluentes; elles finissent par disparaître complétement :
bien longtemps avant l'élimination du premier globule polaire
on n'en distingue déjà plus de traces. Tandis que les sphères

perdent de plus en plus de leur importance, les gouttelettes homogènes s'étendent; elles deviennent çà et là énormément volumineuses; peut-être aussi leur composition chimique se modifie-t-elle. En même temps qu'elles subissent cette sorte de dégénérescence qui, à en juger par la réfringence qu'elles acquièrent, pourrait faire supposer qu'elles se transforment en graisse, les sphères hyalines subissent une sorte de concentration vers la vésicule germinative, autour de laquelle elles se groupent en une masse obscure; cependant on ne trouve pas seulement les sphères dégénérées autour du noyau de l'œuf; on en voit aussi dans les lames protoplasmiques qui séparent entre elles les gouttelettes homogènes. A raison de la réfringence qu'acquièrent les sphères en voie de dégénérescence, les parties de l'œuf où elles s'amassent se montrent plus obscures que celles qui en sont dépourvues. C'est tout d'abord la couche corticale du vitellus qui s'éclaircit, ce qui résulte de la concentration des sphères autour de la vésicule germinative. Tantôt cette concentration se fait uniformément, auquel cas toute la périphérie du corps ovulaire se trouve débarrassée en même temps de sphères hyalines; ces éléments réunis au milieu du vitellus y constituent un noyau obscur arrondi; tantôt la concentration se fait irrégulièrement et l'on voit alors le noyau central se prolonger en un certain nombre de rayons obscurs qui, en quelques points, peuvent atteindre la surface de l'œuf. Le noyau sombre qui renferme la vésicule germinative diminue rapidement de volume; les rayons qui en partent deviennent de moins en moins apparents et tout le vitellus finit par s'éclaircir; la dissolution des sphères hyalines en est la cause.

Il est à remarquer que le corps réfringent du spermatozoïde prend peu de temps, après la pénétration dans le vitellus, une forme arrondie, ovale ou même sphéroïdale. Ce corps présente alors une apparence très semblable à celle d'une sphère hyaline en dégénérescence. Quand, par suite de son épaississement, la couche périvitelline s'oppose à la pénétration du carmin dans le vitellus, les sphères hyalines ne se colorent

plus ni en rose ni en brun, mais en jaune. Il en est de
même du corps réfringent du zoosperme. C'est probablement la
présence des sphères hyalines dans le vitellus et leur ressemblance avec le corps réfringent du spermatozoïde, qui ont
fait croire à plusieurs auteurs, à Meissner (22) en particulier,
qu'il entre plusieurs spermatozoïdes dans le vitellus. Tous ces
éléments réfringents, aussi bien ceux qui à un moment donné
font partie du vitellus que celui qui existe dans le zoosperme,
ont été pris pour de la graisse. De là l'opinion erronée que
les zoospermes disparaissent dans le vitellus par dégénérescence graisseuse et qu'il en entre plusieurs.

Peu de temps après la pénétration du zoosperme les sphères
hyalines ont complètement disparu et le vitellus est devenu
plus clair : on n'y distingue plus alors, indépendamment
des grandes gouttelettes homogènes, que les corpuscules réfringents disséminés dans les trabécules protoplasmiques, interposés entre les gouttelettes. L'aspect de l'œuf a complètement
changé.

Corpuscules réfringents. — La substance vitelline interposée entre les sphères et les gouttelettes, aussi bien que la
couche continue de cette substance qui constitue le revêtement superficiel du corps ovulaire, sont fortement chargées de
corpuscules réfringents. Ces corpuscules sont de volume très
variable : on trouve toutes les transitions possibles entre de
petits granules punctiformes et des corpuscules mesurant
jusques 0,007 à 0,009^{mm}.

Leur forme est tantôt circulaire, tantôt ovalaire, tantôt
allongée en bâtonnet ; souvent elle est irrégulière. Ils sont
très brillants et présentent des reflets verdâtres. Ils ne
paraissent par homogènes, mais plutôt punctués, comme
s'ils étaient de petits grumeaux de granules punctiformes
agglutinés par un ciment de même réfringence que les granules eux mêmes. Ils conservent fort bien, dans les préparations à l'acide nitrique, montées dans la glycérine, les caractères qu'ils présentent sur le vivant. Il en est de même,

au début, dans les préparations à l'acide osmique montées dans la glycérine. Mais avec le temps ils perdent dans ces dernières préparations leur aspect primitif, ils se résolvent en petites granulations. Ils ne se colorent pas en noir par l'acide osmique; ils ne se dissolvent pas dans l'alcool, quand ils ont été soumis au préalable à l'action de l'acide nitrique; mais dans les œufs montés dans la glycérine, après avoir été soumis directement à l'action de l'alcool et colorés par le carmin boracique, on ne les retrouve plus. Il en résulte que les œufs préparés de cette façon deviennent relativement transparents. Ils disparaissent également quand on monte dans le baume, quelque soit d'ailleurs la méthode employée pour la préparation des œufs. Dans la couche corticale du vitellus ces corpuscules sont souvent allignées dans une direction radiaire; ils contribuent à donner à l'œuf la striation radiée dont nous parlerons plus loin (pl. X, fig. 6).

Protoplasme. — Si l'on écarte par l'imagination les sphères hyalines, les gouttelettes homogènes et les corpuscules réfringents du vitellus, il reste une charpente réticulée, un système de couches, de lames et de poutrelles anastomosées en un réseau; elles sont constituées par une substance finement ponctuée et forment ensemble le corps protoplasmique de l'œuf. Le protoplasme forme à la périphérie une couche continue et ininterrompue; de sa face interne se détachent les lames et les poutrelles qui s'anastomosent entre elles de façon à circonscrire des espaces d'étendue très variable, que remplissent les éléments figurés et les gouttelettes homogènes du vitellus. Le réseau protoplasmique se voit avec une parfaite netteté dans les préparations qui font disparaître les sphères hyalines et les corpuscules réfringents : en montant dans le baume des œufs durcis par l'acide nitrique, ou même en montant dans la glycérine des œufs traités directement par l'alcool, voire même par l'acide nitrique, on distingue parfaitement le réseau. Cependant dans les préparations à la glycérine d'œufs durcis par cet acide. les corpuscules réfrin-

gents restent fort apparents; à raison même de leur réfrangi-
bilité ils attirent tout d'abord l'attention et ils cachent tout
au moins en partie le caractère du protoplasme. Cependant un examen attentif de semblables préparations permet
de reconnaître que les corpuscules réfringents sont assez
uniformément répandus dans toutes les parties du réseau;
qu'on les trouve non seulement dans la couche sarcodique
superficielle, mais aussi dans les trabécules qui séparent entre
elles les gouttelettes et sur le pourtour de la vésicule germinative (pl. XIII, fig. 78). Les figures 75 et 80 de la même
planche montrent l'apparence du réseau tel qu'il apparait dans
des œufs traités par l'alcool au tiers.

Cette composition réticulée du protoplasme, qui se maintient
pendant quelque temps après l'imprégnation, dépend donc de
la présence dans le corps protoplasmique de l'œuf d'un grand
nombre de vacuoles d'étendue variable. Ces vacuoles sont
occupées ou bien par des éléments figurés et isolables, tels que
les sphères hyalines et les corpuscules réfringents, ou bien par
des gouttelettes homogènes probablement liquides. Je crois
ne pas me tromper en considérant ces vacuoles creusées dans
la substance protoplasmique et occupées par des produits de
l'activité formatrice du protoplasme ovulaire, comme parfaitement comparables aux espaces intracellulaires, remplis d'un
liquide aqueux dans les cellules végétales, d'une substance de
consistance gélatineuse dans une noctiluque ou un *Actinos-
phærium*, la cellule axiale d'un Dicyémide, les cellules endo-
dermiques des tentacules des hydroïdes, les cellules du tissu
propre de la notocorde des vertébrés, par de la graisse dans
une cellule adipeuse proprement dite ou toute autre cellule en
voie de dégénérescence graisseuse.

Le réticulum est extrêmement irrégulier dans les œufs
d'*Ascaris megalocephala*, non seulement à raison des différences
énormes que l'on constate dans l'étendue des vacuoles, mais
aussi parce que leur forme varie considérablement : elles sont
tantôt arrondies, tantôt polyédriques, tantôt tout à fait
irrégulières. L'épaisseur des trabécules protoplasmiques varie

aussi beaucoup : certaines lames sont d'une telle ténuité qu'examinées aux plus forts grossissements, elles apparaissent comme de simples lignes; d'autres sont au contraire assez puissantes. Aux points nodaux du réticulum on observe d'habitude des amas étoilés de protoplasme; leur forme et leur étendue varient; ils se continuent dans les lames et les poutrelles. Les vacuoles sont-elles circonscrites de toutes parts par des couches protoplasmiques complètes? Constituent-elles des loges fermées? Je ne suis pas en mesure de répondre à cette question, qui n'a d'ailleurs qu'une importance fort secondaire.

Si l'on examine avec soin, en se servant de grossissements suffisants (Obj. 1/18 homogène de Zeiss) et en éclairant au moyen de l'appareil de Abbe, le réseau que je viens de décrire, on constate que la substance protoplasmique est partout manifestement ponctuée. Dans les plus minces lamelles on ne distingue parfois qu'une rangée de ponctuations; dans les trabécules plus épais on en voit deux ou plusieurs courant d'habitude parallèlement les unes aux autres.

Les points sont réunis entre eux par des lignes d'une extrême ténuité : il semble que les granules punctiformes sont enfilés sur des filaments ou plutôt que les grains ne sont que des renflements parfois équidistants de fibrilles moniliformes.

La substance protoplasmique se constitue seulement en partie de ces fibrilles; entre elles doit exister une substance interfibrillaire. En effet, quand deux ou plusieurs fibrilles moniliformes courent parallèlement les unes aux autres, on distingue toujours entre elles des espaces qui ne peuvent être vides. On remarque parfois alors, que les grains équidistants se correspondent dans les fibrilles voisines, d'où résulte pour le faisceau une striation transversale manifeste. D'autre fois cette régularité n'existe pas. Je n'ai jamais pu voir d'une façon bien manifeste si les grains correspondants de fibrilles voisines et parallèles entre elles sont reliés entre eux; mais les détails de structure que révèle l'étude du protoplasme constitutif du

corps des spermatozoïdes me porte à croire qu'il en est ainsi
dans le protoplasme ovulaire, que les grains ne sont que les
nœuds au niveau desquels les fibrilles s'anastomosent entre
elles; en d'autres termes, que la charpente protoplasmique
consiste en un treillage dont les mailles sont occupées par une
substance interfibrillaire, tandis que les points de jonction des
fibrilles constitutives du treillage sont de petites nodosités
apparaissant sous forme de granules punctiformes. Il est
incontestable cependant, que, suivant certaines directions, les
éléments constitutifs du treillage présentent des dimensions
plus considérables; il en résulte l'apparition de fibrilles différentiées, souvent rectilignes, que l'on peut poursuivre parfois
sur une grande longueur.

C'est surtout suivant la direction des rayons de l'œuf que
ces fibrilles apparaissent très manifestement; ce sont elles
surtout qui déterminent la striation radiaire très apparente
de l'œuf non fécondé. Les stries sont surtout nombreuses à la
périphérie du vitellus; mais il en est qu'on peut poursuivre
très loin dans l'intérieur de l'œuf. J'ai représenté planche XIII,
figure 79, les fibrilles radiées du vitellus d'un œuf observé au
moyen du 1/12 homogène de Zeiss. J'ai laissé intentionnelle-
ment de côté l'indication du réseau protoplasmique. Dans mon
opinion ces fibrilles ne sont que des accidents du treillage
protoplasmique. Les grains sont plus volumineux suivant ces
directions et ils sont réunis entre eux par des fibrilles plus
épaisses.

Si l'on examine la surface de l'œuf au 1/18e homogène, de
façon à voir de face la couche sarcodique périphérique du vitellus, on distingue la même apparence ponctuée (pl. X, fig. 10)
et l'on reconnait fort bien çà et là que les grains sont réunis
entre eux par des filaments excessivement tenus. Parfois on
distingue une fibrille isolée, parfois des groupes de trois, quatre
ou même d'un plus grand nombre de fibrilles parallèles. On
voit souvent aussi dans un même district deux systèmes de
stries se coupant perpendiculairement ou obliquement. Aux
points d'entrecroisement se trouvent les grains. On croirait

voir des hachures régulières faites par un dessinateur ou par
un graveur habile; les grains sont parfaitement équidistants et l'image on ne peut plus régulière. Mais il est loin
d'en être toujours ainsi : en beaucoup d'endroits les grains
sont disséminés sans ordre apparent et l'on ne parvient pas
à voir les fibrilles qui les réunissent entre eux. Les fibrilles
sont le plus souvent rectilignes; mais pas toujours. C'est ainsi
que sur le pourtour des vacuoles les grains sont souvent
allignés en courbe et même, dans les amas protoplasmiques
nodaux et dans la couche sarcodique superficielle du vitellus,
l'on distingue des lignes incurvées, brisées et même parfois
assez irrégulières.

Dans la couche superficielle du protoplasme on peut voir,
même sur le vivant, les fibrilles moniliformes radiairement
dirigées; les préparations à l'acide osmique sont parfois aussi
suffisamment démonstratives à cet égard. Mais il est à
remarquer que la striation radiaire que l'on observe déjà, en
se servant de grossissements relativement faibles, le huit de
Hartnark par exemple, dépend principalement de ce que, dans
la couche corticale de l'œuf, les corpuscules réfringents sont
disposés çà et là en séries plus ou moins régulières, dirigées
suivant le rayon de l'œuf. Il est probable que l'existence de
ces séries radiées est le résultat de la structure radiaire du
protoplasme lui-même et, au $1/18^c$ homogène, l'existence de
fibrilles protoplasmiques radiairement dirigées est des plus
manifestes.

Éléments accidentels du vitellus. — L'apparence du vitellus
dans les œufs également murs, provenant d'une même femelle,
est à peu près identique. Mais d'une femelle à l'autre on
trouve de légères différences, quant au nombre et au volume
des sphères hyalines et aussi à la quantité de corpuscules
réfringents disséminés dans le protoplasme. D'après cela le
vitellus est plus ou moins obscur. On ne distingue pas non
plus avec la même facilité, dans tous les œufs, les poles ovulaires, les limites de la région parapolaire, les différences

entre la couche corticale, la zône intermédiaire et le noyau médullaire. Mais de plus j'ai rencontré dans tous les œufs de certaines femelles des éléments vitellins tout particuliers, qui d'habitude font complètement défaut. Je désignerai ces éléments sous le nom de *plaques à bâtonnets:* l'aspect et les dimensions de ces éléments sont éminemment variables.

A première vue on ne distingue que des tigelles ayant la même réfringence que les corpuscules réfringents dont il a été question plus haut et qui toujours coexistent avec les *plaques à bâtonnets* (pl. X, fig. 11). Ces tigelles sont tantôt courtes, rectilignes, tronquées à leurs extrémités; d'autre fois beaucoup plus allongées et terminées en pointe soit à un de leurs bouts, auquel cas ils ressemblent à des épingles, soit plus rarement à leurs deux extrémités; d'autre fois ils sont incurvés, en forme de virgule ou de croissant; le plus souvent ils sont accouplés, de façon à simuler de petits compas à branches tantôt droites, tantôt courbes et formant entre elles un angle à ouverture très variable. Parfois les deux pointes du compas à branches incurvées se rapprochent et alors l'image rappelle vaguement celle d'un étrier. Il arrive aussi que l'on trouve trois tigelles réunies entre elles par leurs extrémités et délimitant un espace triangulaire. En examinant avec attention ces éléments isolés, à la suite de l'écrasement des œufs, on remarque que ces tigelles réfringentes constituent toujours le rebord saillant d'une petite plaque pâle, limitée par un contour très peu apparent. Ces petites plaques minces ont d'habitude un contour triangulaire, qu'elles soient planes ou incurvées. Tantôt elles sont bordées d'un côté seulement, tantôt de deux côtés, tantôt de trois côtés. Il semble que ces éléments formés du vitellus se développent aux dépens de corpuscules réfringents ordinaires, de forme ovoïde et aplatis.

L'amincissement, souvent accompagné d'une incurvation du corpuscule et d'un changement de forme, porte tantôt sur le milieu, tantôt sur un bord, le plus souvent à la fois sur le milieu et sur un bord. Il en résulte que la substance réfringente de la plaque est rejetée à la périphérie du corpuscule transformé, soit sur tout le pourtour, soit d'un côté seulement, soit de deux côtés. Cette substance constitue alors des épaississements marginaux d'une lamelle et suivant la forme affectée par la plaque, ils se présentent sous des aspects divers que nous avons comparés à des bâtonnets, des épingles, des croissants, des compas, des étriers, des triangles, etc.

Je ne sais à quoi il faut attribuer l'apparition accidentelle dans le vitellus des *plaques à bâtonnets*. Je ferai remarquer que j'ai observé ces éléments chez des femelles parfaitement fécondées et chez lesquelles les œufs se développaient tout à fait normalement.

Structure radiaire du vitellus. — Avant de quitter le vitellus je dois attirer encore l'attention sur une particularité intéressante, facile à observer, tant sur les œufs frais que dans les préparations permanentes à la glycérine ou au baume. Le vitellus montre dans toute son étendue, mais d'une manière beaucoup plus apparente à sa périphérie, une structure radiaire. Les rayons convergent vers le centre de figure de l'œuf. La vésicule germinative n'occupe pas toujours ce centre, tant s'en faut. Sans être jamais refoulé à la périphérie, le noyau est souvent très excentriquement placé. Il ne semble pas que la position de la vésicule germinative exerce aucune influence sur la direction des stries. La structure apparait non-seulement dans l'hémisphère neutre, mais aussi dans la région parapolaire. Il n'est pas facile de se rendre compte tout d'abord de la cause de cette apparence radiée, que l'on remarque déjà à de faibles grossissements. Mais, en y regardant de près, on constate que fréquemment les corpuscules réfringents sont allignés en séries radiaires et que d'autre part les stries protoplasmiques, que j'ai attribuées à la présence des fibrilles moniliformes, dont le protoplasme ovulaire est partiellement formé, sont en majeure partie radiairement dirigées. Il est probable que l'allignement des corpuscules réfringents n'est que le résultat de la structure radiée du protoplasme. Comme je l'ai dit, c'est surtout dans les préparations alcooliques à la glycérine ou dans les œufs montés dans le baume que la structure fibrillaire du protoplasme se montre le plus nettement. Sur le vivant cette structure est en partie cachée par les corpuscules réfringents du vitellus. Cette structure radiée du vitellus est tout à fait distincte des phénomènes de structure qui apparaissent dans le protoplasme au moment de la division des noyaux.

J'ai le premier signalé cette structure radiée du vitellus dans les œufs de l'*Asteracanthion rubens*. Je l'ai constamment observée dans les œufs mûrs du Lapin, aussi bien avant la fécondation qu'après la formation des pronucleus et jusqu'au moment où l'apparition d'une étoile, à chacun des deux pôles des pronucleus conjugués, annonce l'imminence de la division de la première cellule de l'embryon. Depuis lors l'attention a été attirée sur cette même particularité, observée dans l'œuf des Echinides par Flemming. Elle a été probablement aperçue par plus d'un observateur sur les œufs d'autres animaux; il est probable que Kupffer l'a constatée dans les œufs des Ascidies; mais cette structure radiaire du corps vitellin a été confondue avec les figures radiées bien connues qui apparaissent soit autour des pronucleus, soit au moment de la formation des globules polaires, soit quand le vitellus va se diviser pour donner naissance aux deux premiers globes de segmentation.

Disque polaire et bouchon d'imprégnation. — J'en arrive maintenant à la description de cette partie de l'œuf qui avoisine le pôle d'imprégnation et qui occupe le milieu de la région parapolaire. Il est facile de constater sur la plupart des œufs mûrs l'existence de particularités de structure tout autour du pôle d'imprégnation. Mais les différentiations dont il s'agit sont beaucoup plus apparentes pendant la période de maturation, qui s'écoule depuis le moment où, détaché du rachis, l'œuf se trouve complètement libre dans la portion terminale de l'ovaire, jusqu'à l'instant où, arrivé à l'extrémité inférieure de l'oviducte, il va entrer en contact avec les zoospermes. Ces phénomènes de maturation, abstraction faite des change-

ments que subit la forme générale de l'œuf, consistent principalement dans les différentiations de la substance vitelline au
pôle d'imprégnation. C'est pourquoi je rattacherai à la description du disque polaire et du bouchon d'imprégnation l'étude
de l'ensemble des changements que l'œuf subit en passant
à travers l'oviducte.

Les œufs retirés de la portion inférieure de l'ovaire présentent une forme différente de celle qu'ils affectent dans l'oviducte. Ces œufs ont la forme de massues : renflés à une
extrémité en une sorte de tête, ils se prolongent vers l'autre
extrémité en une queue qui présente à peu près dans toute
sa longueur la même largeur (pl. X, fig. 1.) La queue se
termine par un bout arrondi. La limite entre la tête et la
queue est souvent marquée par un étranglement circulaire qui
devient plus apparent dès que l'axe de l'œuf commence à
se raccourcir (fig. 2). Le vitellus présente déjà la même
composition que dans l'œuf mûr : les sphères hyalines, les
gouttelettes homogènes, les corpuscules réfringents et même
le protoplasme ovulaire, ne subissent pendant la première
période de la maturation aucun changement. Cependant, la
structure radiaire du vitellus affecte ici une apparence particulière qui se rattache à la forme différente des œufs. Les
stries radiaires semblent converger non pas vers un point
central, mais vers un *axe central*. Dans la queue les trainées
linéaires de corpuscules réfringents, vues à la coupe optique, au
lieu d'être normales à la surface sont au contraire très obliques et quand on les observe, en installant le foyer du microscope sur la surface, la striation parait à peu près parallèle
à l'axe de l'œuf (pl. X, fig. 1). Il en est à peu près de même
dans cette partie de la tête qui avoisine immédiatement la
naissance de la queue.

La compression établit de la façon la plus certaine l'absence
de toute membrane vitelline : la couche périphérique du
vitellus ne parait guère présenter plus de consistance que
le reste du corps ovulaire. Ce qui frappe surtout c'est que la
substance constitutive de la queue est beaucoup plus claire,

dans les préparations à l'acide osmique, que celle qui forme la plus grande partie de la tête. La substance céphalique est plus fortement chargée de corpuscules réfringents; mais en outre il semble que son ciment protoplasmique est plus sombre. Au contraire, sur le vivant, c'est la queue qui est moins transparente (pl. X, fig. 12). La limite entre la substance céphalique et la matière caudale est vaguement indiquée : une surface courbe, convexe vers la tête, concave vers la queue marque cette limite (pl. X, fig. 2 et 12). Il en résulte que la masse céphalique est excavée du côté de la queue et qu'elle se moule par cette concavité sur l'extrémité céphalique du cylindre caudal; celui-ci est ainsi terminé à ses deux bouts par une surface convexe. La vésicule germinative occupe la partie du cylindre caudal qui avoisine immédiatement la masse céphalique. Il est à peine nécessaire d'ajouter que cette surface limite entre les deux portions constitutives du vitellus est virtuelle, les deux substances passant insensiblement l'une à l'autre.

Si l'on compare l'une à l'autre les figures 1, 2, 3 et 4, qui représentent, dessinés à la chambre claire et à un même grossissement, des œufs retirés de portions de l'oviducte de plus en plus écartées de l'ovaire, l'on pourra se rendre compte des changements successifs que subit la forme générale et la constitution de l'œuf. La tête de la massue s'élargit et se transforme en un ovoïde dont le grand axe est dirigé perpendiculairement à l'axe de la massue primitive. *A ce moment l'œuf présente une symétrie bilatérale manifeste.* La queue se raccourcit progressivement; elle s'élargit à sa base; de cylindrique elle devient conoïde et la hauteur du cône diminue peu à peu. L'étranglement circulaire entre la tête et la queue, si marqué dans la figure 2, devient moins apparent, par suite de l'élargissement progressif de la base de la queue; mais la limite entre les deux parties constitutives du vitellus se distingue encore, tant à la coupe optique qu'à la surface de l'œuf. Elle est indiquée par une ligne circulaire dirigée transversalement par rapport à l'axe primitif de la massue. En même temps que ces changements dans la forme extérieure se produisent, la masse céphalique, devenant peu à peu ce que j'ai appelé *la couche corticale de l'œuf mûr*, s'excave de plus en plus, de façon à envelopper de plus en plus complètement la substance caudale qui n'est autre que la masse médullaire de l'œuf mûr. La région parapolaire est cette partie de·la surface de l'œf mûr dans les limites de laquelle la substance caudale reste à nu. Il est facile de voir que l'étendue de la surface caudale, c'est à dire la région parapolaire, diminue, au fur et à mesure de la rétraction de la queue. Au stade représenté figure 4, la couche superficielle du vitellus montre déjà une certaine consistance; la compression détermine des déchirures et des plissements de la surface, tandis qu'aux stades antérieurs elle amenait une désaggrégation complète de tout le vitellus.

Mais je n'ai rien dit encore d'un changement bien remarquable qui, à partir du stade représenté figure 3 intéresse l'extrémité de la queue et consiste dans la différentiation de la portion superficielle du vitellus : une plaque à propriétés particulières, que j'appelle *le disque polaire*, apparait au bout de la queue. Si l'on observe des œufs vivants, on remarque qu'à l'extrémité de la queue il apparaît d'abord une couche superficielle mince et fort étendue d'une substance claire, hyaline et dépourvue de corpuscules réfringents. Cette plaque s'amincit insensiblement vers ses bords (fig. 7). Elle présente une striation très nette, normale à la surface. Déjà sur des œufs où l'on ne peut pas encore distinguer de disque bien différentié on remarque, dans les préparations à l'acide osmique, colorées par le picrocarmin et montées dans la glycérine, que le bout de la queue prend une teinte rose-brunâtre, qui ne s'étend pas à la portion basilaire de la queue. Sur les mêmes préparations on observe des œufs à queue plus courte qui montrent le disque polaire avec une grande netteté. La substance du disque se colore en rose-brun et la teinte qu'il affecte est toute différente de celle des sphères hyalines et de la vésicule germinative (pl. X, fig. 3 et 4). Mais bientôt le disque ne se

colore plus également dans toute son épaisseur : tandis que
sa partie profonde montre une grande affinité pour la matière
colorante, sa couche superficielle reste à peu près incolore
(fig. 4). Je donnerai respectivement à ces deux couches constitutives du disque les noms de *couche chromophile* et *couche
achromophile*. La couche chromophile est beaucoup plus puis-
sante que l'autre. Bien distinctes l'une de l'autre au stade
représenté par la figure 4, elles passent insensiblement l'une
à l'autre aux phases plus jeunes de l'évolution. A la phase
représentée figure 1 on remarque que la couche achromophile
est loin de présenter partout la même épaisseur; elle est fort
épaissie à son milieu, amincie suivant ses bords. L'une et
l'autre montrent distinctement la striation signalée plus haut.
Cette striation est due à la structure fibrillaire du disque et
chaque fibrille présente dans sa longueur un certain nombre
de renflements allongés équidistants. Les renflements des
fibrilles voisines sont allignés les uns à côté des autres, de
façon à former ensemble une ou plusieurs lignes transversales
parallèles à la surface.

A mesure que le développement progresse, que la queue se
raccourcit et que l'œuf approche davantage de sa forme ovoïde
l'étendue du disque polaire diminue, et en même temps son
épaisseur augmente (fig. 8, 9 et 5). C'est surtout à son milieu
qu'il s'épaissit beaucoup; ses bords restent plus minces. Peu
à peu il prend l'apparence d'une lentille planconvexe ou
même d'une lentille biconvexe. Il montre toujours sa striation
caractéristique et il conserve jusqu'ici la même affinité pour
les matières colorantes. Sur le vivant on remarque maintenant
une saillie centrale, limitée par un contour très pâle et un peu
irrégulier; elle est formée d'une substance claire et hyaline,
chargée de quelques granulations; on n'y distingue plus la
striation. Cette saillie est d'autant plus étendue et d'autant
plus mince que l'œuf est plus jeune (fig. 8 et 9).

Dans le stade représenté figure 9 on remarque que le disque
polaire proprement dit est aminci à son milieu et si l'on compare les figures 8, 15 et 9 aux dessins 3 et 4, il semble que la

substance formant saillie au centre du disque n'est autre chose
que la couche achromophile qui s'est peu à peu épaissie à son
milieu aux dépens de ses bords. Les œufs représentés figures 8
et 9 montraient clairement que la striation du disque ne
s'étend plus jusqu'à la surface même du disque : une mince
couche superficielle se continuant sur le pourtour du disque
avec une enveloppe sarcodique (sarcode-enveloppe de Fol) que
l'on constate tout autour du vitellus est dépourvue de striation (pl. X, fig. 9). Cette couche et la sarcode-enveloppe sont,
à n'en point douter, la membrane vitelline en voie de formation. La saillie centrale du disque se trouve en continuité
avec cette couche homogène (fig. 9). La figure 5 nous montre
un œuf du même stade traité par l'acide osmique et le picrocarmin. Le disque polaire est coloré en brun, dans toute son
épaisseur. Plus de trace de la couche achromatique. Le disque,
déprimé à son centre, y est interrompu dans toute son épaisseur. L'interruption centrale est occupée par une substance un
peu plus claire, granuleuse et dépourvue de striation. Cette
substance occupe le fond de la dépression centrale du disque
où elle constitue une très légère saillie. Cette sorte de bouchon
fermant l'orifice que présente à son centre le disque polaire
se colore légèrement en brun; il s'élargit sous le disque, qui se
reconnaît facilement à sa striation et l'on y voit des corpuscules
réfringents et une sphère hyaline empâtée dans la substance
du bouchon. Cette sphère se fait remarquer par une plus
grande affinité pour le carmin. C'est à ce bouchon que j'ai
donné le nom de *bouchon d'imprégnation*. Nous verrons en
effet que c'est au point où le bouchon se trouve à nu, au centre
du disque polaire, qu'un zoosperme vient s'unir au vitellus.
Le bouchon d'imprégnation occupe l'un des pôles de l'œuf;
c'est par ce seul et unique point de la surface du vitellus
que la pénétration d'un spermatozoïde peut d'effectuer.

Dans les limites du disque polaire le contour de l'œuf est
marqué par une ligne très nette et brillante (fig. 5). Il n'en
est pas de même au niveau du bouchon d'imprégnation :
son contour externe est très pâle, et le plus souvent un peu

irrégulier et saillant à la surface du vitellus. Si l'on soumet
à la compression des œufs de ce stade, c'est invariablement
par le centre du disque polaire, par le trou occupé par le
bouchon d'imprégnation que se fait l'écoulement du vitellus;
et si l'on observe d'une façon continue, pendant que l'on exerce
sur l'œuf une pression de plus en plus forte, on voit peu à peu
la substance vitelline sortir par ce point, sans que jamais il se
produise rien qui ressemble à une brusque déchirure. Alors
même que l'on a pris toutes les précautions possibles pour
éviter la compression des œufs, l'on voit fréquemment la
substance du bouchon former à l'extérieur de l'œuf une forte
saillie en forme de gouttelette et l'on distingue alors, avec
une parfaite netteté, l'interruption centrale du disque polaire.
Le bouchon d'imprégnation remplit complètement cette interruption qui a l'apparence d'un trou ou d'un canal (pl. XI,
fig. 32). Il ressort de tout ce j'ai vu que la membrane vitelline
qui se développe sur tout le pourtour de l'œuf jusques et y
crompris le disque polaire s'arrête sur le pourtour du bouchon
d'imprégnation : au niveau du bouchon il ne se forme pas de
membrane, le protoplasme s'y trouve à nu. La membrane
vitelline présente donc au pôle d'imprégnation une solution
de continuité destinée à permettre l'entrée d'un spermatozoïde, un véritable micropyle; mais le bouchon protoplasmique
qui occupe le trou se continue avec la membrane vitelline
(pl. X, fig. 9). Quant à la formation du bouchon d'imprégnation, voici ce que je crois pouvoir conclure des faits que j'ai
observés et que j'ai spécifiés ci-dessus. La partie médiane de
la couche achromophile du disque s'épaissit de plus en plus
à son milieu aux dépens de sa portion marginale, qui s'amincit
progressivement pour se transformer peu à peu en membrane
vitelline. L'épaississement central de cette couche marche
parallèlement avec l'amincissement de plus en plus marqué du
centre de la couche chromophile. Celle-ci devient le disque
polaire proprement dit; elle finit par s'interrompre à son
milieu et l'interruption, dès le moment où elle apparait, se
trouve occupée par la substance achromatique qui devient le

bouchon d'imprégnation. Le seul doute qui me reste sur la réalité de ce mode de genèse du bouchon d'imprégnation résulte de ce que dans plusieurs œufs, arrivés au stade représenté figure 5, la substance du bouchon était manifestement colorée en brun, tandis que la couche achromophile, aux stades plus jeunes, ne montre aucune affinité pour les substances colorantes. Mais cette raison ne me paraît pas suffisante pour mettre en échec mon explication. Nous verrons en effet que l'affinité du disque polaire pour le carmin, si manifeste pendant la maturation de l'œuf, cesse d'exister dès que l'œuf atteint sa maturité complète.

Avant d'aborder l'examen des caractères du disque polaire et du bouchon d'imprégnation dans l'œuf arrivé à maturité complète, je dois attirer un instant l'attention sur la composition générale de l'œuf aux stades représentés figure 3 et suivantes. La limite du disque est marquée d'habitude par un étranglement circulaire de la queue de l'ovule. De là, à la surface de l'œuf, un cercle ayant pour centre le pôle d'imprégnation et plus tard le bouchon d'imprégnation. Celui-ci occupe un orifice, également circulaire, creusé au milieu du disque polaire. La région parapolaire se trouve réduite à un anneau limité à l'extérieur par le cercle parapolaire, l'ancienne limite entre la tête et la queue de la massue ovulaire, à l'intérieur par le bord du disque polaire. Plus l'œuf approche de sa forme ovoïde, moins ces limites sont marquées : les étranglements circulaires tendent à disparaître. Voir les figures 5 et 6. Par suite de l'enveloppement progressif de la masse médullaire par la couche corticale l'étendue de l'anneau parapolaire diminue.

L'on peut constater sur beaucoup d'œufs frais que l'aspect du vitellus sous-jacent au disque polaire présente des caractères particuliers; d'autre part, c'est la partie centrale de la masse médullaire qui devient la plus sombre; c'est à elle que j'ai donné plus haut le nom de noyau médullaire. Il semble que ce noyau se trouve relié au disque polaire par la partie faiblement différenciée du vitellus sous-jacente à ce disque.

Il en résulte que l'anneau parapolaire se prolonge dans l'intérieur de l'œuf en une couche intermédiaire, interposée entre la couche corticale et le noyau médullaire. Le disque polaire lui, se prolonge vers l'intérieur dans le noyau médullaire occupant la concavité délimitée par la couche intermédiaire.

Enfin le bouchon d'imprégnation occupe le centre du disque polaire et s'étend vers l'intérieur de façon à remplir la solution de continuité que présente à son centre le disque polaire.

Il en résulte pour l'ensemble de l'œuf une composition stratifiée, d'un caractère particulier. Les strates sont concentriques au bouchon d'imprégnation, qui occupe le pôle principal de l'œuf. Les strates, au nombre de trois, affleurent toutes à la surface : les deux internes viennent constituer superficiellement des anneaux concentriques, le disque polaire et la région parapolaire; la plus externe a l'apparence d'une calotte hémisphérique. On pourrait comparer l'œuf à un système de cônes emboités les uns dans les autres.

La vésicule germinative occupe toujours primitivement le milieu de la couche intermédiaire; elle confine au noyau médullaire et parfois proémine dans ce dernier. Si donc l'on envisage les couches dont se compose le vitellus, on constate que les strates du vitellus sont centrés vers un point de la surface, le pôle d'imprégnation. D'autre part la structure du vitellus indique une composition radiaire dirigée vers le centre de figure de l'œuf.

Quand l'œuf est arrivé à maturité le disque polaire, plus réduit encore qu'aux stades précédents, est difficile à distinguer et cela pour trois raisons : 1° il ne se colore plus par le picrocarmin; 2° sa structure fibrillaire est devenue beaucoup moins apparente; souvent même on n'en distingue plus de traces; 3° enfin sa substance se charge de corpuscules réfringents, voire même de sphères hyalines (pl. X. fig. 6). Si l'on se rappelle en outre que le disque ne forme plus qu'une très légère saillie à la surface, que les étranglements marquant les limites du disque et de la région parapolaire ne sont plus que vaguement indiquées, que le bouchon d'imprégnation n'est plus guère saillant dans beaucoup de cas et que la substance qui constitue le bouchon renferme aussi le plus souvent des éléments figurés du vitellus, on comprendra que pour se rendre compte de la structure de l'œuf mûr il est absolument indispensable de suivre les phases successives de la maturation. Mais quand on a suivi pas à pas ces modifications l'on retrouve facilement dans l'œuf devenu ovoïde les diverses particularités de structure que j'ai signalées et figurées, et telles qu'on les observe après l'action de l'acide osmique et du picrocarmin (fig. 6).

Il est à remarquer qu'aux stades antérieurs le disque polaire et par conséquent le pôle d'imprégnation se trouvent toujours à l'extrémité d'un petit axe de l'ovoïde ovulaire (fig. 5). Dès les premières phases du développement de l'ovoïde cette particularité est déjà manifeste. L'œuf représenté figure 2 montre déjà la transformation de la tête de la masse en un ovoïde donc le grand axe est perpendiculaire à l'axe de la queue. Au contraire, dans l'œuf arrivé à maturité complète, le bouchon d'imprégnation se trouve généralement à l'extrémité du grand axe de l'ovoïde. Ce fait s'explique facilement si l'on admet que l'ovoïde primitif s'allonge dans le sens de son petit axe ou axe principal et qu'il se raccourcit dans la direction opposée. L'axe morphologique de l'œuf mûr, qui se confond d'habitude avec son axe de figure, répond donc à l'axe primitif de l'œuf, au moment où il présente la forme d'une massue, ou, si l'on veut, à l'axe de la queue ovulaire.

Le seul auteur qui, à ma connaissance, ait attiré l'attention sur l'existence de deux pôles ovulaires chez les nématodes est Auerbach. " *Bei genauerer Betrachtung zeicht sich nämlich, dass die beiden Pole des befruchteten Eies nicht gleichwerthig sind, vielmehr von vorn herein differentiell charakteristische Eigenthümlichkeiten darbieten, welche sich einerseits auf frühere Verhältnisse unmittelbar vor und während der Befruchtung zurückführen lassen, andererseits in gesetzmässigen Beziehungen zum weiteren Verlaufe der Dinge stehen, insofern der Gegensatz der beiden Pole maassgebend wird für die besondere Entwickelungsrichtung der entsprechenden Dotter-Abschnitte...*(2)

L'une des extrémités de l'œuf, l'auteur l'appelle le pôle antérieur, est un peu plus étroite que l'autre, aussi bien chez
Ascaris nigrovenosa que chez *Strongylus auricularis:* chez
cette dernière espèce le vitellus y est plus clair et moins
chargé de granules vitellins. C'est toujours à ce pôle que se
trouvent les globules polaires; c'est ce pôle qui devient
l'extrémité antérieure de l'embryon; c'est à ce pôle que
l'activité vitale est la plus grande. Mais Auerbach n'a pas
recherché jusqu'à quel point la structure du vitellus présente
des différences aux deux points qu'il appelle les pôles ovulaires : il ne s'est pas occupé de la constitution de l'œuf
antérieurement à la copulation des produits sexuels; aussi
n'a-t-il rien vu ni des couches qui entrent dans la composition
du vitellus, ni des anneaux polaires, ni du bouchon d'imprégnation, ni du micropyle. Par contre ses excellentes observations sur les phénomènes consécutifs à l'imprégnation, dans
leurs rapports avec les pôles ovulaires, présentent le plus haut
intérêt.

Eschricht (22) a figuré il y a bien longtemps déjà, dans
deux opuscules peu connus qui me sont tombés accidentellement entre les mains, quelques-unes des phases par lesquelles
passe la massue ovulaire avant de devenir ovoïde.

Les figures 10 et 11, *a, b, c* et *d* m'ont vivement intéressé.
Les observations de Eschricht ont porté sur l'Ascaris lumbricoïdes. L'auteur n'a rien signalé, ni rien figuré de ce qui se
rapporte aux différentiations du corps ovulaire, au voisinage
du pôle d'imprégnation; mais je crois reconnaitre dans deux
de ses figures (fig. 11, *a* et *c*) qu'il a constaté que la queue de
la massue est formée d'une substance plus sombre que la tête
de l'œuf. Eschricht est le seul auteur, à ma connaissance,
qui ait reconnu, quelques-unes des particularités qui caractérisent la première période de la maturation de l'œuf.

J'ai des raisons de croire que le " Dotterhügel „ signalé par
Selenka (13) dans l'œuf d'un Echinide, le *Toxopneustes variegatus,* et que Flemming (14) a retrouvé chez le *Toxopneustes
lividus* répond à ce que j'ai appelé le bouchon d'imprégnation.

W. Müller (23), Calberla (24), Kupffer et Benecke (25) ont
décrit dans l'œuf des Lamproies des différentiations polaires
qui ne laissent pas que de présenter des analogies frappantes
avec le disque polaire et le bouchon d'imprégnation. Je reviendrai plus loin sur ces rapprochements que je crois pouvoir
établir entre ces observations faites dans différents groupes du
règne animal, et celles dont je viens de rendre compte.

MEMBRANE VITELLINE.

Dans les nombreux travaux dont l'ovogénèse des nématodes
a été l'objet, la question de savoir si, au moment de sa maturité complète, l'œuf est entouré ou non d'une membrane
vitelline a été ardemment discutée. Meissner (26) a soutenu
qu'à l'instant où il se détache du rachis et même longtemps
avant sa libération, l'œuf ovarien est pourvu d'une membrane
distincte. Au point de sa surface par lequel il était fixé au
rachis, l'œuf présenterait dans sa membrane une solution
de continuité et c'est par cet orifice, que Meissner appelle
un micropyle, que se ferait l'entrée des spermatozoïdes.
L'existence de cette membrane et de son orifice micropylaire
a été niée par la plupart des auteurs qui, soit avant, soit
après Meissner, se sont occupés de l'ovogénèse, chez les
nématodes. En ce qui conserve la présence d'une vraie membrane autour de l'œuf mûr Bagge (27), Reichert (28) et
Schneider (29) partagent l'opinion de Meissner, tandis que
Nelson (30), Thompson (31), Bischoff (32), Munk (33), Claparède (34), Leuckart (35), Auerbach (2) et Bütschli (1) nient
qu'il existe aucune membrane avant la fécondation. Claparède
admet, il est vrai, qu'avant l'imprégnation le vitellus est entouré
par une couche sarcodique plus consistante que le protoplasme
sans jacent; mais il affirme que cette enveloppe plotoplasmique passe insensiblement au vitellus et qu'elle ne mérite
pas, par conséquent, le nom de membrane. En ce qui concerne
l'*Ascaris megalocephala* le doute n'est pas possible : comme
je l'ai dit plus haut, les œufs sont absolument dépourvus

de toute membrane, non seulement dans l'ovaire, mais aussi dans toute la partie supérieure de l'oviducte et le micropyle, tel que l'entendait Meissner, résultant de la rupture du pédicule qui dans l'ovaire relie l'œuf au rachis, n'existe certainement pas.

Mais il ressort des recherches dont les résultats sont consignés dans le présent travail que les œufs subissent, pendant leur passage à travers l'oviducte, une série de changements importants et que, quand ils sont arrivés dans la partie inférieure de ce conduit, ils montrent des particularités de structure, dont il n'existait pas trace dans l'ovaire. La conclusion négative formulée si dessus en ce qui concerne la présence d'une membrane vitelline autour de l'œuf retiré de la partie terminale de l'ovaire ne peut donc être appliquée *hic et nunc* à l'œuf arrivé dans le voisinage de l'uterus et tel qu'il se trouve constitué au moment où il arrive en contact avec les zoospermes. Il est impossible d'arriver, par l'examen pur et simple de la coupe optique des œufs, à aucune certitude. Le contour des œufs retirés de la partie inférieure de l'oviducte est marqué par une ligne très foncée; mais le vitellus est-il à nu ou bien une mince membrane se trouve-t-elle intimement unie à sa surface? Il n'est pas facile de trancher cette question. Si l'on soumet à une pression croissante un certain nombre de ces œufs, l'on ne tarde pas à voir le vitellus sortir par un point déterminé de la surface. Quelque soit l'intensité de la pression, c'est toujours par un point unique, et toujours par le même point, que le vitellus s'écoule; ce point répond exactement au pôle d'imprégnation. Il n'en est pas ainsi si l'on traite de la même manière des œufs retirés de la portion inférieure de l'ovaire ou de la moitié supérieure de l'oviducte. Soumis à la pression exercée sur eux par le couvre-objet, quand on soutire peu à peu le liquide qui les tient en suspension, ces œufs on bien se désaggrègent complètement après s'être étalés en une surface de plus en plus étendue, ou bien plusieurs déchirures se produisant simultanément, les éléments formés du vitellus s'écoulent par plusieurs points à la fois. Il est donc certain qu'au moment où il est sur le point de recevoir le zoosperme qui doit le féconder, l'œuf est entouré par une couche résistante, qui n'existe pas encore au moment où il se détache du rachis ovarien et cette couche présente un point de résistance minimum qui répond au pôle d'imprégnation. La présence de cette couche périphérique résistante est encore démontrée par une autre observation. Si l'on traite de la même façon, sur une série de porte-objets placés les uns à côté des autres, des œufs de la portion terminale de l'ovaire, des œufs de la portion supérieure de l'oviducte, des œufs de la portion moyenne de l'oviducte, enfin des œufs de la portion inférieure de ce canal, soit par l'acide nitrique, soit par l'acide osmique, et si, après avoir coloré de la même manière et pendant le même temps, on substitue lentement, au picrocarmin par exemple, de la glycérine diluée, les œufs de la partie inférieure de l'oviducte restent sphériques ou ovoïdes, tandis que les autres perdent leur contour régulier; ils se rattatinent légèrement au moment où ils sont atteints par la glycérine. Le contour des œufs mûrs n'est pas seulement beaucoup plus régulier, mais il est aussi beaucoup plus foncé, comme si leur vitellus était devenu plus réfringent.

Si l'on observe la surface des œufs mûrs (*) pendant la compression ou bien et surtout, quand après avoir exercé une pression assez marquée, on diminue tout-à-coup cette pression, on remarque qu'il se produit dans la couche superficielle du vitellus des plis très marqués dont la direction est loin d'être constante, mais qui sont on ne peut plus apparents. Ces plissements de la surface se voient aussi très bien dans les préparations à la glycérine d'œufs légèrement comprimés au préalable.

Mais les faits que je viens de citer, s'ils prouvent l'existence

---

(*) Le mot mûr est employé ici pour éviter la périphrase « œuf prêt à recevoir le zoosperme » ou « œuf retiré de la portion inférieure de l'oviducte » ou encore « œuf arrivé à la fin de la première période de sa maturation. »

à la périphérie du vitellus d'une couche superficielle différentiée, douée d'une certaine résistance et assez consistante
pour donner lieu à des plis, ne démontrent nullement l'existence d'une membrane isolable et nettement séparée du protoplasme vitellin. Il n'est pas facile de trancher la question de
savoir si, avant la fécondation, une telle membrane recouvre le
vitellus. Ce qui n'est pas douteux, c'est que, aussitôt qu'un
zoosperme est venu se fixer au pôle d'imprégnation, et bien
avant qu'il n'ait pénétré dans le vitellus, une semblable membrane parfaitement isolable a fait son apparition. Elle se décole
avec la plus grande facilité du vitellus sous-jacent et se soulève
tout autour du pôle d'imprégnation, de façon à simuler un
verre de montre qui serait appliqué par ses bords sur une
sphère à grand rayon de courbure (pl. XI, fig. 35, 36, 37).
Il est certain que la formation, dans la moitié inférieure de
l'oviducte, d'une couche résistante à la périphérie du vitellus
prélude à l'apparition de cette membrane vitelline. Mais
l'achèvement de l'enveloppe coïncide-t-il avec l'instant où le
zoosperme vient s'unir à l'œuf ou bien précède-t-il la copulation de l'œuf avec l'élément spermatique?

Dans quelques cas, rares il est vrai, j'ai observé avec
certitude, dans des préparations d'œufs mûrs ne montrant
aucun zoosperme, et cela aussi bien sur le frais que dans des
préparations permanentes, des œufs montrant la membrane
vitelline parfaitement isolée et soulevée au-dessus de la surface du vitellus. Normalement cette membrane est intimement
appliquée sur le corps vitellin, non-seulement avant, mais
aussi après la copulation; mais il n'est pas douteux que cette
membrane ne se complète *indépendamment* de la fécondation;
qu'elle est assez complètement différentiée pour pouvoir être
isolée avant la réunion des produits sexuels; mais que le
décolement artificiel se produit bien plus facilement après
qu'avant l'union du zoosperme avec l'œuf.

Que la formation de la membrane vitelline constitue un
phénomène de maturation et non pas une conséquence de
l'imprégnation, cela résulte avec évidence de ce fait que chez

les femelles qui n'ont pas été fécondées, qui ne renferment aucun zoosperme dans leurs organes sexuels, tous les œufs, dans la partie supérieure de l'uterus, montrent une membrane vitelline isolable, tout comme si la fécondation avait eu lieu.

Quand on comprime des œufs murs, mais non encore fécondés et que, après l'expulsion d'une partie du vitellus par le pôle d'imprégnation, on diminue la pression, d'habitude l'œuf revenant sur lui-même prend une forme irrégulière; le plus souvent il ne laisse pas apercevoir la membrane vitelline; celle-ci encore unie au vitellus sous-jacent suit tous les mouvements du corps vitellin. Mais ça et là se voit un œuf dans lequel le vitellus, au moment de la rétraction, se décole de la membrane. Dans ce cas l'on constate généralement aussi des déchirures de la membrane vitelline. Le décolement artificiel que l'on voit quelquefois se produire, à la suite de la compression, s'observe aussi, dans des préparations d'œufs frais non comprimés, par suite de l'infiltration de liquides venus de l'extérieur.

Il est probable que les œufs dans lesquels on observe ces soulèvements partiels de la membrane vitelline sont déjà altérés, probablement morts ou sur le point de mourir. Ce qui tend à le prouver c'est que l'on observe beaucoup plus fréquemment ces décolements, si l'on s'adresse à des femelles refroidies depuis vingt quatre heures par exemple, que si l'on examine des œufs de femelles aussitôt après qu'elles ont été retirées du cheval. Mais si le décolement indique que l'on n'a pas à faire à des œufs normaux, personne n'admettra cependant que la formation de la membrane vitelline puisse être le résultat d'une altération port-mortem.

La circonstance que l'on peut voir une mince membrane, parfaitement isolée, dans des œufs murs de femelles fécondées, soit quand on les soumet à la compression, soit quand, par suite d'un commencement d'altération, des liquides infiltrés ont pénétré dans ces œufs, démontre irréfutablement que la membrane vitelline se trouve déjà complètement constituée avant le moment où s'opère la copulation des produits sexuels.

Le fait que cette membrane se forme aussi chez des femelles stériles contribue à établir que la formation de cette membrane est un phénomène de maturation. Comme nous l'avons établi plus haut la membrane vitelline manque au pôle d'imprégnation, dans les limites de cette partie différentiée du corps ovulaire qui occupe le centre de la région parapolaire et à laquelle j'ai donné le nom de *bouchon d'imprégnation*.

VÉSICULE GERMINATIVE.

Dans les œufs en forme de massue, tels qu'on les trouve dans la portion inférieure de l'ovaire et dans la partie supérieure de l'oviducte, la vésicule germinative se trouve presque toujours placée dans l'axe principal ou tout près de cet axe, plus près du pôle neutre que du pôle d'imprégnation et toujours dans la masse médullaire. Elle occupe encore cette même position dans l'œuf mûr, à part que dans ce dernier elle est moins éloignée du pôle d'imprégnation.

Elle apparait dans l'œuf vivant comme une tâche claire de forme circulaire. Il n'est pas possible, à raison de l'opacité et de l'aspect du vitellus qui rappelle celui d'une émulsion, de reconnaitre avec certitude, sur le vivant, la composition de la vésicule. A peine peut-on distinguer dans la substance claire qui la constitue un corpuscule brillant. On peut cependant, sur des œufs comprimés, se convaincre de la présence d'un semblable élément, qui n'est autre chose que la tâche germinative, que l'on appelle généralement aujourd'hui nucléole de l'œuf.

Dans les œufs traités par l'acide osmique et le picrocarmin, montés dans la glycérine picrocarminatée, la vésicule germinative apparait avec une grande netteté; elle s'y montre uniformément colorée en rouge. Elle est approximativement sphéroïdale et, à première vue, elle parait formée d'une substance parfaitement homogène, dans laquelle ne se voit rien qui rappelle un réseau nucléoplasmique. On distingue dans chaque vésicule, un petit corps très foncé, brillant, beaucoup

plus fortement coloré que le fond de la vésicule. Il est le
plus souvent sphéroïdal, quelquefois ovoïde; son contour
foncé est bien régulier; jamais je n'ai observé dans les préparations dont il s'agit la moindre bosselure superficielle du
nucléole.

Ce petit corps est toujours situé tout près de la périphérie
de la vésicule, au voisinage de sa membrane. Dans beaucoup
d'œufs, il est vrai, il parait logé au milieu de la vésicule;
mais il suffit de faire rouler l'œuf sur le porte objet pour
s'assurer que ce n'est là qu'une illusion dépendant de la
position que le corpuscule occupait, dans la vésicule, vis à vis
de l'observateur. Il n'occupait pas le milieu, mais se projetait
au milieu du noyau.

Le petit corps que je viens de signaler n'est autre chose
que ce que l'on désignait autrefois sous le nom de *tâche
germinative* ou *tâche de Wagner*, ce que l'on appelle aujour-
d'hui le nucléole de la cellule-œuf; mais il vaudrait mieux,
pour ne rien préjuger quant à sa signification fort problématique, lui donner le nom de " *Corpuscule germinatif.* „

La partie de la vésicule germinative qui entoure le corpuscule présente un aspect particulier et se distingue du reste
du noyau de l'œuf. Elle est un peu moins sombre, mais plus
vivement colorée en rouge; elle est délimitée par un contour
bien marqué; elle forme une saillie qui s'élève au-dessus de
la surface moyenne de la vésicule et cette saillie est séparée
du restant de la vésicule par un sillon circulaire. Çette portion
différentiée de la vésicule qui renferme le corpuscule germinatif a la forme d'une lentille biconvexe très épaisse. Cette
forme apparait quand on la voit suivant une coupe optique
passant par son axe (pl. X, fig. 4). Vue de face elle présente
au contraire un forme circulaire. Je donnerai à cette portion
différentiée de la vésicule le nom de " *prothyalosome* „; nous
verrons qu'elle joue un rôle important dans la formation des
globules polaires.

Presque toujours il existe dans le restant, ou " *portion
accessoire de la vésicule germinative* „ un, deux quelquefois

même trois autres corpuscules se colorant vivement en rouge
comme le corpuscule germinatif, mais beaucoup plus petits
que ce dernier et aussi moins réfringents. Ils se trouvent
aussi, exclusivement, près de la périphérie de la vésicule
(pl. X, fig. 2). Quand il n'y en a qu'un, il occupe d'ordinaire
l'extrémité de l'axe de la vésicule opposée à celle qui répond
au corpuscule germinatif (pl. X, fig. 3, 4, 5 et 6). Mais il
n'en est pas toujours ainsi. Souvent on distingue autour du
ou des corpuscules accessoires une zône circulaire différentiée
et parfois même on observe que ces zônes sont légèrement
soulevées en saillies, comme nous l'avons signalé pour le
prothyalosome.

Je considère ces corpuscules accessoires, qui ne jouent
aucune rôle important dans les phénomènes de maturation
de l'œuf, comme des formations analogues à celles que j'ai
désignées ailleurs sous le nom de pseudonucléoles. (10)

Dans les préparations à l'acide osmique, colorées par le
picrocarmin, il n'est pas possible de distinguer, dans la
vésicule germinative, ni réseau nucléoplasmique, ni membrane nucléaire.

Les œufs arrivés dans la partie inférieure de l'oviducte
montrent beaucoup plus distinctement que les œufs ovariens
les deux parties constitutives de la vésicule germinative, le
prothyalosome et la portion accessoire. Cette dernière plus
pâle, pourvue de ses pseudonucléoles, est souvent un peu
irrégulière et son contour est moins foncé que celui du
prothyalosome. Sa forme générale est celle d'un croissant
qui, par sa concavité se moule sur la portion plus réfringente
et plus fortement colorée qui loge le corpuscule germinatif.
Dans ces œufs mûrs le contour externe du croissant est le
plus souvent bosselé. J'ai représenté planche XIV, figure 7,
a, b, c, d, e, f, divers aspects de la vésicule germinative,
telle qu'elle se présente dans les œufs retirés de la partie
tout à fait inférieure de l'oviducte. p. p. prothyalosome;
n. corpuscule germinatif; ps. n. pseudonucléoles; cr. croissant.

L'étude des œufs durcis par l'acide nitrique à 3 %, colorés

par le carmin boracique ou la fuchsine et montés, soit dans
la glycérine, soit dans le baume, est des plus instructives;
elle complète les notions que l'on peut acquérir par l'examen
des préparations à l'acide osmique et au picrocarmin.

Le premier fait important que l'on constate est celui-ci :
tandis que sous l'action du picrocarmin, agissant après l'acide
osmique, tout le corps de la vésicule germinative se colore
uniformément en rouge, à tel point qu'il faut y regarder de
près pour distinguer, dans le fond vivement colorée de la
vésicule, le corpuscule germinatif et les pseudonucléoles, dans
les préparations au carmin boracique ou à la fuchsine, convenablement décolorées, le corps de la vésicule apparait complètement incolore ou à peine teinté de rose dans le vitellus
totalement dépourvu lui-même de toute trace de matière
colorante. Seul le corpuscule germinatif apparait vivement
coloré en rouge. Dans les préparations dont il s'agit les pseudonucléoles même ne sont pas colorés (pl. XIII, fig. 77 et 78).

L'existence d'une membrane autour de la vésicule germinative est tout à fait évidente, dans les œufs retirés de
l'ovaire et de l'oviducte; elle est encore très manifeste dans
les œufs arrivés à complète maturité. Les plissements superficiel qui se produisent fréquemment, sous l'action des réactifs employés ou mieux encore physiologiquement au moment
où la vésicule commence à se rattatiner, ne laissent aucun
doute à cet égard.

Le corps de la vésicule se montre constitué de deux
parties : l'une plus claire, limitée extérieurement par un
contour bien tranché et toujours régulier renferme le corpuscule germinatif; c'est le prothyalosome (pl. XIII, fig. 78).
Ses dimensions varient et on peut en dire autant de sa forme;
cependant elle est toujours convexe en dehors. L'autre, plus
sombre parait formée d'une substance plus réfringente. Il
n'est pas possible d'y distinguer aucun élément formé. Cependant beaucoup de préparations montrent que la périphérie
est constituée d'une substance différente de la substance
centrale. Celle-ci est plus claire et, comme nous allons

le voir, il y a des raisons de croire que le contenu de la vésicule est formé par une substance plus fluide que sa paroi. Cette différentiation en une couche corticale et un contenu se montre avec une plus grande évidence dans des préparations au carmin boracique, incomplètement décolorées. Si l'on n'a pas laissé agir l'alcool acidulé pendant un temps suffisant toute la vésicule germinative apparait colorée en rose dans le vitellus, qui lui même a conservé une légère coloration. On distingue alors très bien une zône corticale plus sombre et un contenu homogène plus clair. Dans la zône corticale, dont l'épaisseur varie d'un point à l'autre, on distingue parfois des granulations et, en particulier, un ou quelques globules sphériques, que je crois pouvoir identifier aux pseudonucléoles. Toujours cette zône corticale est interrompue au point occupé par le prothyalosome, qui parait ainsi intercalé dans cette zône (pl. XIV, fig. 6, a, c, fig. 8). Dans un certain nombre d'œufs de la préparation qui m'a servi à relever les particularités que je signale, le prothyalosome n'était pas visible. Le corpuscule germinatif paraissait être à nu et intercalé directement dans la zône corticale, interrompue au point occupé par le corpuscule (pl. XIV, fig. 6, d, f). Je dois dire que de toutes les préparations que j'ai faites, c'est la seule où l'existence du prothyalosome paraissait douteuse dans quelques œufs. Mais même dans cette préparation la plupart des œufs montraient le prothyalosome avec toute la netteté désirable. (Même figure a, c, f).

Dans les œufs non mûrs la forme générale de la vésicule est à peu près celle d'une sphère ou d'un ovoïde plus ou moins bosselés. Mais au moment de la maturité complète cette forme à peu près régulière est rarement conservée. La portion accessoire affecte les formes les plus diverses et les plus irrégulières. Il semble que la tension interne qui donnait à la vésicule sa forme sphéroïdale a cessé d'exister et que la paroi a été refoulée de dehors en dedans par le vitellus ambiant (pl. XIII, fig. 77 et 78). Un certain nombre de gouttelettes homogènes suspendues dans le protoplasme vitellin, au contact

immédiat de la vésicule, proéminent dans cette dernière en
refoulant sa paroi. La substance plus réfringente de la zône
corticale s'étend, sous forme de prolongements, entre ces gouttelettes et la substance claire qui occupait la cavité de la vésicule diminue au fur et à mesure que le refoulement de la paroi
progresse. Il semble que la vésicule se vide (pl. XIV, fig. 6,
a, b, c, f). Il en résulte que la vésicule prend une apparence
étoilée. Le nombre des rayons de l'étoile est toujours peu considérable : souvent ou n'en distingue que trois formant ensemble
un T ou un Y. Le prothyalosome, peu ou point modifié, occupe
le point de réunion des trois branches du T ou de l'Y. Cela
dépend de ce que, dans l'immense majorité des cas, le refoulement se fait par deux grosses gouttelettes homogènes, situées
l'une à droite l'autre à gauche de l'axe de la vésicule. En
même temps que ce refoulement se fait la substance de la
zône corticale perd de plus en plus son affinité pour les
matières colorantes, ce qui se reconnaît sur les préparations
incomplètement décolorées.

Le corpuscule germinatif n'apparait jamais sous la forme
d'un globule sphéroïdal indivis, comme dans les préparations
à l'acide osmique, mais au contraire décomposé en plusieurs
parties. Dans les préparations au carmin boracique ou à la
fuchsine convenablement décolorées, que les œufs aient été
montés dans la glycérine ou dans le baume, ce corpuscule, vivement coloré en rouge, apparait avec une parfaite netteté, parce
qu'il constitue la seule partie de la vésicule et même de l'œuf
qui fixe énergiquement la matière colorante. Il réside toujours
dans le prothyalosome, quelque soit d'ailleurs la forme de la
vésicule. Il affecte quelquefois l'apparence d'un amas de globules
colorés irrégulièrement groupés (pl. XIV, fig. 6); mais le plus
souvent il se présente sous des formes régulières qu'il est
facile de définir. Ces formes sont au nombre de deux.

1º Le corpuscule parait formé de deux petites plaques dis-
posées parallèlement l'une à l'autre. Ces petites plaques se
regardent par des surfaces planes ou légèrement convexes.
Elles sont situées tout près l'une de l'autre. Chaque plaque

parait formée de trois globules : celui qui occupe le milieu est plus fortement coloré en rouge que les deux autres (pl. XIV, fig. 6). La face externe de chacune des plaques est trilobée, les lobes répondant aux globules, dont chacune d'elles se constitue. Du sommet de chacun des lobes j'ai vu partir quelquefois une strie achromatique, que je n'ai pu poursuivre que sur un court trajet. Dans la direction de ces stries les globules présentaient une ligne rouge, sur le trajet de laquelle se voyaient quelques épaississements (pl. XIV, fig. 6).

L'ensemble de cette figure rappelle, à certains égards, l'image d'un noyau en voir de division, où les filaments chromatiques divisés de façon à constituer deux plaques juxtaposées entre elles, au voisinage de l'équateur de la figure, seraient représentés par des globules chromatiques d'une forme toute particulière. Dans une foule de noyaux le corpuscule germinatif se présente sous la forme que je viens de définir; mais il est rare que l'on puisse distinguer les filaments achromatiques et les stries colorées des globules.

2° Le corpuscule germinatif est constitué de quatre globules adjacents, disposés autour d'un centre commun, de telle manière que les lignes réunissant les centres de deux globules opposés se coupent à angle droit. Il en résulte une figure quadrilatère bien régulière, dont les quatre angles sont occupés chacun par un globule vivement coloré. Cette image, qui se maintient sans variations dans les œufs fécondés, est bien représentée dans la figure 16 de la planche XIV. Il semble que la partie centrale de la figure est constituée par une substance moins colorée que les angles. Cette image est aussi fréquente que la première.

Comme je l'ai dit plus haut, l'on observe dans d'autres œufs un certain nombre de globules entassés et agglutinés entre eux, sans qu'il soit possible de définir leur arrangement.

Je ne puis m'expliquer les aspects divers sous lesquels se présente le corpuscule germinatif, dans les préparations dont il s'agit, qu'en admettant qu'il est formé de deux disques quadrilatères juxtaposés, composés chacun de quatre globules chro-

matiques; ces disques sont reliés entre eux par une substance
moins avide de carmin, incolore, dans les préparations fortement décolorées. Quand on voit les deux disques sur la tranche
et par un de leurs angles, on obtient l'image régulière décrite
en premier lieu; quand le disque se présente de face on
distingue les quatre globules situés dans un même plan; une
image semblable se présente quand on voit les deux disques
sur la tranche, ceux-ci tournant vers l'observateur non par
un de leurs angles, mais un de leurs côtés. Quand le corpuscule germinatif présente une orientation intermédiaire
entre les positions extrêmes que je viens de définir on ne
distingue plus qu'un entassement irrégulier de globules
colorés. Tout semble indiquer que dans l'œuf mûr le nucléole
se fragmente en un certain nombre de globules, qui se groupent régulièrement de façon à former deux disques similaires
adjacents. Mais l'adhésion entre les fragments est très faible;
il en résulte qu'ils peuvent se détacher facilement les uns des
autres. Cela ressort avec évidence de l'examen des préparations alcooliques. On observe aussi parfois la dissémination
des globules chromatiques dans le prothyolosome chez des œufs
traités par l'acide nitrique (pl. XIV, fig. 6, a). La substance
qui sert de ciment aux globules chromatiques, est moins avide
de carmin que les globules eux mêmes. Quand elle n'est pas du
tout colorée, les globules paraissent entièrement indépendants
les uns des autres. D'autrefois on voit les globules fixés aux
extrémités de pédicules formés par le ciment (pl. XIII, fig. 81
et 76). Cette dernière figure montre une constitution toute
particulière et fort exceptionnelle des globules chromatiques.

Dans les préparations à l'alcool, colorées par le carmin
boracique, la vésicule germinative présente encore une autre
apparence. Aux plissements de sa surface on reconnaît avec
une parfaite netteté la présence d'une mince membrane
(pl. XIV, fig. 1 à 5). L'hyalosome présente d'ordinaire un
contour plus foncé et plus régulier que la portion accessoire.
Dans l'hyalosome faiblement coloré en rose apparaissent des
globules vivement colorés en rouge et disséminés sans aucun

ordre apparent. Je les considère comme représentant ensemble
le nucléole fragmenté. La portion accessoire faiblement teintée
de rose, ou même incolore, présente un aspect ponctué; elle
renferme elle aussi ou un deux globules rosés, ce sont des
pseudonucléoles. Parmi les granulations qui ne se colorent
pas, les unes sont assez volumineuses, les autres punctiformes.
Ces dernières sont alligées en séries rappelant les fibrilles
moniliformes du protoplasme. On distingue çà et là de ces
filaments courant parallèlement, obliquement ou perpendiculairement les uns aux autres. On peut parfois les poursuivre
sur une assez grande longueur (pl. XIV, fig. 1, 3 et 4). De
semblables rangées régulières de granules punctiformes réunis
entre eux par des filaments très grêles se voient aussi fort
souvent dans le prothyalosome vu à sa surface. Elles donnent
lieu à une striation qui est d'autant plus manifeste que le
contour de l'hyalosome devient moins apparent (pl. XIV, fig. 4
et 5). Les stries ont une direction déterminée : quand par
suite du refoulement des parois de la vésicule suivant les faces
latérales de sa portion accessoire on voit apparaître une figure
rappelant un T majuscule, dont l'hyalosome forme la branche
horizontale, la direction moyenne des stries est parallèle à la
branche horizontale du T (fig. 4 et 5). J'ai examiné avec
le plus grand soin l'origine de ces filaments moniliformes.
Je ne doute pas qu'ils ne proviennent, au moins en partie, de
la transformation en granules de la substance qui constituait
la membrane de la vésicule.

Sur les mêmes préparations montrant exclusivement des
œufs mûrs, l'on distingue les mêmes déformations que j'ai
décrites d'après des œufs traités par l'acide nitrique. Sous
l'influence de pressions exercées par le vitellus ambiant la
vésicule germinative se déforme complètement : la membrane
est refoulée de dehors en dedans; l'espace occupé par la
vésicule, d'abord distendue et sphéroïdale, est envahi par le
vitellus et plus particulièrement par des gouttelettes homogènes, dont le volume croit rapidement; et il ne reste bientôt
de la portion accessoire de la vésicule qu'une enveloppe

rattatinée et affectant les formes les plus diverses. Cette enveloppe, c'est la couche corticale de la vésicule. Une autre portion plus fluide paraît être sortie par diffusion.

Étant donnés les résultats de l'examen de la vésicule germinative, telle qu'elle se présente après les différents procédés de préparation indiqués ci-dessus, nous devons nous demander quelle est sa constitution réelle.

Il n'est pas douteux qu'elle ne soit délimitée par une mince membrane achromatique, qui existe encore au moment où l'œuf est prêt à recevoir le spermatozoïde.

Elle se compose de deux parties que nous avons appelées le " prothyalosome „ et la " portion accessoire. „

Le prothyalosome, plus petit que la portion accessoire, siège à l'un des pôles de la vésicule. Il contient le corpuscule germinatif, formé de chromatine. Celui-ci affecte une structure particulière : il est formé de deux disques composés l'un et l'autre de quatre *globules*. Dans l'œuf vivant et après l'action de l'acide osmique cette structure n'est pas apparente, ce qui résulte probablement de ce que les globules de chromatine, agglutinés entre eux par une sorte de ciment, moins avide de carmin, se moulent les uns sur les autres, de façon à former par leur ensemble une sphère. Par l'action de l'acide nitrique les détails de cette structure apparaissent, le ciment qui réunit les globules entre eux gonfle et les éléments constitutifs du corpuscule se désaggrègent. Sous l'influence de l'alcool au tiers le corpuscule principal se décompose en fragments qui se disséminent irrégulièrement dans le prothyalosome. Des traces d'un fuseau formé de fibrilles achromatiques s'observent au voisinage du nucléole, dès avant la fécondation. Ces fibrilles siègent dans l'hyalosome et partent des disques de chromatine. Je n'ai jamais trouvé dans la vésicule germinative de l'œuf rien qui rappelle les filaments chromatiques contournés que l'on observe dans les noyaux en voie de division et qui ont pour origine le réseau nucléaire. Cependant la chromatine ne paraît pas exister exclusivement dans le nucléole; il semble qu'il s'en trouve également, à l'état de

8

dissolution, dans toute l'étendue de la vésicule. La facilité
avec laquelle la vésicule toute entière se colore sous l'influence du picrocarmin semble le démontrer. La chromatine
dissoute ne parait pas identique à la chromatine qui forme
le nucléole : elle a moins d'affinité pour le carmin boracique
et pour la fuchsine : dans les préparations à l'acide nitrique,
colorées par l'une de ces deux substances colorantes et ultérieurement décolorées, le corpuscule principal seul conserve
une coloration rouge-vif, alors que le reste de la vésicule est
complètement privé de toute trace de matière colorante. Les
pseudonucléoles ont une autre composition chimique que le
nucléole. Ce dernier occupe dans la portion polaire une position
déterminée : il est toujours superficiellement placé, au contact
immédiat du vitellus. Il est accolé, je pense, à la face interne
de la membrane nucléaire.

La portion accessoire de la vésicule se constitue d'une
zône corticale plus résistante unie à la membrane, et d'un
contenu liquide, qui est soustrait à la vésicule vers le moment
où l'œuf entre en contact avec le zoosperme. La vésicule se
rattatine alors; la zone corticale est refoulée par le vitellus
ambiant, en divers points à la fois. Elle diminue considérablement de volume et prend des formes très irrégulières. Le prothyalosome conserve toujours sa forme arrondie. En perdant
cette partie probablement plus fluide de son contenu, qui
passe dans le vitellus au moment où l'œuf atteint sa maturité,
la vésicule devient moins apparente. La substance qui constitue
ia membrane maintenant rattatinée de la portion accessoire
et celle qui lui forme un revêtement interne que nous avons
appelé la zone corticale se résolvent peu à peu en granules
punctiformes réunis entre eux par des fibrilles très tenues,
de façon à former un treillage fort semblable à celui qui constitue le protoplasme vitellin. La membrane du prothyalosome
subit la même transformation, mais un peu plus tard. Tous ces
changements peuvent s'accomplir avant la pénétration du
zoosperme : au moment de la conjugaison des produits sexuels
la vésicule devient d'habitude tout à fait irrégulière. Cependant

elle affecte de préférence une forme qui rappelle plus ou moins celle d'un T. La portion accessoire de la vésicule, en grande partie réduite à une lame, forme la branche verticale du T. Les grandes gouttelettes latérales qui, en se développant dans le vitellus, ont refoulé devant elles la membrane de la vésicule, ont pris en partie la place qu'occupait primitivement cette dernière. Elles restent séparées entre elles par la portion accessoire refoulée; mais celle-ci n'existe pas exclusivement entre les gouttelettes; elle se prolonge sur elles de façon à leur former une paroi hémisphérique ouverte en dehors. (Pl. XIV, fig. 2 et 4.) Ces changements de forme sont-ils purement passifs ou bien la vésicule devient-elle capable à ce moment de mouvements amœboïdes? Je ne puis avec certitude résoudre cette question. Mais j'incline à croire que la cause des changements de forme de la vésicule réside d'une part dans la sortie par exosmose d'une partie de son contenu, d'autre part dans le refoulement de sa paroi par le vitellus ambiant.

Des caractères que présentent les femelles non fécondées et les œufs qu'elles produisent

Il arrive parfois que tous les ascarides retirés d'un cheval appartiennent tous au même sexe. J'ai observé deux cas où tous étaient des femelles. Une première fois les sept ascarides que l'on m'apporta, les seuls que renfermait l'intestin du cheval dont ils provenaient, étaient tous des femelles adultes; une autre fois j'obtins dans les mêmes conditions quatre femelles.

Les organes génitaux de ces individus ne renfermaient pas de zoospermes. Tous ces individus se faisaient remarquer par des caractères extérieurs particuliers, que je n'ai jamais observés chez des femelles normalement fécondées, et ces particularités se sont montrées avec une remarquable constance chez toutes ces femelles. Elles présentaient une teinte rosée, qui s'accentua de plus en plus au contact de l'air. Le long de chacune des lignes latérales règne une bande très apparente d'un beau rouge-sang. On distingue nettement cette traînée

colorée à travers la cuticule; on croirait voir un vaisseau
sanguin. A l'ouverture du corps l'on constate que le liquide
cavitaire présente une teinte jaune-rougeâtre rappelant celle
de l'hémoglobine. M. Fraipont, que je priai de faire l'examen
spectroscopique du liquide, y reconnut les deux raies caractéristiques de l'oxyhémoglobine. J'ai observé, il y a plusieurs
années déjà, que le sang d'un nématode parasite, très commun
chez le Grand fer à cheval (*Rhinolophus ferrum equinum*), et
que mon père a décrit sous le nom de *Strongylacantha glycir-
rhiga* P. J. v. Ben. renferme toujours de l'hémoglobine.

Quand j'eus ouvert le corps de mes femelles stériles et que
j'eus étalé le tube musculo-cutané, les lignes latérales appa-
raissaient vivement colorées en rouge. La bande colorée était
subdivisée par une ligne blanche en deux cordons rouges
courant parallèlement l'un à l'autre. Tous ces phénomènes
de coloration se sont fortement accentués à l'air libre. Ils se
sont montrés avec une intensité véritablement étonnante,
après 24 heures d'exposition à l'atmosphère.

J'avais remarqué déjà antérieurement, et j'ai bien des fois
observé depuis, que chez des femelles normalement fécondées
il apparaît une teinte rosée à la suite d'une exposition pro-
longée à l'air. Mais jamais je n'ai vu cette coloration
présenter l'intensité qu'elle montrait dans les deux séries
de femelles stériles que j'ai eues sous les yeux. Je puis ajouter
encore que chez elles la couche musculaire elle même présentait une légère coloration rouge-brunâtre.

Ce ne sont pas seulement les caractères extérieurs qui
permettent de distinguer ces femelles stériles : l'aspect de
leurs organes génitaux, de leur uterus en particulier, les fait
immédiatement reconnaître. Chez ces individus les tubes
utérins ne sont jamais gorgés d'œufs, comme c'est constamment
le cas chez des femelles fécondées. Les uterus ne renferment
qu'un nombre relativement peu considérable d'œufs; les parois
ne sont pas distendues, mais au contraire affaissées et parfois
même rattatinées; au lieu d'être d'un beau blanc mat, uniforme
et pur, les uterus ont une teinte générale opalescente, tachetée

de blanc. Ces particularités doivent être attribuées probablement à un défaut d'activité sexuelle chez ces femelles stériles. Elles produisent moins d'œufs; elles n'en forment pas assez pour remplir les uterus.

Si l'on examine le contenu de ces organes on constate que les œufs arrivés dans le vagin ont un tout autre aspect qu'à l'état normal : la surface de l'œuf est couverte de papilles coniques, d'une apparence toute particulière, et le vitellus est irrégulièrement fragmenté et tacheté. La couche papillaire siège à l'extérieur d'une série d'enveloppes qui sont fort semblables à celles que l'on observe dans les œufs fécondés. La circonstance que les œufs non fécondés, après un séjour prolongé dans l'uterus, diffèrent des œufs normaux n'a rien qui doive nous étonner. Mais ce qui est fort extraordinaire, ce qu'il m'est impossible de comprendre, c'est que les œufs retirés soit de la portion inférieure de l'ovaire, soit de l'oviducte, présentent constamment, chez des femelles stériles, des particularités que l'on n'observe jamais chez des femelles fécondées. Ainsi donc, avant d'avoir atteint la région de l'organe sexuel où ils seraient fécondés, s'il s'agissait de femelles normales, ces œufs se ressentent déjà de la stérilité de leur mère.

Voici ces caractères particuliers que présentent les œufs de ces femelles pendant la période de maturation qui précède normalement le moment de l'imprégnation. Je transcris simplement les notes prises au moment où je fis l'examen de ces femelles.

Dans la portion terminale de l'ovaire et dans le quart supérieur de l'oviducte les œufs allongés ont presque tous une forme pyramidale, triangulaire à la coupe (pl. X, fig. 12). La base du triangle présente chez tous des incisures profondes, en nombre variable; il en résulte pour l'ensemble de l'œuf une certaine ressemblance avec une main : les incisures séparent entre elles des prolongements digitiformes. Au fur et à mesure qu'on s'approche de l'oviducte les œufs tendent à prendre de plus en plus complètement une forme ovoïde (pl. X, fig. 16 à 26). L'extrémité effilée de l'œuf, correspon-

dant à l'insertion de la main, se maintient longtemps sous la
forme d'une *papille conique,* dont la hauteur diminue progressivement (pl. X, fig. 19 à 25). Le grand axe de l'ovoïde est
toujours perpendiculaire à l'axe de la papille; les prolongements digitiformes se raccourcissent, les incisures deviennent
de moins en moins profondes; elles ne sont bientôt plus que
des inégalités superficielles qui règnent suivant la face de
l'ovoïde opposée à l'insertion de la papille conique. Il est
facile de s'assurer par la compression que ces œufs sont totalement dépourvus de membrane.

A partir du moment où la papille conique commence à se
raccourcir, son extrémité se montre constituée par un protoplasme clair et hyalin, strié normalement à la surface. Dans
tous les œufs, sans exception, on constate la présence dans la
masse protoplasmique hyaline de quelques globules très réfringents, beaucoup plus brillants et plus volumineux que les
corpuscules réfringents disséminés dans le reste du vitellus
(pl. X, fig. 13, 14, 17, 19 et suivantes); elles font immédiatement reconnaître la papille. Dans la partie inférieure de
l'oviducte, et surtout dans la partie supérieure de l'uterus, la
papille a perdu son apparence hyaline; elle s'est effacée, l'œuf
a pris une forme ovoïde régulière (pl. X, fig. 26). La présence des globules réfringents fait reconnaître immédiatement
la place qu'occupait la papille. Tandis qu'avant la maturité
le cône se trouvait inséré sur l'une des faces latérales de
l'œuf, il se trouve maintenant à l'extrémité du grand axe de
l'ovoïde. Dès que l'on comprime légèrement l'œuf le vitellus
et tout d'abord les globules réfringents sortent par un point
parfaitement circonscrit de la surface : c'est le point qui
répond au sommet de la papille. Je n'oserais affirmer qu'il
existe maintenant une membrane isolable; mais à coup sûr le
sommet de la papille constitue un point de minimum de
résistance. Est-ce un micropyle? La couche corticale de l'œuf
est plus claire que la masse médullaire dans laquelle on
distingue vaguement la vésicule germinative sous la forme
d'une tache plus claire. La papille paraît être une dépendance

de la masse médullaire de l'œuf. La couche périphérique est beaucoup plus claire du côté où l'ovoïde porte les incisures. La masse médullaire ne pénètre guère dans les expansions digitiformes qui paraissent être une dépendance de la couche corticale, sinon exclusivement du moins principalement.

Il est facile de voir d'après ces notes prises au début de mes recherches qu'au fond les choses se passent ici comme pendant la maturation des œufs destinés à être fécondés. Mais jamais on n'observe dans ces derniers ni les prolongements digitiformes que je viens de décrire, ni les globules réfringents qui se trouvaient ici, d'une façon constante, dans le disque polaire ou dans le protoplasme sous-jacent à ce disque.

Il est fort difficile de comprendre comment il se fait que chez les femelles stériles les œufs diffèrent des œufs normaux avant même d'être arrivés dans cette partie du tube sexuel où s'accomplirait la fécondation, si la femelle avait été fécondée. On peut admettre que ces différences dans la constitution des œufs de l'ovaire et de l'oviducte se trouvent sous la dépendance des particularités qui se montrent dans toute l'organisation des femelles stériles et qui permettent de les reconnaître même extérieurement. Mais ce n'est point là expliquer le fait. Il est tout aussi difficile de comprendre comment l'absence de copulation, le défaut de spermatozoïdes dans l'uterus puisse influer sur tout l'organisme de la femelle. Je me borne donc à signaler cette coïncidence qui concorde pleinement du reste avec des faits que chacun constate journellement. Je veux parler de l'influence bien connue que le mariage exerce sur la plupart des jeunes filles, la transformation, l'épanouissement qu'il détermine dans tout leur habitus, alors même qu'elles ne conçoivent pas.

II. — Le Spermatozoïde dans l'Uterus.

V. Siebold a fait connaître le premier la forme toute particulière qu'affectent les zoospermes chez les nématodes. Le filament mobile qui caractérise le spermatozoïde, chez la plupart

des animaux. fait défaut chez ces vers. La forme ordinaire des
zoospermes des ascarides a été comparée à une cloche sur-
montée d'un suspensoir, à une coupe à boire, à un dé à
coudre, à une poire ou à un coin. Mais on sait depuis longtemps aussi que ces éléments n'affectent pas la même forme
dans l'organe générateur du mâle et dans l'appareil sexuel
de la femelle. Ils continuent leur évolution après leur introduction dans les organes génitaux de la femelle et ce n'est
que là qu'ils prennent l'apparence companuliforme, sous
laquelle on représente habituellement les zoospermes des nématodes. Je ne m'occuperai ici ni de la spermatogénèse, ni de la
description des zoospermes tels qu'on les trouve dans le canal
éjaculateur du mâle. Je réserve pour un autre travail l'exposé
de mes recherches sur cette importante question. Je me borne
à décrire ici les caractères des spermatozoïdes de l'uterus
chez les femelles fécondées.

Des zoospermes libres se rencontrent dans toute la longueur de l'uterus; mais c'est surtout dans la portion terminale
du tube utérin, à la limite entre l'uterus et l'oviducte qu'ils
se trouvent accumulés en extrême abondance : chez certaines
femelles tout le tube est presqu'exclusivement rempli, sur une
longueur de plusieurs millimètres, par des spermatozoïdes :
les œufs. en passant de l'oviducte dans l'uterus. sont véritablement noyés dans le sperme. C'est là, dans cette portion
de l'uterus que l'on peut appeler, avec Leuckart, le réceptacle séminal, que se fait la copulation des produits sexuels.
Si l'on trouve des spermatozoïdes dans la plus grande partie
de l'uterus. c'est que chaque œuf entraîne avec lui, non pas
seulement le spermatozoïde qui a réussi à se fixer à son pôle
d'imprégnation et qui pénètrera bientôt à l'intérieur du vitellus,
mais un nombre plus ou moins considérable de zoospermes
accidentellement accolés à sa surface et qui n'interviennent
en rien dans la fécondation. J'ai montré comment ces spermatozoïdes. en gagnant les gouttières intercellulaires de
l'épithélium, peuvent échapper au courant qui les entraîne vers
l'extérieur et comment, grâce aux caractères tout particuliers

de cet épithélium, et aussi à leurs mouvements amœboïdes,
ils peuvent remonter l'uterus et regagner la portion terminale
de cet organe. Plus on s'approche du vagin, moins on trouve
de spermatozoïdes mêlés aux œufs; mais dans toute la longueur du tube on en trouve en abondance entre les cellules de
l'épithélium.

Il est facile de voir, en ouvrant sur porte-objet un fragment
excisé de la portion terminale de l'uterus, que les zoospermes
sont loin d'affecter tous la même forme, les mêmes dimensions
et la même constitution. On pourra se faire une idée de la
diversité des aspects sous lesquels se présentent ces éléments,
en jetant un coup d'œil sur les figures 1 à 29 de la planche XI.

Tous ces spermatozoïdes ont été dessinés à la chambre
claire et sont vus au même grossissement. Ces différences
sont dues à deux causes : 1° Les zoospermes introduits dans
les organes génitaux de la femelle y subissent une série de
modifications successives et l'on peut observer côte à côte
tous les stades de l'évolution qu'ils peuvent parcourir dans
l'uterus, depuis le moment où ils y sont introduits, jusqu'au
moment où ils pénètrent dans l'ovule qu'ils doivent féconder.
2° Les zoospermes sont capables de mouvements amœboïdes
très actifs. Ant. Schneider a le premier constaté que les zoospermes des nématodes se meuvent à la façon des amibes,
et il n'est pas douteux que cette faculté de changer de forme
et de place n'existe pas seulement chez les nématodes libres
et chez ceux qui vivent en parasites chez des animaux à sang
froid, mais aussi chez ceux qu'hébergent les mammifères. Je
n'ai pas observé directement sur porte-objet de mouvements
amœboïdes chez les spermatozoïdes de l'ascaride du cheval;
mais la faculté qu'ils possèdent de changer de forme ressort
avec évidence de l'examen des formes qu'affectent ces éléments, quand on les observe dans un uterus enlevé à un
ascaride vivant et plongé aussitôt après l'ouverture du corps
du ver, soit dans l'acide osmique à 1 °/₀, soit dans le sublimé,
soit dans l'acide nitrique à 3 °/₀, soit dans l'acide acétique
glacial. Si l'on met en liberté les spermatozoïdes, en ouvrant

sur porte-objet un fragment d'uterus traité par l'un de ces
réactifs, ou bien encore quand on fait des coupes soit longitudinales, soit transversales de la paroi de l'organe, de façon à
les voir en place dans les gouttières épithéliales, on remarque
que les formes les plus diverses se présentent et cela à raison
de cette circonstance que les zoospermes se moulent exactement les uns sur les autres, qu'ils s'appliquent sur les surfaces
des corps au contact desquels ils se trouvent et qu'ils reçoivent
les empreintes des cellules limitant les espaces qu'ils occupent.
Il semble que l'on ait affaire à de petites masses plastiques et
que les zoospermes soient capables d'affecter les formes les plus
diverses, non pas seulement à raison de leur activité propre,
mais aussi parce que toute pression étrangère, s'exerçant sur
un point quelconque de leur surface, détermine en ce point une
déformation, qui disparaîtra dès le moment où la cause qui
l'a fait naître cessera son action.

Les figures 22 à 25 (pl. XI) qui représentent des spermatozoïdes utérins traités par l'acide osmique à 1 %, démontrent suffisamment que cette plasticité n'est pas l'apanage
exclusif du corps protoplasmique du zoosperme, mais que cette
propriété est, jusqu'à un certain point, partagée par le corps
réfringent que renferment la plupart de ces éléments.

Toutes les matières colorantes, le picrocarmin, le carmin
boracique, l'hématoxyline, les matières d'aniline font apparaître dans le corps des zoospermes, quelque soit leur forme
et leur constitution, un petit corps sphérique, qui se montre
vivement coloré, au milieu d'une masse granuleuse dépourvue
de toute affinité pour ces matières. Ce corps que je crois être
le noyau de la cellule spermatique est toujours très foncé; son
contour est très net. Quelque soit le réactif employé et quelque
soit le grossissement dont on se sert pour l'observer, on ne
peut y distinguer aucune structure. Ses dimensions varient
assez notablement, sans qu'il soit possible de rattacher ces
variations à des différences d'état de développement. Quelquefois on observe dans le noyau un petit corpuscule plus foncé
que le reste du corps nucléaire; mais la présence de cet

élément nucléoliforme est loin d'être générale. Ce noyau homogène paraît exclusivement formé de chromatine. Il n'est nullement nécessaire d'avoir recours aux réactifs pour déceler la présence du noyau : sur le vivant on le distingue très nettement sous la forme d'une petite sphère brillante, très réfringente et d'apparence homogène.

Pour la facilité de la description je rattacherai les formes diverses sous lesquelles se présentent les zoospermes, dans le réceptacle séminal, à quatre types principaux, tout en faisant observer que l'on trouve une foule de formes de transitions d'un type à l'autre.

1° *Type sphéroïdal* (pl. XI, fig. 1, 2 et 13). La forme générale est celle d'une sphère plus ou moins irrégulière. Le corps cellulaire est formé d'une masse granuleuse recouverte d'un côté d'une calotte hémisphérique plus homogène. La masse granuleuse remplit la concavité de la calotte et constitue à elle seule l'hémisphère dépourvu de la coiffe. Le noyau, de volume variable, occupe quelquefois le centre de la sphère; plus souvent il est excentriquement placé et, dans ce cas, il est toujours logé dans l'hémisphère pourvu de la calotte. Tantôt la masse granuleuse présente la même apparence autour du noyau et à la périphérie; plus souvent l'on distingue autour du noyau une zône circulaire plus pâle et plus finement ponctuée. Je donnerai à la zône centrale le nom de *couche périnucléaire*, à la zône périphérique le nom de *couche corticale*. Les granulations ne sont pas disséminées irrégulièrement : dans la masse granuleuse on distingue d'habitude une striation radiée, en même temps que des cercles plus ou moins concentriques au noyau. Cette striation dépend de ce que les granulations protoplasmiques sont rangées régulièrement suivant les rayons de la sphère, à des distances égales les unes des autres. Les granules allignés suivant un même rayon sont réunis entre eux par un filament, dont ils paraissent être de simples renflements. Il semble donc que la masse granuleuse soit formée de filaments moniliformes dirigés radiairement. Comme dans deux filaments voisins les granules se correspondent il en résulte un allignement des granules de même ordre en cercles concentriques au noyau. Les granules disposés suivant une ligne circulaire paraissent aussi reliés entre eux par des filaments interposés. On distingue ces détails quelque soit la position de la cellule vis-à-vis de l'observateur, ce qui ne peut s'expliquer, qu'en admettant que la masse granuleuse est formée en réalité de fibrilles entrecroisées suivant les trois directions de l'espace; celles-ci se confondent entre elles aux points d'entrecroisement de façon à donner lieu, en ces points, à des nœuds qui ne sont autre chose que les granules. Les filaments entrecroisés doivent donc former les arètes de petits espaces cuboïdes dont les granules occupent les angles. Les espaces eux même sont occupés par une substance moins réfringente que celle qui constitue les filaments entrecroisés. La dimension des granules varie d'un zoosperme à l'autre. Quand on distingue dans le corps protoplasmique une couche périnucléaire et une couche corticale, c'est toujours dans cette dernière que la structure que je viens de décrire se montre le plus clairement, à raison des dimensions plus considérable des granules dans cette zône.

La calotte hémisphérique parait formée d'une substance homogène. Elle présente un double contour bien marqué. Le contour externe est plus foncé que l'interne : ce dernier est indiqué par une ligne plus pâle. Entre les deux contours se montre une zône claire fort étroite. Quelquefois on aperçoit aussi des granules dans cette zône. En examinant à sa surface un zoosperme sphéroïdal vu de profil on distingue très nettement le bord de la calotte sous la forme d'une ligne nette qui parait diviser en deux le corps cellulaire (fig. 2). Pour des raisons que j'indiquerai plus loin je donnerai dès à présent à l'hémisphère recouvert par la calotte le nom de *hémisphère caudal du zoosperme*: j'appellerai *hémisphère céphalique* la demi-sphère suivant la surface de laquelle la masse granuleuse se trouve à nu et est dépourvue de toute membrane. Le zoosperme présente dès ce moment une symétrie monaxone.

Il présente un axe de figure passant à la fois par le centre de la cellule et par le milieu de la calotte hémisphérique. Les extrémités de cet axe constituent les pôles du zoosperme et l'on peut distinguer ici, comme dans l'œuf, un *pôle d'imprégnation* répondant au milieu de l'hémisphère céphalique et un pôle neutre ou milieu de l'hémisphère caudal. Cette symétrie qui rappelle tout à fait celle de l'œuf devient beaucoup plus évidente dans les types 2, 3 et 4 qui ne sont que des phases ultérieures du développement.

2° *Type pyriforme* (pl. XI, fig. 3 à 7). La région médiane de la calotte caudale s'est soulevée en une papille conique dont le sommet répond au pôle neutre du zoosperme. La forme générale rappelle celle d'une poire. La limite de la *papille caudale* est marquée d'habitude par une ligne circulaire suivant laquelle règne un sillon. Cette ligne ou ce sillon sépare la *papille caudale* de la portion non soulevée de l'hémisphère caudal. Cette dernière a la forme d'un anneau qui prend peu à peu l'apparence d'une section de cône. Elle est à la papille ce qu'est la coupe d'un verre à vin vis-à-vis du pied du verre. C'est pourquoi je l'appellerai la *coupe caudale*.

Dans la papille comme dans la coupe il y a lieu de distinguer une paroi et un contenu. La paroi est formée par la calotte hémisphérique; le contenu n'est autre chose que cette partie de la couche corticale de la masse granuleuse qui se trouvait renfermée, au stade précédent, dans la concavité de la calotte. Autour du noyau on distingue d'habitude la zone périnucléaire finement punctuée; mais la couche corticale présente maintenant un aspect différent suivant qu'on l'observe dans l'hémisphère neutre comprenant la papille et la coupe caudale ou dans l'hémisphère d'imprégnation. Dans la coupe et dans la papille elle forme une masse plus sombre, à granules plus ténus. Il est souvent difficile d'y reconnaître une structure régulière; mais dans certains cas on y distingue avec une parfaite nettteté deux systèmes de lignes se coupant en angle droit, les unes longitudinales (parallèle à l'axe) les autres transversales. Les points d'entre-croisement sont marqués par

de petites nodosités (fig. 7). Dans l'hémisphère céphalique on
distingue de plus gros granules disposés suivant des lignes
que l'on peut rapporter, comme au stade précédent, à deux
systèmes : les lignes sont les unes radiées, les autres concentriques. Cependant il semble que les lignes radiées ne convergent pas vers le noyau, mais plutôt vers l'axe de zoosperme
(fig. 5). La couche périnucléaire est tantôt vaguement indiquée, d'autres fois marquée par un contour très net, surtout
bien apparent du côté de la queue. Une ligne foncée marque
la limite entre la couche périnucléaire et le contenu de la
coupe caudale.

La paroi de la papille et de la coupe présentent les mêmes
caractères que la calotte hémisphérique du stade précédent.
Cependant le contour est d'habitude plus pâle autour de la
papille qu'autour de la coupe (fig. 5, 6 et 7).

3° *Type campanuliforme* (pl. XI, fig. 10, 11 et 12). La
forme générale du zoosperme s'est modifiée par l'allongement
de la coupe dont l'évasement est d'habitude plus prononcé.
L'hémisphère caudal a pris la forme d'une corne d'abondance plus ou moins évasée dans le voisinage de son bord.
La papille n'est que la portion terminale de la corne et
l'on ne distingue plus les deux parties constitutives de la
queue que par la différence dans la netteté du contour
de la coupe d'une part, de la papille de l'autre. Le
bord de la coupe se distingue très nettement, quand on
examine la surface du zoosperme, sous la forme d'une ligne
transversale qui se projette d'habitude sur le noyau. L'hémisphère céphalique présente toujours le même aspect et
la même constitution. Autour du noyau se voit la couche
périnucléaire finement granulée. Dans la couche corticale
l'arrangement des granules en séries radiées et en cercles
concentriques apparait avec une netteté plus ou moins grande,
suivant les dimensions, variables d'un zoosperme à l'autre,
des granules nodaux. Mais la constitution de l'hémisphère
caudal étiré en une queue en forme de corne ou de clochette
a subi des modifications remarquables.

a] La calotte hémisphérique qui constitue le revêtement superficiel de la corne caudale, bien distincte encore dans certains cas, se confond, dans beaucoup de zoospermes, avec le contenu protoplasmique de la corne. Elle fait souvent son apparition au stade précédent.

b] Une petite plaque, formée d'une substance très réfringente, se colorant en vert dans le picrocarmin, a apparu à la périphérie de la couche périnucléaire du côté de la queue. Cette petite plaque incurvée, que j'appellerai la *plaque limite* se moule par sa concavité sur la couche périnucléaire, qu'elle sépare du contenu de la corne.

c] Dans l'axe de la queue a apparu, chez la plupart des zoospermes campanuliformes, une ligne très foncée, s'insérant par une de ses extrémités au milieu de la convexité de la *plaque limite.* Cette ligne devient dans beaucoup de spermatozoïdes un véritable bâtonnet qui n'est que rarement droit : il décrit dans la plupart des cas quelques légères inflexions; il est formé d'une substance très réfringente, moindre cependant que celle de la plaque limite. Le *bâtonnet axial* est entouré d'une couche de substance finement granulée. En examinant la surface de la corne caudale on distingue encore fort bien une double striation (fig. 9).

4º *Type conoïde* (pl. XI, fig. 14 et suivantes). La queue en s'élargissant a perdu la forme d'une corne d'abondance. Dans beaucoup de zoospermes elle présente à peu près la même largeur que le diamètre de l'hémisphère céphalique. Cependant cette largeur décroit d'ordinaire de la base au sommet de la queue. Il en résulte que l'apparence générale du zoosperme rappelle la forme d'un cône, sur la base duquel reposerait un corps de forme hémisphérique. Les caractères de l'hémisphère céphalique n'ont guère changé. A ce stade, comme aux précédents, tantôt l'on distingue nettement la couche périnucléaire, tantôt elle n'est que très vaguement indiquée. Parfois même on ne parvient pas à reconnaitre sa présence. Les granules nodaux sont de volume extrêmement variable et il semble que leur nombre est en raison inverse de leur grosseur; quelquefois

même le protoplasme de cette partie du zoosperme paraît tout
à fait homogène et dans ce cas il est très réfringent et limité
par un contour très accusé (fig. 26). Ces différences se rencontrent entre spermatozoïdes d'une même préparation; elles ne
dépendent nullement des réactifs employés. D'ordinaire la
striation radiée et les lignes concentriques apparaissent avec
une grande netteté. Dans quelques cas on ne distingue dans
l'épaisseur de la couche corticale que deux rangées concentriques de granulations. Les granules situés dans une même
direction radiaire, réunis entre eux par une fibrille constituent
alors ensemble un couple dont la forme rappelle celle d'une
haltère (fig. 17).

Ce qui caractérise surtout ce stade c'est l'apparition dans
la queue d'un gros corps, formé d'un substance très réfringente, qui se colore en vert dans le picrocarmin.

Ce corps occupe presque toute la largeur et s'étend dans
toute la longueur de la queue. Tantôt il se confond avec la
plaque limite, tantôt l'on distingue encore bien cette dernière
à la base du corps réfringent, inséré alors sur la face convexe
de la plaque. D'ailleurs cette dernière, de concave qu'elle
était devient plane; tout au plus conserve-t-elle parfois une
légère incurvation. Il arrive même que le corps réfringent confondu avec la plaque limite se termine, du côté de l'hémisphère
d'imprégnation, par une surface convexe. La forme du corps
réfringent varie d'ailleurs beaucoup d'un spermatozoïde à
l'autre. Il est tantôt conique, tantôt ovoïde; quelquefois il a la
forme d'un saucisson. Dans certains cas, il est élargi dans la
papille caudale, plus étroit au contraire dans la coupe (fig. 15).
La surface est tantôt lisse (fig. 22 à 25, 27 et 29), tantôt elle
présente des crêtes transversales, qui apparaissent sur le fond
homogène du corps réfringent comme des bandes foncées
(fig. 26 et 28); quand on examine la coupe optique d'un corps
réfringent, pourvu de ces cannelures transversales, ce bord
paraît dentelé. Quand le corps réfringent est arrivé à son
complet développement, sa substance paraît très réfringente et
parfaitement homogène. Mais quand le corps est en voie de

formation, sa réfringence est moindre; ses bords sont comme déchiquetés et dans son intérieur, on observe des points granuleux alternant avec des portions homogènes (fig. 15). Il semble, si l'on étudie des formes de transition entre le type campanuliforme et le type conoïde que la substance granuleuse de la queue se transforme peu à peu, de l'axe vers la périphérie, en une substance réfringente, homogène, se colorant en vert par le picrocarmin. Le corps réfringent du stade conoïde est homologue au bâtonnet réfringent du stade précédent.

Quelque soit son état de développement, le corps réfringent reste toujours entouré d'un revêtement protoplasmique, dont l'épaisseur diminue peu à peu, mais dans lequel on continue à distinguer deux systèmes de stries très fines, les unes longitudinales, les autres transversales. Aux points d'entrecroisement se trouvent de petits renflements nodaux. Le protoplasme reste donc constitué de fibrilles anastomosées et d'une substance interfibrillaire (fig. 29).

On reconnaît manifestement à ce stade que la portion caudale du zoosperme, dans toute l'étendue des parties correspondant à la papille et à la coupe des stades précédents, est pourvue d'une membrane. Cette membrane se distingue surtout bien clairement dans des spermatozoïdes comme ceux qui ont été représentés figures 16 et 17. La figure 16 montre le contenu de la queue, formé par le corps réfringent entouré de son revêtement protoplasmique, incurvé dans l'intérieur de la membrane; celle-ci se trouve détachée, dans la région de la coupe, du protoplasme sous-jacent. Le plus souvent on peut distinguer le bord libre de la membrane sous la forme d'une ligne transversale se projetant sur le noyau (fig. 17).

La limite de la portion recouverte d'une membrane répond à la limite de la calotte homogène des stades précédents. Des images comme celles que nous avons représentées (fig. 7, 8, 11 et 25) montrent clairement que l'hémisphère céphalique ou hémisphère d'imprégnation est au contraire dépourvu de membrane, tant au stade conoïde que dans les types 1, 2 et 3.

En y regardant de près on remarque que la membrane est

9

plus mince et le contour plus pâle dans la partie qui répond
à la papille que dans la coupe. Il y a souvent un léger étranglement à la limite entre les deux parties constitutives de la
queue. Je dois faire observer aussi que, dans la région de
la papille, la membrane se détache très rarement, si même
elle se détache jamais, du protoplasme sous-jacent, tandis que
ce décollement est fréquent dans la coupe.

En ce qui concerne la zone périnucléaire j'ai encore une
observation à faire. Tandis qu'aux stades désignés sous les
noms de type sphéroïdal, type pyriforme et type campanuliforme, la zone périnucléaire a toujours une forme arrondie et
que le noyau occupe toujours son centre, dans les zoospermes
conoïdes, par suite de l'applatissement de la plaque limite, la
zone périnucléaire devient souvent lenticulaire; elle prend
l'apparence d'une lentille biconvexe, plan convexe ou même
convexo-concave. La position du noyau est souvent excentrique dans la lentille.

Je termine la description des quatre types que j'ai distingués, en signalant l'existence de toutes les formes de transition
possibles entre ces types, que je considère comme quatre stades
successifs de l'évolution du zoosperme. Le stade sphéroïdal
est celui qui se rapproche le plus de la forme qu'affectent les
zoospermes dans le canal éjaculateur du mâle. Cependant je
n'ai jamais trouvé, chez une femelle, aucun spermatozoïde
constitué exactement comme le sont les zoospermes retirés de
la portion terminale de l'appareil sexuel mâle.

Je dois ajouter encore que si la forme hémisphérique est
celle qu'affecte la tête du zoosperme au repos, dans les quatre
types que j'ai distingués, la présence d'une foule de spermatozoïdes à têtes irrégulières (pl. XI, fig. 7, 8, 11, 22 à 25, 27)
démontre clairement la plasticité de la substance granuleuse
de l'hémisphère céphalique; il n'est pas possible de douter
que cette substance ne soit capable de changer activement
de forme et de se mouvoir comme le font les amibes.

Quand, comme c'est le cas dans les zoospermes représentés
figures 23 et 25, le corps protoplasmique de la tête se trouve

étiré en un ou plusieurs prolongements comparables à des pseudopodes, on constate avec toute l'évidence désirable que les prolongements sont formés d'un certain nombre de filaments moniliformes, qui seraient de tous points comparables aux fibrilles constitutives de la substance musculaire striée, s'ils n'étaient réunis transversalement entre eux, à chacun des points nodaux. A la suite des études que j'ai faites, il y a quelques années, avec M. Alexandre Fœttinger, sur la structure des fibres musculaires striées des insectes et des crustacés, nous avons acquis la conviction que les fibrilles musculaires sont des filaments moniliformes, dont l'aspect change d'après l'état de contraction de la fibre. Dans la fibre à l'état d'extension complète chaque fibrille présente, dans les limites de ce que l'on est convenu d'appeler une loge musculaire, une série de nodosités, dont la forme et le volume varient suivant le disque obscur auquel elles correspondent. D'un disque intermédiaire à l'autre on distingue : (pl. XI, fig. 30 a et b).

1° Un renflement globulaire au niveau du disque intermédiaire;

2° Une portion non renflée de la fibrille;

3° Un petit renflement globulaire correspondant au disque accessoire;

4° Une portion non renflée de la fibrille;

5° Un renflement allongé en un bâtonnet étranglé à son milieu; il présente la forme d'un biscuit, quand le disque médian est visible (disque épais);

6° Comme au 4°;

7° Comme au 3°;

8° Comme au 2°;

9° Comme au 1°.

La striation transversale de la fibre musculaire a sa cause dans la forme des fibrilles. Une nodosité fibrillaire est d'autant plus épaisse qu'elle répond à une strie plus nette et plus foncée. Quand la strie est une bande et non une ligne (disque épais) les nodosités correspondantes des fibrilles sont des tigelles ou des bisquits très allongés dans le sens de la longueur de la fibrille. Il résulte de l'apparence moniliforme des fibrilles qu'un faisceau musculaire strié, ou un fragment de faisceau n'est jamais terminé latéralement, comme on le représente souvent, par une ligne droite, mais toujours par un bord inégal présentant des saillies au niveau des stries obscures, des rentrées entre ces stries.

Dans la fibre à l'état de contraction on ne distingue plus que des bandes transversales alternativement claires et obscures. Si l'on décompose en fibrilles on remarque que celles-ci ne présentent plus qu'un genre de renflements nodaux. Les grains sont équidistants; ils répondent aux bandes obscures; les étranglements qui les séparent entre eux, formés par la fibrille non renflée répondent aux disques clairs. Le disque foncé de la fibre contractée répond par sa position au disque intermédiaire de la fibre à l'état d'extension complète. Quand la contraction a lieu les renflements correspondant aux disques accessoires se rapprochent des nodosités répondant au disque intermédiaire, puis se confondent avec ces dernières. Après cela le bâtonnet (disque épais) s'étrangle à son milieu et se renfle à ses deux bouts; ces bouts se rapprochent des nodosités intermédiaires et à la fin se confondent aussi avec elles. La distance entre deux disques intermédiaires, devenus disques obscurs du stade de contraction, est beaucoup plus petite qu'au stade d'extension.

Mais, quelque soit le stade que l'on considère, toujours la fibre est formée de fibrilles moniliformes. Les fibrilles ne peuvent se toucher que par leurs renflements et quand, comme à l'état de complète extention, il existe des grains de largeurs différentes, ces fibrilles ne peuvent se toucher qu'au niveau de leurs grains les plus larges. Partout où ces fibrilles ne se touchent pas, il faut qu'il existe entre elles des espaces occupés par une substance différente des fibrilles. Dans les fibres de beaucoup d'insectes et de crustacés, le disque intermédiaire est le plus visible; c'est au niveau de ce disque et seulement à ce niveau que les fibrilles adhèrent entre elles.

La substance musculaire striée est donc constituée d'une substance fibrillaire et d'une substance interfibrillaire.

Est-ce que là où les fibrilles se touchent les grains sont simplement juxtaposés, ou bien sont-ils vraiment reliés entre eux transversalement?

Il n'est pas possible de résoudre cette question par l'observation. Ce qui est certain, c'est qu'il faut exercer un certain effort pour séparer les fibrilles les unes des autres et l'isolement est fort difficile à obtenir, quand il s'agit de fibres à l'état de contraction. Ce fait me parait difficile à concilier avec l'idée d'une simple juxtaposition en un faisceau; il me parait indiquer au contraire une continuité organique entre les fibrilles, au niveau des disques intermédiaires. Si cette idée est exacte, il en résulterait que la substance musculaire à l'état de contraction renfermerait une infinité de petits espaces prismatiques dont les angles seraient occupés par des grains réfringents, les arêtes latérales formées par des fibrilles et les arêtes basilaires virtuelles par des fibrilles transversales courant dans deux directions opposées.

Des images comme celles que j'ai reproduites (pl. XI, fig. 25) semblent indiquer que le protoplasme des zoospermes, chez l'*Ascaris megalocephala*, est au fond constitué de la même manière. La double striation à la fois longitudinale et transversale était ici tout à fait évidente. La striation longitudinale est due à ce que le protoplasme est formé de fibrilles moniliformes courant parallèlement les unes aux autres. La striation transversale à ce que les nodosités et les étranglements des fibrilles voisines se correspondent parfaitement : une strie transversale est formée par une rangée transversale de nodosités. J'ai parfaitement vu qu'ici ces nodosités sont reliées entre elles dans le sens transversal. Les fibrilles se trouvent à une certaine distance les unes des autres, même au niveau des grains. Il existe donc entre elles une substance interfibrillaire. Ici encore les détails observés entraînent inéluctablement cette idée que le protoplasme est formé de filaments s'entrecroisant suivant les trois directions de l'espace.

de façon à circonscrire des lacunes prismatiques ou polyédriques. Aux angles sont des nodosités; les côtés sont formés par des filaments interposés entre les nodosités et les reliant entre elles. Les images que j'ai décrites, en ce qui concerne la structure du protoplasme tant de la tête que de la couche externe de la queue des zoospermes, dans les différents types que j'ai distingués, se ramènent facilement au schema que je viens de définir.

Dans un même zoosperme les granules protoplasmiques paraissent avoir tous, dans une même couche, les mêmes dimensions; mais ces granules sont plus petits dans un spermatozoïde, plus volumineux dans un autre; quelquefois même le protoplasme parait homogène. Ces différences sont-elles en rapport, comme dans la substance musculaire striée, avec l'état de contraction? Je ne suis pas en mesure de répondre à cette question.

Je dois encore faire observer que dans l'un des zoospermes figurés (fig. 25) les stries transversales étaient beaucoup plus rapprochées l'une de l'autre près du corps réfringent que vers l'extrémité du corps céphalique étiré en longueur.

Je dirai en terminant que le protoplasme des spermatogonies et des spermatocytes, réunis en spermatogemmes, présente une structure semblable à celle des zoospermes utérins. Le protoplasme de l'œuf lui-même renferme des granulations d'égal volume, équidistantes, rangées en séries linéaires, et reliées entre elles par des fibrilles d'une extrême tenuité. Peut-être ne s'agit-il pas là d'une particularité distinctive seulement des produits sexuels de notre Ascaride, mais d'une structure caractéristique de tout protoplasme. L'extrême analogie que je constate entre la structure du protoplasme des zoospermes et la composition de la substance musculaire striée permet de le supposer.

Nous avons décrit les diverses formes qu'affectent les zoospermes dans le réceptacle séminal et nous avons considéré les quatre types, que nous avons distingués, comme n'étant que des stades successifs d'une seule et même série évolutive.

Je dois attirer maintenant l'attention sur un fait bien remarquable. Il est indifférent pour assurer la fécondité de l'œuf que la copulation entre un œuf et un zoosperme, copulation que nous allons décrire au chapitre suivant, s'opère au stade pyriforme, campanuliforme ou conoïde du zoosperme.

Le plus souvent les zoospermes copulés avec l'œuf, ceux qui ont pénétré à l'intérieur du vitellus, appartiennent au type conoïde et se reconnaissent immédiatement à la présence dans leur portion caudale du grand corps réfringent que nous avons décrit. Mais fréquemment aussi la fécondation s'accomplit par un spermatozoïde campanuliforme ou même pyriforme et la pénétration s'accomplit de la même manière, quelque soit le stade auquel le zoosperme est arrivé, au moment où il entre en copulation avec l'œuf. (Voir les planches XI, XII et XIII).

Chez certaines femelles les zoospermes conoïdes sont beaucoup plus nombreux, dans le réceptacle séminal, que ceux des autres types. Dans d'autres le contraire est vrai : les conoïdes sont rares, les campanuliformes ou les pyriformes dominent. Chez les premières la plupart des zoospermes en copulation renferment un corps réfringent et, après la pénétration, la présence de ce corps fait immédiatement reconnaître ces zoospermes. Dans le second cas la proportion des zoospermes campanuliformes ou pyriformes en copulation est la même que pour les spermatozoïdes libres. La présence ou l'absence du corps réfringent, pas plus que le dégré de développement de ce corps, au moment de la copulation des produits sexuels, n'excercent aucune influence sur les phénomènes ultérieurs de maturation ou de développement de l'œuf. Je ne pourrais dire avec certitude si, dans les cas où le spermatozoïde ne renferme pas de corps réfringent au moment de la pénétration, il peut s'en former un après qu'il s'est introduit dans le vitellus. Meissner, qui a observé les corps réfringents des zoospermes et qui les considérait comme le produit d'une dégénérescence graisseuse des zoospermes, admettait que ces éléments disparaissent à la suite de cette dégénérescence;

ils pensait qu'ils peuvent subir cette dégénérescence, après avoir pénétré dans l'œuf, aussi bien qu'en dehors du vitellus. Il est certain qu'il ne s'agit ici ni de graisse, ni par conséquent de dégénérescence graisseuse et les observations de Meissner sur les conséquences de l'imprégnation sont si défectueuses que son opinion, dans la question dont il s'agit, ne peut avoir grande autorité. Mais ce qui n'est pas douteux, c'est que le corps réfringent est un élément très accessoire, très peu important, voir même accidentel du zoosperme. Cela ne résulte pas seulement de ce fait que ce corps peut exister ou ne pas exister dans le zoosperme au moment de la copulation, sans qu'il en résulte aucune conséquence pour le développement ultérieur de l'œuf, mais aussi de cette observation facile à contrôler que le corps réfringent commence à diminuer de volume aussitôt que le spermatozoïde a pénétré dans le vitellus, pour disparaître bientôt par résorption, sans laisser aucune trace.

Le zoosperme capable de féconder se compose donc essentiellement : 1° d'un hémisphère céphalique granuleux comprenant un noyau qui parait exclusivement formé de chromatine, une couche périnucléaire finement ponctuée et souvent peu distincte, et une couche corticale à structure treillissée;

2° D'une queue comprenant une portion basilaire ou coupe et une portion terminale ou papille. La queue est délimitée par une membrane plus épaisse autour de la coupe qu'autour de la papille; cette membrane se termine par un bord libre qui répond à la limite de l'hémisphère céphalique et qui constitue le bord de la coupe caudale. L'hémisphère granuleux est totalement dépourvu de membrane; le protoplasme y est à nu.

La constitution de la queue est variable; tantôt elle est formée de protoplasme exclusivement; plus souvent d'un corps réfringent séparé de la membrane par un mince revêtement protoplasmique. Le corps réfringent a tantôt la forme d'une tigelle ou d'un bâtonnet axial, tantôt celle d'un saucisson à bords déchiquetés, d'autres fois d'une masse conoïde, cylin-

droïde, ovoïde ou même fungiforme, à surface ou bien régulière ou bien cannelée.

Si, dans le réceptacle séminal, les premiers stades, répondant aux types sphéroïdal, pyriforme et campanuliforme se
rencontrent fréquemment parmi les spermatozoïdes libres, il
n'en est pas de même dans le reste de l'uterus, où l'on ne
trouve pour ainsi que des zoospermes pourvus de corps réfringents volumineux.

Les diverses particularités que j'ai décrites, en faisant
connaître la constitution des zoospermes, s'observent aussi bien
sur le vivant, qu'après l'action des réactifs employés, soit pour
durcir, soit pour colorer ces éléments. Mais les spermatozoïdes
s'altèrent assez rapidement sur porte-objet, quelque soit du
reste le liquide qui les tient en suspension, que l'on ait employé
comme liquide indifférent le sang de l'Ascaris ou le serum
artificiel de Kronecker. Souvent, après la mort du zoosperme,
l'on voit apparaître autour de l'hémisphère céphalique, à
quelque distance de la masse granuleuse, un contour circulaire
très pâle, délimitant un espace parfaitement homogène et
très clair (pl. XI, fig. 20 et 21). A première vue l'on est
tenté de conclure de la présence de ces images à l'existence, autour de l'hémisphère granuleux, d'une membrane très
mince qui, appliquée pendant la vie sur la substance granuleuse,
se soulèverait après la mort et deviendrait par là plus apparente. Mais, en y regardant de près, on se convaincra sans
peine que cette interprétation des images dont il s'agit n'est
nullement justifiée. En vain cherchera-t-on par la compression
à amener la rupture de cette soi-disant membrane; jamais
l'on ne parvient à distinguer le moindre pli à la surface;
il n'est pas rare de voir, quand on cherche à comprimer
la substance claire délimitée par ce contour régulier et très
apparent, quoique toujours très pâle, cette substance s'étendre
et, au moment où la pression venant à diminuer, l'élément
tend à reprendre sa forme et ses dimensions primitives, cette
substance se décomposer en gouttelettes.

La zone pâle est formée par une substance fluide qui ne

se dissout pas dans les liquides indifférents. C'est probablement la substance interfibrillaire du protoplasme gonflée et séparée, après la mort, de la substance fibrillaire. Des phénomènes d'altération semblables à celui que je signale sont trop connus pour que j'aie besoin d'insister. Des gouttelettes homogènes, d'une apparence semblable, se voient fréquemment au pôle d'imprégnation, au moment où l'œuf est prêt à recevoir le zoosperme. Ces gouttelettes affectant des formes diverses se montrent seulement quand les œufs commencent à s'altérer.

CHAPITRE II.

De la pénétration du zoosperme dans l'œuf ou de la copulation des produits sexuels.

Le phénomène de la pénétration du spermatozoïde doit être bien distingué de la fécondation proprement dite : celle-ci consiste essentiellement dans la formation de la première cellule de l'embryon aux dépens de deux éléments distincts, le zoosperme et l'œuf. La pénétration du spermatozoïde est un phénomène préalable à la fécondation proprement dite, au même titre que la maturation de l'œuf et celle du zoosperme lui-même. La distinction qu'il y a lieu d'établir à cet égard ressort avec évidence de l'étude que nous avons faite chez l'Ascaride du cheval.

En effet, la formation des globules polaires et des couches périvitellines ne commence qu'après l'entrée du spermatozoïde. La génèse de ces globules et de ces couches s'effectue avec une grande lenteur et exige un temps considérable. Tant qu'elle n'est pas achevée le zoosperme se maintient au milieu du vitellus sans se confondre avec lui; et comme il est prouvé, d'autre part, que l'élimination des globules polaires et du liquide périvitellin, quoique s'accomplissant parfois après l'imprégnation, n'est nullement déterminée par la pénétration de l'élément mâle, il n'y a aucune raison de considérer l'œuf comme étant fécondé par le seul fait de la présence d'un zoosperme dans son vitellus. Les rapports entre les deux éléments cellulaires, avant la formation des globules polaires, peuvent être comparés à ceux qui relient le parasite à son hôte. Le résultat de la fécondation, c'est la formation *d'une cellule capable de se diviser et de donner naissance à un individu semblable aux progéniteurs.* Ce n'est qu'après l'expulsion du second globule polaire et de la seconde couche périvitelline que le spermatozoïde subit les modifications qui annoncent l'imminence de la fécondation, c'est à dire de l'unification des deux cellules sexuelles. Jusqu'à ce moment l'œuf n'a fait que se préparer à la fécondation. L'entrée d'un zoosperme dans un œuf est à certains égards comparable à l'introduction du sperme dans les organes génitaux d'un animal femelle : de part et d'autre il s'agit d'un acte préalable à la fécondation et ayant pour but d'assurer la fécondation; c'est pourquoi j'ai employé le mot " *copulation des produits sexuels* „ pour désigner l'introduction de l'élément mâle dans le corps de l'organisme ovulaire. Le sens de ce mot est clair et précis : il est de ce chef bien préférable au mot *imprégnation,* qui a reçu des acceptions diverses. Je n'ai pas employé le mot *conjugaison* pour désigner l'entrée du zoosperme dans l'œuf et voici pour quels motifs.

Le mot conjugaison a été employé pour désigner la génération sexuelle des protozoaires et des protophytes. Nous appelons conjugaison la fusion temporaire ou définitive de deux individualités cellulaires libres, ayant pour résultat la revivification ou le rajeunissement. Pendant la conjugaison il y a, autant que nous sachions, continuité entre les corps protoplasmiques des deux organismes. Est-ce que la revivification résulte de cette *fusion des corps protoplasmiques* ou bien cette fusion est-elle la condition préalable à l'accomplissement de certains phénomènes ultérieurs dont l'essence nous est inconnue? Il n'est pas possible de résoudre actuellement cette question; mais il est bien établi que, dans certains cas du moins, il s'accomplit, pendant la conjugaison, ou consécu-

tivement à la conjugaison, des phénomènes qui intéressent
particulièrement les noyaux cellulaires. Si l'essence de la
revivification résidait dans ces derniers, il est clair que la
conjugaison serait une condition de la regénération sexuelle,
mais ne constituerait pas cette revivification. Elle pourrait
être à cette dernière ce que la copulation des produits sexuels
est à la fécondation. Cependant il existerait toujours entre la
conjugaison et la copulation cette différence, qu'après la conjugaison il y a continuité entre corps protoplasmiques, tandis
qu'après la copulation de l'œuf avec le zoosperme, au moins
chez l'ascaride du cheval, il n'en est pas ainsi. Le spermatozoïde, entré dans le vitellus reste longtemps distinct du corps
protoplasmique de l'œuf.

La question de savoir si, chez les nématodes, les zoospermes
pénètrent ou non dans le vitellus a donné lieu à de longues et
ardentes controverses. Elles ont eu pour point de départ
les recherches de Nelson (36) sur la reproduction de l'*Ascaris
Mystax*. Je ne referai point ici l'histoire de ces interminables
discussions basées sur des observations défectueuses, en partie
aussi sur des idées préconçues; elles se produisirent à une
époque où la technique microscopique était loin d'être ce qu'elle
est devenue aujourd'hui. Nelson ouvrait ses ascarides dans de
l'eau pure; il examinait leurs œufs dans le même liquide. Il
suffit de jeter un coup d'œil sur ses dessins pour reconnaître
qu'il n'a eu sous les yeux que des objets profondément altérés et
incapables de fournir aucune indication positive. Claparède (34)
a fait un excellent exposé critique des travaux de ses devanciers
et je ne puis mieux faire que de renvoyer le lecteur au travail
de l'éminent naturaliste genévois. Sans nier absolument la
pénétration physiologique, Claparède ne croit pas qu'elle ait
encore été observée; lui-même n'a pu se convaincre de la
réalité de cette pénétration. Vers la même époque Munk
arriva à la même conclusion négative (33). A. Schneider (29)
et Leuckart (35) ont bien certainement vu des zoospermes en
copulation; mais nous ne trouvons dans leurs travaux, pas plus

que dans les publications plus récentes de Bütschli (1) et de
Auerbach (2) aucun renseignement sur ce que devient le zoosperme dans l'œuf. La question de savoir si un ou plusieurs
spermatozoïdes pénètrent, est également restée indécise et l'on
peut dire que si pendant longtemps l'on s'est adressé de
préférence aux nématodes pour élucider les problèmes relatifs
à la fécondation, ces recherches ont donné fort peu de résultats utiles et qu'elles n'ont guère servi à faire progresser nos
connaissances sur la nature du phénomène.

J'ai dit dans mon introduction, comment à la suite des
travaux de O. Hertwig, le choix s'est porté de préférence
sur les Echinodermes qui, à raison de la transparence de
leurs œufs, offrent, à certains égards, des avantages incon-
testables sur d'autres animaux. Mais ils présentent d'autre
part des inconvénients, qui expliquent suffisamment les divergences de vues que j'ai signalées, et le doute qui plane encore
sur presque tous les points. Peut-être le présent travail
aura-t-il pour résultat de prouver que les nématodes en
général, et l'ascaride du cheval en particulier, ne méritaient
ni l'abandon, ni le discrédit dont ils ont été l'objet et que si
l'on a soin de soumettre leurs œufs à des procédés convenables
de préparation, ces vers présentent, pour l'étude de la fécondation, des avantages inappréciables, que l'on chercherait
peut-être en vain chez d'autres animaux.

La pénétration des zoospermes je l'ai étudiée d'abord sur
le frais, soit dans le liquide cavitaire de l'ascaride, soit dans
le sérum artificiel de Kronecker. Ces liquides indifférents
n'exercent tout d'abord aucune action, ni sur les œufs, ni
sur les spermatozoïdes; mais, à la longue, ils amènent quelques
altérations, dont l'étude ne laisse pas que de présenter quelqu'intérêt.

J'ai eu recours aussi aux divers procédés de préparation
que voici :

1° Traitement par l'acide osmique à 1 $^o/_o$; après une à
deux minutes lavage à l'eau distillée, puis montage dans
la glycérine.

2° Acide osmique à 1 %, après; 10 à 20 secondes, lavage; picrocarmin 24 heures; glycérine picrocarminatée.

3° Acide acétique glacial, 3 à 4 minutes; alcool à 70; coloration par le carmin boracique; montage soit dans la glycérine, soit dans le baume.

4° Acide nitrique à 3 %, 2 heures; coloration par le carmin boracique; glycérine ou baume.

5° Acide nitrique à 3 %, 2 heures; coloration par la fuchsine ou le vert de méthyle; glycérine ou baume.

6° Alcool au tiers; coloration par le carmin boracique; glycérine.

Pour l'étude de la copulation des produits sexuels il importe d'opérer toujours sur porte-objet. J'ai indiqué plus haut les inconvénients que présente la méthode qui consiste à traiter par les réactifs et les matières colorantes le tube sexuel tout entier.

Quand on veut monter dans le baume il est indispensable, si l'on veut éviter la rétraction du vitellus et la déformation des œufs, de passer de l'alcool absolu dans des mélanges successifs et gradués d'alcool et d'essence, et d'employer un baume rendu très fluide par addition d'une notable proportion d'essence. L'essence de clous de girofles et la thérébentine conviennent également bien; la créosote rend les œufs par trop transparents.

I. *Dans l'immense majorité des cas il ne pénètre, dans un œuf qu'un seul zoosperme.* — Je ne pense pas qu'aucun autre matériel permette une démonstration aussi facile, aussi complète, aussi indiscutable de ce fait capital. Il suffit, pour se faire une conviction à cet égard, d'exciser un segment quelconque de la portion ascendante de l'uterus, de l'ouvrir sur porte objet et de traiter les œufs mis en liberté par l'une des méthodes renseignées plus haut, au 4°, au 5° ou au 6°. Des milliers d'œufs, au même état de développement, répandus dans toute l'étendue de la préparation, montrent tous et chacun soit un spermatozoïde fixé au bouchon d'imprégnation, soit à moitié engagé dans le vitellus, soit complètement plongé dans le corps ovulaire, suivant que le segment que l'on a excisé était plus ou moins rapproché de l'extrémité inférieure de l'oviducte. Les dimensions des zoospermes, leur forme si caractéristique, le corps réfringent que la plupart d'entre eux renferment les font reconnaître immédiatement.

Un faible grossissement, le 4 de Hartnack par exemple suffit amplement pour cette démonstration. L'on pourra d'un seul coup d'œil et dans le même champ voir distinctement quarante, cinquante œufs et même davantage montrant tous aussi clairement l'un que l'autre un zoosperme unique engagé dans le vitellus. Entre les œufs se trouvent toujours beaucoup de zoospermes non copulés. Mais le doute sur la question de savoir si un zoosperme a bien pénétré dans le vitellus, ou s'il n'est pas simplement accolé à la surface de l'œuf, ce doute n'est pas possible et voici pour quel motif. Dès le moment où un spermatozoïde s'est fixé au bouchon d'imprégnation son corps protoplasmique a acquis des propriétés particulières, qui permettent de distinguer immédiatement un zoosperme copulé d'un spermatozoïde libre.

Tant qu'il est libre le zoosperme ne montre aucune affinité pour les matières colorantes; son noyau se colore vivement en rouge par le carmin boracique ou le picrocarmin; mais son corps protoplasmique reste parfaitement incolore. Mais à peine s'est-il fixé au bouchon d'imprégnation que tout le zoosperme acquiert la propriété de fixer énergiquement le carmin; non-seulement son noyau, mais tout son hémisphère céphalique et même le revêtement protoplasmique de la queue se colorent vivement en rouge; seul le corps réfringent reste parfaitement incolore. La papille caudale se colore cependant moins énergiquement et moins rapidement que le reste du protoplasme. J'ai représenté planche XIII quelques zoospermes en copulation; les figures 1 à 19 et 26 à 29 de la planche XI montrent des zoospermes libres, tels qu'on les trouve entre les œufs sur les même préparations.

Quand une fois on a reconnu cette propriété nouvelle

qu'acquiert le protoplasme du zoosperme, dès le moment où il entre en conjugaison avec l'œuf, rien n'est plus facile que de s'assurer si un spermatozoïde se trouve à l'intérieur du vitellus ou s'il est simplement accolé à la face externe de l'œuf. Or, sur des milliers d'œufs que j'ai eus sous les yeux je n'en ai trouvé qu'un nombre tout à fait insignifiant, j'en ai noté six, qui renfermaient deux zoospermes. Jamais je n'ai vu un seul œuf renfermant plus de deux éléments spermatiques. Dans l'immense majorité des cas il n'entre donc qu'un seul spermatozoïde.

Si l'on choisit, pour se faire une conviction sur le point dont il s'agit, un segment de la portion ascendante de l'utérus, on n'éprouve aucune difficulté à distinguer le zoosperme de la vésicule germinative. Cependant, dès que le spermatozoïde est complètement entré, la plus grande partie du noyau de l'œuf se transforme en une substance finement ponctuée et fibrillaire; la membrane de la vésicule disparait et l'on ne distingue plus de l'ancien noyau de l'œuf qu'une tache claire et incolore, dans laquelle se détache un élément vivement coloré en rouge et dont la forme et la constitution seront décrits plus loin (pl. XIII, fig. 80 et 81). Tandis que le zoosperme gagne le centre du vitellus, la vésicule germinative transformée se porte à la surface.

Nelson, Meissner et aussi Leuckart ont exprimé l'opinion que plusieurs spermatozoïdes peuvent pénétrer dans le vitellus de l'œuf des nématodes. Meissner en a compté jusques huit dans un seul et même œuf d'*Ascaris megalocephala*. En parlant de l'*Ascaris lumbricoïdes* Leuckart s'exprime comme suit : " *Andere Samenkörperchen liegen in der Tiefe der Dottersubstanz in der sie an Form und Lichtbrechungsvermögen eine Zeit lang noch deutlich erkennbar sind.* "

Les affirmations des auteurs que je viens de citer résultent de ce qu'ils ont confondu avec le zoosperme, les corps réfringents du vitellus, dont les dimensions et l'aspect ne laissent pas que de présenter une certaine ressemblance avec le corps réfringent que renferme la queue de la plupart des zoospermes. Tous ceux qui examineront les œufs vivants de l'Ascaris du cheval s'expliqueront parfaitement que cette confusion ait pu s'établir. Il n'est pas facile de distinguer le zoosperme à l'intérieur du vitellus frais et il faut se rappeler que les observations de Meissner et de Leuckart ont été faites sans le secours d'aucun réactif et sans l'emploi de matières colorantes. Il suffit de monter dans la glycérine des œufs traités par l'alcool au tiers et colorés par le carmin boracique pour reconnaître, avec la dernière évidence, l'erreur commise par Meissner et par Leuckart. Les éléments figurés du vitellus disparaissent dans les œufs traités par cette méthode; tous ceux qui auront à leur disposition un Ascaris conservé dans l'alcool, fut-ce depuis plusieurs années, pourront se convaincre de ce fait que, sauf de très rares exceptions, il n'entre qu'un seul zopsperme dans chaque œuf.

Pour assurer la fécondité d'un œuf un seul zoosperme suffit. Mais qu'arrive-t-il quand deux de ces éléments parviennent à s'introduire? Dans ces conditions l'œuf peut-il se développer normalement? Je ne suis pas en mesure de répondre à cette question : l'ascaride du cheval ne se prête pas à l'étude des conséquences qui résultent de la surfécondation. Je mentionnerai cependant ici quelques observations qui me paraissent présenter quelqu'intérêt. Il arrive fréquemment que deux ou même plusieurs spermatozoïdes s'accolent à un même bouchon d'imprégnation. Mais dans l'immense majorité des cas un seul parvient à pénétrer. Il faut admettre que dans les cas très rares, où l'on trouve dans le vitellus deux zoospermes, les deux éléments ont réussi à se maintenir l'un et l'autre sur le bouchon et qu'ils ont pénétré simultanément. Ce qui plaide en faveur de cette manière de voir, c'est que, dans les six cas que j'ai observés, les deux spermatozoïdes se trouvaient adjacents l'un à l'autre, tête à tête et queue à queue. Dans tous ces cas les deux zoospermes présentaient exactement les mêmes caractères, ils avaient subi les mêmes modifications; mais il n'est pas possible de décider si chacun d'eux eut donné naissance

à un pronucleus mâle. La conjonction se serait-elle opérée
dans ces cas entre le pronucleus femelle et un ou deux pronucleus mâles? ou bien l'un se serait-il dissous dans le vitellus?
Quelle en eut été la conséquence pour la suite du développement? Les données que l'on possède actuellement sont insuf-
fisantes pour trancher ces questions.

Il est bien établi que dans beaucoup de cas un seul
zoosperme suffit pour assurer le développement normal de
l'œuf. Les belles recherches de Fol et de O. Hertwig, confirmées par Selenka et par W. Flemming, ont établi qu'en règle
générale il n'entre, chez les échinodermes, qu'un seul zoosperme.
Chez les phanérogames un ovule est fécondé par un seul
grain de pollen. La circonstance que l'œuf s'entoure d'une
membrane résistante, aussitôt après qu'un premier zoosperme
a atteint le vitellus et de façon à empêcher la pénétration de
tout autre zoosperme *(Asterias, Toxopneustes)*, la fermeture
du micropyle par le spermatozoïde lui-même, quand la membrane préexiste à la copulation des produits sexuels *(Ascaris
megalocephala, Petromyzon)* semblent devoir être interprétés
en ce sens que la pénétration de plus d'un zoosperme serait
non seulement inutile, mais même nuisible. His (52) le premier a fait cette observation fort intéressante que chez le
saumon, le mycropyle de l'œuf est si étroit qu'il ne peut
livrer passage à plus d'un spermatozoïde à la fois. Hoffmann
(57) vient de confirmer et d'étendre cette donnée à une série
de Téléostéens marins et il pense que chez *Scorpœna, Julis*
et *Crenilabrus* " *il ne peut pénétrer dans l'œuf plus d'un
spermatozoïde* ". Dès qu'un zoosperme a gagné le fond du
micropyle, les phénomènes que Hoffmann considère comme
consécutifs à la fécondation commencent à s'accomplir.

Hertwig et Fol affirment que des œufs d'Echinodermes,
dans lesquels deux ou plusieurs spermatozoïdes sont entrés,
donnent naissance à des monstruosités. Ce serait là une observation de la plus haute importance, si elle venait à être confirmée; mais Selenka aussi bien que Schneider sont arrivés à
une conclusion tout opposée : ils ont vu des œufs surfécondés

se développer normalement. Van Bambeke (37) a décrit les trous vitellins que l'on observe à la surface des œufs pondus de l'Axolotl et d'autres amphibiens; de chacun d'eux part un canal qui suit vers l'intérieur du vitellus un trajet légèrement sinueux et aboutit à un corps qui n'est probablement qu'une tête de zoosperme. La présence constante de plusieurs trous, dans le corps de l'œuf, semble indiquer qu'il y pénètre normalement plusieurs zoospermes. Kupffer affirme qu'il entre régulièrement plusieurs filaments spermatiques dans le vitellus, chez le crapaud (38).

La pénétration constante dans l'espace périvitellin d'un grand nombre de zoospermes chez les mammifères est facile à constater. Elle a été observée par tous ceux qui, depuis Barry (39) et Bischoff (40), ont étudié la fécondation et les premières phases du développement des mammifères : Meissner (41), Weil (42) Hensen (43) et moi-même (6). D'après Kupffer (44) il en serait de même chez certains poissons osseux : cet auteur a compté jusques 231 spermatozoïdes autour du vitellus dans une seule coupe optique d'un œuf de hareng. Chez le lapin ces nombreux zoospermes que l'on trouve dans l'espace périvitellin, pendant toute la durée de la segmentation, contre lesquels s'applatissent plus tard les cellules de la vésicule blastodermique, finissent par disparaître. Il est probable que les cellules embryonnaires assimilent peu à peu la substance de ces éléments. Il y a plus : j'ai vu souvent, chez le lapin, plusieurs zoospermes fixés par leur tête à la surface du globe vitellin rétracté; ils y adhéraient si fortement que les manipulations que je fis subir à quelques-uns de ces œufs, après avoir rompu la zône pellucide, pour colorer le globe vitellin libéré et le monter dans la glycérine ou dans le baume, ne déterminèrent pas le décolement des zoospermes. Je ne doute pas que la substance constitutive de la tête de ces zoospermes ne se confonde peu à peu avec le vitellus. Kupffer et Benecke ont vu que, chez les lamproies, un zoosperme unique pénètre dans le vitellus; cependant, il en est d'autres qui réussissent à traverser en tout ou en partie la membrane de l'œuf; les premiers arrivent alors dans l'espace périvitellin, les seconds donnent lieu à la formation, à la face interne de la membrane, de vésicules claires pourvues chacune d'un granule brillant. Ces vésicules ne manquent jamais. Aussitôt que la tête d'un zoosperme est arrivée au voisinage du bord interne de la membrane ovulaire, elle envoie un prolongement pseudopodique à travers l'espace qui la sépare encore de l'intérieur de l'œuf. L'extrémité de ce filament se renfle en un bouton et se détache pour constituer l'une des vésicules claires. En même temps il se forme, au pôle supérieur de l'œuf, une papille en forme de massue; elle est constituée exclusivement de protoplasme hyalin; elle exécute dans la chambre périvitelline des mouvements divers; par son extrémité la papille lèche véritablement la face interne de l'enveloppe ovulaire et dès qu'elle vient à toucher l'une ou l'autre des vésicules claires, cette dernière se confond avec la papille. Dans deux cas les auteurs ont vu cette même papille saisir des zoospermes qui avaient réussi à s'introduire dans l'espace périvitellin, et les avaler véritablement; bientôt ils disparurent dans le vitellus. L'impression de Kupffer et de Benecke est que la papille joue un rôle actif, complémentaire de la fécondation.

Des faits du même ordre ont été constatés par Kupffer (38) chez les crapauds. Après la pénétration de plusieurs zoospermes dans le vitellus, celui-ci manifeste son activité en allant à l'encontre d'autres zoospermes engagés dans les membranes ovulaires. Des éminences vitellines peuvent se produire en n'importe quel point de la surface du vitellus, partout où un ou quelques zoospermes ont réussi à s'approcher suffisamment près du vitellus. Nul doute qu'ici, comme chez les lamproies, il ne s'agisse d'un fait de fécondation complémentaire " *ein sekundärer Befruchtungsakte.* „

Il semble donc non-seulement que chez certaines formes animales la fécondation normale s'accomplit à la suite de l'introduction dans le vitellus de plusieurs zoospermes, mais même que des spermatozoïdes qui ne réussissent pas à entrer dans le corps ovulaire sont aussi utilisés pour le développement ultérieur de l'œuf. Il est absolument certain que chez le Lapin les zoospermes qui s'accolent à la périphérie du vitellus, si même ils se confondent peu à peu avec lui, n'engendrent pas de pronucleus mâle. Je n'ai jamais trouvé plus d'un pronucleus mâle chez cet animal. Il est donc possible que quand plusieurs spermatozoïdes entrent dans l'intérieur du vitellus, comme cela paraît être généralement le cas chez les Amphibiens, exceptionnellement chez les Echinodermes et chez l'Ascaride mégalocéphale, l'un seulement d'entre eux donne naissance à un pronucleus mâle, que les autres se dissolvent dans le vitellus, et jouent le même rôle que ceux qui président à la " fécondation complémentaire „ chez les Lamproies et les Crapauds. Mes recherches sur l'Ascaris du cheval prouvent néanmoins que cette fécondation complémentaire n'est nullement essentielle; chez certaines formes animales elle ne se produit certainement pas. Probablement elle n'a qu'une portée très secondaire et peut-être n'est-elle avantageuse à l'œuf qu'en ce sens qu'elle constitue un apport de matériaux assimilables. L'avenir nous éclairera sur ce point et nous apprendra si, dans le cas d'un développement normal, un œuf est toujours et exclusivement fécondé par un zoosperme unique ou s'il peut être fécondé par plusieurs de ces éléments. Il faudra rechercher pour cela si, dans les cas où plusieurs zoospermes pénètrent, chacun d'eux peut, dans certains cas, donner naissance à un pronucleus mâle et si la conjonction du pronucleus femelle peut se faire avec plus d'un pronucleus mâle, sans qu'il en résulte une altération du développement normal.

II. *Le zoosperme pénètre dans l'œuf par un point déterminé de sa surface.* — Ce point répond à l'une des extrémités de l'axe de l'œuf; je l'ai appelé le pôle d'imprégnation. La membrane vitelline présente en ce lieu une large interruption, probablement circulaire, un véritable micropyle. Comme cette membrane résistante existe partout ailleurs, elle empêche l'entrée des zoospermes par tout autre point. La membrane vitelline se continue, sur le pourtour du micropyle, avec une masse protoplasmique hyaline, à laquelle j'ai donné le nom de *bouchon d'imprégnation*. Celui-ci occupe le milieu du disque polaire. Au niveau du micropyle le protoplasme ovulaire est à nu. Il peut même se projeter au dehors en formant une saillie en forme de cône ou de gouttelette que l'on pourrait appeler *l'éminence de fixation* (pl. XI, fig. 32). C'est toujours et exclusivement au bouchon d'imprégnation que se fixe le spermatozoïde : il entre dans l'œuf par le micropyle. Aussi bien sur le frais que dans des préparations permanentes j'ai vu proéminer le bouchon par le micropyle et il n'est pas rare de rencontrer des zoospermes unis à l'éminence de fixation, comme je l'ai représenté planche XI, figures 34, 35 et 36. Parfois aussi on trouve deux ou même plusieurs spermatozoïdes fixés à une même éminence. Il est probable que dans l'immense majorité de ces cas la fixation n'est définitive que pour un seul d'entre eux et qu'il n'arrive que tout à fait exceptionnellement que deux zoospermes réussissent à se maintenir accolés au bouchon, auquel cas ils passent simultanément à travers le micropyle et pénètrent ensemble à l'intérieur de l'œuf.

Il est assez difficile de décider la question de savoir si le bouchon se projette régulièrement en dehors du micropyle pour former une éminence de fixation, si, pour me servir d'une expression qui rend bien ma pensée, l'œuf fait des avances au spermatozoïde ou si, d'habitude, il se comporte passivement, laissant au zoosperme le soin de venir à lui. Des images comme celles que j'ai représentées figures 32, 34, 35, 36, 39 et 40 sont peu fréquentes. Dans l'immense majorité des œufs murs le bouchon ne forme guère éminence (pl. XI, fig. 33). Mais il est possible que cette inactivité apparente du protoplasme ovulaire soit la conséquence de la difficulté qu'il y a à observer les œufs parfaitement vivants.

L'Ascaride mégalocéphale habite un animal à sang chaud; c'est pour cela que l'on ne réussit pas à voir les mouvements amœboïdes des zoospermes, dont la tête affecte d'habitude la forme d'une hémisphère. De là peut-être aussi l'inactivité apparente du bouchon d'imprégnation et la forme régulièrement ovoïde de la plupart des œufs.

Il est difficile d'admettre que des éminences comme celles que j'ai figurées (fig. 34, 35 et 36) soient des productions anormales. Elles ont été dessinées d'après des préparations à l'acide osmique, faites moins d'une heure après la mort du cheval dont provenaient les vers. Il est donc probable qu'il en est des œufs comme des spermatozoïdes, que les œufs perdent rapidement par le refroidissement la faculté de changer activement de forme, que le bouchon cesse de présenter des mouvements amœboïdes et que l'éminence de fixation s'efface.

Il est une autre particularité fort intéressante que je dois signaler ici. Au moment où le zoosperme vient de se fixer au bouchon et avant qu'il ait commencé à pénétrer dans l'œuf la membrane vitelline se décole avec la plus grande facilité de la surface du disque polaire et de la région parapolaire, tandis que partout ailleurs elle reste immédiatement appliquée sur le vitellus. Elle se soulève en formant quelques ondulations et on peut voir alors cette membrane isolée s'insérer sur le pourtour du bouchon et se continuer avec lui. Jamais le trou ne se montre béant. Tantôt l'éminence de fixation se trouve toute entière en dedans du micropyle (fig. 35), tantôt en partie en dehors de cet orifice (fig. 36). Mais dans l'un comme dans l'autre cas la substance claire du bouchon s'élève au-dessus de la surface du vitellus.

Il est facile de voir que l'éminence de fixation ne constitue pas tout le bouchon : cette saillie se continue directement, vers l'intérieur de l'œuf, dans cette partie du bouchon qui occupe le milieu du disque polaire. Il semble que la faculté que possède la membrane vitelline de se décoler et de se soulever tout autour du bouchon, au moment où celui-ci reçoit le zoosperme, elle la perd très vite. On n'observe plus jamais ce soulèvement de la membrane, quand le spermatozoïde a pénétré dans l'intérieur de l'œuf.

Ce soulèvement de la membrane a pour conséquence la formation entre le disque polaire et la membrane vitelline décollée d'un espace qui se remplit d'un liquide clair et hyalin. Il est probable que ce liquide vient de l'extérieur. Cette particularité s'observe aussi bien sur le frais que dans les préparations à l'acide osmique.

Je ne pense pas cependant qu'il s'agisse là d'un phénomène normal. Dans la plupart des œufs l'on n'observe ni décollement de la membrane, ni formation de l'espace. Mais il n'en est pas moins intéressant de constater que *pendant la courte période qui s'écoule entre le moment où le zoosperme est venu se fixer sur l'éminence jusqu'à ce qu'il ait commencé à s'engager dans le vitellus, l'adhérence entre le vitellus et la membrane vitelline est moindre, sur le pourtour du bouchon, que partout ailleurs.* Il s'accomplit dans cette région, au moment de la copulation des produits sexuels, certains phénomènes particuliers, qui, pour être difficiles à analyser, n'en sont pas moins constatables dans leurs manifestations. En tous cas l'on peut affirmer que c'est au pourtour du pôle d'imprégnation, dans les limites de la région parapolaire que la membrane vitelline se sépare le plus facilement du vitellus sous-jacent.

Meissner a soutenu l'existence d'un micropyle dans l'œuf des nématodes en général et de l'*Ascaris megalocephala* en particulier. D'après sa théorie bien connue de l'ovogénèse les œufs ovariens, au moment de se détacher du rachis, seraient pourvus d'une membrane et, au point par lequel ils se trouvaient fixés sur le rachis, il resterait un trou qui servirait à l'entrée des zoospermes.

La théorie de Meissner n'a plus besoin d'être refutée. L'œuf ovarien n'a pas de membrane, au moment où il se détache du rachis, et par conséquent, il ne peut présenter de micropyle. Tous les auteurs qui, après Meissner, ont repris l'étude de la question sont d'accord sur ce point.

Meissner a-t-il vu le micropyle que j'ai décrit plus haut? A-t-il vu des zoospermes engagés dans cet orifice? Il est permis d'en douter. La description faite par Meissner ne rappelle en rien la réalité. Il n'a vu ni éminence de fixation, ni disque polaire, ni bouchon d'imprégnation et cependant ces particularités sont bien autrement faciles à constater que l'existence d'une membrane vitelline et d'un orifice micropylaire, qui n'existent qu'au moment même où la copulation va se produire. Meissner a représenté figure 6 des œufs montrant la pénétration des zoospermes. Mais les œufs figurés sont des œufs ovariens ou des œufs de la partie supérieure de l'oviducte. Leur forme triangulaire le prouve suffisamment. Or, à ce stade de la maturation, il n'existe encore ni membrane vitelline, ni par conséquent de micropyle. Je conclus donc avec Claparède et tous ceux qui ont étudié la question après lui en disant que " le micropyle de Meissner n'existe pas. „ Rappelons d'autre part que Meissner n'a pas su distinguer les zoospermes entrés dans le vitellus de spermatozoïdes accidentellement accolés à la surface. Il prétend qu'il entre plusieurs spermatozoïdes dans le vitellus et il figure des œufs renfermant (?) plusieurs zoospermes!

Pas plus que Claparède et Munk, Schneider, Leuckart et Bütschli n'ont signalé la différentiation polaire des œufs chez les nématodes et Auerbach lui-même, qui a constaté que les deux extrémités de l'œuf diffèrent entre elles, tant chez l'*Ascaris nigrovenosa* que chez le *Strongylus auricularis* n'a rien vu qui rappelle ni le disque polaire, ni le bouchon d'imprégnation, ni l'éminence de fixation, ni le micropyle des œufs de l'Ascaride du cheval.

La présence d'un micropyle, l'existence dans les enveloppes de l'œuf d'un orifice destiné à livrer passage aux spermatozoïdes a été signalée chez beaucoup d'animaux. Mais on a confondu sous ce nom des formations diverses : l'organe que de la Valette St-Georges (45) a décrit sous ce nom, chez les Amphipodes, n'a rien de commun avec un micropyle; il ne siège pas dans l'enveloppe de l'œuf et constitue un organe embryonnaire dont la valeur morphologique est encore discutée. Rien ne prouve que le canal que l'on observe dans l'œuf des Najades, longtemps avant la ponte, et que Keber (46) a appelé un micropyle, serve réellement à l'entrée des zoospermes. En tous cas le corps lenticulaire que renferme ce canal et que Keber a pris pour un spermatozoïde, n'a rien de commun avec un élément spermatique. Il est douteux aussi que le canal que présente la zone pellucide de l'œuf des Holoturies et qui a été signalé pour la première fois par J. Müller (47) serve à la pénétration des zoospermes.

Les membranes striées, épaisses et molles, telles qu'on les trouve chez tous les échinodermes et chez beaucoup de vertébrés sont traversées avec la plus grande facilité par les spermatozoïdes et cela en n'importe quel point de la surface de l'œuf. L'on peut même se demander si les orifices que présentent les œufs de beaucoup de poissons sont nécessaires pour permettre l'entrée des zoospermes, depuis que Kupffer et Benecke ont démontré que, chez les Lamproies, où il existe un orifice micropylaire, les filaments spermatiques peuvent traverser la membrane de l'œuf en des points où il n'existe aucune ouverture préformée. Il en est autrement pour les œufs pourvus de membranes épaisses et résistantes telles qu'en présentent les œufs des insectes. Leuckart a démontré irréfutablement la nécessité de ces orifices pour permettre la pénétration des zoospermes et la fécondation des œufs. En ce qui concerne les poissons il est à remarquer que les conclusions de Kupffer et Benecke ne concordent nullement avec les observations de la plupart des auteurs. Calberla affirme que chez le *Petromyzon Planeri* il ne pénètre qu'un spermatozoïde et que c'est toujours et exclusivement par le micropyle que le zoosperme traverse la membrane de l'œuf. Ransom (58) a vu plusieurs fois un spermatozoïde pénétrer par le micropyle et cela chez plusieurs poissons osseux; enfin, Hoffmann (57) dans son récent mémoire dit que chez *Scorpœna, Julis* et *Crenilabrus* un zoosperme unique s'engage dans le *micropyle* pour gagner la surface du germe; il va jusqu'à dire que chez ces poissons il ne peut pas entrer plus d'un spermatozoïde à l'intérieur de l'œuf : " ..... *kann nicht mehr als Ein Spermatozoon in das Ei eindringen.* „

L'orifice de la membrane vitelline des nématodes a incontestablement pour but de permettre au spermatozoïde de pénétrer à l'intérieur de l'œuf. Partout où la membrane existe, elle oppose un obstacle infranchissable aux zoospermes. C'est ce que l'on peut conclure de ce fait que jamais un spermatozoïde ne pénètre dans l'œuf si ce n'est après s'être fixé, au préalable, au bouchon et avoir passé par l'orifice micropylaire. Ici la nécessité du micropyle résulte de deux circonstances, de la précocité de la formation de la membrane vitelline et du volume du zoosperme.

L'opinion que le zoosperme peut pénétrer dans le vitellus par n'importe quel point de sa surface est professée par Hertwig et par Fol, en ce qui concerne les Echinodermes. Ce dernier auteur a décrit sous le nom de " cône d'attraction „ un prolongement du corps plotoplasmique de l'œuf qui, s'engageant dans la zone pellucide, va à la rencontre du spermatozoïde; mais il admet que ce cône peut se produire en n'importe quel point de la surface du globe vitellin, que son lieu de formation dépend du point où le spermatozoïde qui doit féconder l'œuf s'est engagé dans la zône pellucide. Je soupçonne que ce cône d'attraction pourrait bien être le même organe ovulaire que j'ai appelé le bouchon d'imprégnation, qu'il se forme en un point déterminé de la surface du vitellus et que ce point, prédestiné à recevoir le zoosperme, répond à l'une des extrémités d'un axe organique qui existerait dans l'œuf des échinodermes, comme dans celui de nos ascarides. Ce qui tend à prouver qu'il en est ainsi c'est une observation importante faite par Selenka. Cet auteur constate qu'il existe chez le *Toxopneustes variegatus*, dès avant la fécondation, un point différentié de la surface du vitellus : il se distingue de tous les autres points par la présence d'une éminence que l'auteur appelle " *Dotterhügel* „. Ce point répond au lieu de formation du globule polaire. Presque toujours, dit Selenka, c'est dans l'éminence vitelline que s'engage le zoosperme. Il ajoute, il est vrai, que la pénétration peut se faire aussi par d'autres points. Mais l'on peut se demander si, ces derniers zoospermes concourrent réellement à la fécondation?

Flemming a confirmé, chez le *Toxopneustes lividus*, l'existence du *Dotterhügel* signalé par Selenka. Mais il ne s'est pas occupé de la question de savoir si c'est par ce point que le zoosperme pénètre.

Si l'on trouve peu de renseignements sur l'existence dans l'œuf des invertébrés d'un point différentié, prédestiné à recevoir le zoosperme, il existe, en ce qui concerne les vertébrés, des données positives de la plus haute valeur. Les faits que j'ai signalés chez l'ascaride du cheval présentent avec ceux que Calberla (48) et aussi Aug. Müller (49), Kupffer et Benecke (50) ont fait connaître chez les lamproies, les analogies les plus frappantes. D'après Calberla un seul et unique zoosperme pénètre dans le vitellus, chez le *Petromyzon Planeri;* il traverse un canal en forme d'entonnoir creusé dans la membrane de l'œuf, que Calberla appelle le *micropyle externe*. Cet orifice siège à l'une des extrémités du grand axe de l'ovoide ovulaire; il occupe le centre d'une portion de cette enveloppe, soulevée en forme de verre de montre. La concavité du verre de montre est occupée par un protoplasme clair et hyalin, dépourvu de granulations vitellines, qui s'étend en une mince couche sur tout le pourtour du vitellus et se prolonge d'autre part, vers l'intérieur de l'œuf, en formant un cordon solide renflé à son extrémité interne. Selenka a signalé l'existence d'une couche semblable chez le *Toxopneustes variegatus* et il admet aussi qu'au point où le zoosperme pénètre cette couche hyaline se continue vers l'intérieur de l'œuf. Calberla admet que ce cordon solide et homogène remplit une sorte de canal creusé dans la substance opaque du vitellus, suivant l'axe de l'œuf. Ce canal Calberla l'appelle le conduit spermatique (*Spermagang*), et son orifice externe est désigné sous le nom de *micropyle interne*. Le zoosperme, après avoir traversé le micropyle externe, pénètre dans le conduit spermatique et sa tête s'y transforme probablement en un pronucleus mâle, tandis que sa queue, qui reste engagée dans le micropyle externe bouche cet orifice et barre ainsi le passage à tout autre élément spermatique. Le verre à montre de Calberla

répond évidemment à notre région parapolaire; la couche
de protoplasme hyalin, qui remplit la concavité du verre
à montre, est représentée, chez l'*Ascaride megalocephala,* par
le disque polaire et le cordon hyalin du canal spermatique
est de tous points comparable à ce que j'ai appelé le bouchon
d'imprégnation.

De même que nous avons observé qu'au moment où un zoosperme vient se fixer au bouchon la membrane vitelline se
détache avec la plus grande facilité du vitellus sous-jacent
tout à l'entour du bouchon, qui reste engagé dans le micropyle,
de même Calberla a vu que chez la lamproie, au moment où le
filament spermatique arrive au contact du protoplasme, dans
le fond du micropyle externe, le vitellus se détache de la
membrane, tout autour du pôle d'imprégnation, et dans l'espace
qui se forme et qui ici s'étend progressivement vers le pôle
inférieur de l'œuf, s'accumule un liquide qui n'est autre que
de l'eau venue de l'extérieur.

Mais ici aussi un amas de protoplasme hyalin, en tous
points comparable à notre éminence de fixation reste engagé
dans le micropyle, pour conduire le spermatozoïde. Le cordon
hyalin reliant le micropyle interne au micropyle externe,
Calberla le désigne sous le nom de *Samenleidband.* Il continue, à travers l'espace périvitellin la masse protoplasmique
qui remplit le canal spermatique. Il saisit en quelque sorte
le zoosperme au moment où ce dernier gagne le fond du
micropyle externe et l'entraîne dans le corps de l'œuf. Nous
allons voir que le bouchon d'imprégnation remplit, chez
l'ascaride, la même fonction et, chez les lamproies comme chez
l'Ascaris du cheval, la substance du bouchon finit par rentrer
dans le vitellus. Calberla a vu que le corps et la pièce
moyenne du zoosperme sont seuls entraînés dans le vitellus,
que la queue du filament spermatique reste engagée dans le
canal micropylaire, de façon à boucher cet orifice et empêcher
par là l'entrée d'autres zoospermes. Nous allons voir que
chez l'Ascaris du cheval, la queue du zoosperme sert, elle
aussi, à fermer le micropyle.

Cette identité entre les phénomènes qui s'accomplissent au
pôle d'imprégnation chez un ascaris et chez une lamproie, le
fait que chez deux animaux aussi complètement différents il
existe un point prédestiné à recevoir le zoosperme, qu'il se
caractérise de la même manière chez l'un et chez l'autre, que
l'entrée des spermatozoïdes s'effectue de la même manière et
cela malgré les différentes énormes qui existent entre les
éléments fécondateurs de l'un et de l'autre animal, permet de
supposer que les particularités que j'ai décrites dans l'œuf de
l'ascaris se retrouveront dans d'autres groupes du règne
animal, peut-être même chez tous les animaux. Il y a plusieurs
années déjà, alors que je n'avais pas encore songé à m'occuper
des nématodes, j'étais arrivé, en étudiant l'œuf des mammifères
à des conclusions semblables. Chez le lapin, comme chez les
chauves souris, il existe, au pôle qu'occupait la vésicule germinative avant sa disparition, un amas de protoplasme hyalin
présentant les plus grandes analogies avec le cordon homogène
qui, chez les lamproies, remplit le canal spermatique. C'est
toujours dans cet amas bien délimité et qui forme au début
une légère saillie du globe vitellin, que se forme le pronucleus
mâle. Voir le travail que j'ai publié en commun avec Ch. Julin
sur la fécondation chez les chauves souris planche XXII,
figures 4, 6, 7 et 8 (51) et aussi mes recherches sur la formation des feuillets chez le lapin pages 140 et 141.

Von Baer (53) avait déjà vu que l'œuf des grenouilles
présente, après la ponte, au milieu de l'hémisphère pigmenté,
une tâche claire qui a l'apparence d'un trou. Von Baer l'a
désignée sous le nom de *Keimpunckt;* c'est la *Forea germi-
nativa* de Max Schultze (54). Van Bambeke (55) a découvert
qu'à cette tâche aboutit une trainée renflée à son extrémité
interne et formant ce qu'il l'appelle *la figure claviforme.* Cette
figure est peut-être encore homologue au *Spermagang* de
Calberla et par conséquent à ce que j'ai appelé le bouchon
d'imprégnation. S'il en est aussi, il y a lieu de supposer que,
chez les amphibiens comme chez les lamproies et chez les
mammifères, seul le spermatozoïde qui pénètre par le pôle

supérieur de l'œuf est appelé à opérer la fécondation. Cette conclusion paraît être en opposition avec les faits observés par Van Bambeke (37) et par Kupffer (38). Aussi bien chez des Urodèles que chez des Anoures plusieurs zoospermes pénètrent dans le vitellus. Mais j'ai fait observer plus haut que rien, dans les observations de ces auteurs, ne prouve la participation de plus d'un zoosperme à la formation du premier noyau de l'embryon. Il n'existe aucune observation sur la formation du premier noyau embryonnaire chez les Axolotl et chez les Crapauds. Rien ne prouve que chaque zoosperme fournit un pronucleus mâle; rien n'établit que les divers spermatozoïdes qui entrent dans le vitellus interviennent dans la formation du premier noyau embryonnaire. Il est possible que tous ces éléments spermatiques, à l'exception d'un seul, ne jouent qu'un rôle tout à fait accessoire, analogue á celui qui revient chez le Lapin, aux filaments qui s'accolent extérieurement au globe vitellin pour se confondre ultérieurement avec lui. Il est toujours permis de supposer que chez les Amphibiens comme chez les Cyclostomes, les mammifères et les nématodes un zoosperme pénètre par l'extrémité de l'axe ovulaire désigné chez les Batraciens sous le nom de *Keimpunckt* et que ce zoosperme seul engendre un pronucleus utile dans la figure claviforme.

Il est vrai, O. Hertwig affirme que, chez les Grenouilles, le noyau spermatique (pronucleus mâle) prend naissance à l'extrémité d'une traînée pigmentaire spéciale, distincte de la figure claviforme; elle part d'un point de la surface de l'œuf qui ne se confond nullement avec le point germinatif. Il existerait constamment chez ces Batraciens deux traînées pigmentaires; l'une d'elles préexisterait à la fécondation; à son extrémité inférieure se trouverait un résidu de la vésicule germinative, le pronucleus femelle (*Eikern*); c'est la figure claviforme de Van Bambeke. L'autre serait déterminée par le zoosperme fécondateur, qui, à son extrémité interne, donnerait naissance au pronucleus mâle. Le zoosperme actif ne pénètrerait donc pas par le *Keimpunckt* et le pronucleus mâle ne prendrait pas naissance dans la figure claviforme.

Van Bambeke lui aussi avait vu la traînée pigmentaire d'origine spermatique; il l'a décrite avant Hertwig et comme lui il a reconnu l'apparition d'un élément nucléaire à l'extrémité interne de cette traînée. Mais il ne pense pas que cet élément nucléaire intervienne dans la formation du premier noyau de l'embryon. L'hypothèse d'après laquelle cette traînée pigmentaire d'origine spermatique, unique chez les Grenouilles, serait l'équivalent de l'une des nombreuses traînées qui paraissent exister chez l'Axolotl et chez le Crapaud n'est donc pas écartée; il est possible que le pronucleus mâle qui contribue à la formation du premier noyau embryonnaire ne prend pas naissance à l'extrémité d'une semblable traînée; que les éléments nucléaires qui s'y forment n'ont qu'une existence éphémère et une importance très secondaire, voire même accidentelle, que le zoosperme véritablement actif pénètre par le *Keimpunckt* et que le pronucleus mâle proprement dit se forme dans la figure claviforme. Les observations faites chez les Lamproies d'une part, chez un Nématode de l'autre, tendent à établir que la fécondation de l'œuf est l'œuvre exclusive d'un zoosperme unique qui pénètrerait dans le vitellus par l'extrémité de l'axe organique de l'œuf. Les faits qu'a révélé l'étude de l'œuf des poissons osseux vient encore à l'appui de cette opinion. Ransom a reconnu le premier que le micropyle répond toujours au centre du germe. His a confirmé le fait pour le saumon et Hoffmann pour plusieurs autres poissons Téléostéens. Si, comme cela ressort des observations de Ransom et de Hoffmann la fécondation de l'œuf est l'œuvre du zoosperme qui pénètre par le micropyle, il est clair qu'ici aussi il y a prédestination d'un point déterminé de la surface du vitellus pour la réception du zoosperme et ici aussi ce point est l'une des extrémités de l'axe ovulaire. Il est à remarquer que, d'après Ransom et Hoffmann, c'est au pourtour de ce point que commence le retrait du vitellus et qu'apparait la chambre périvitelline.

III. Le spermatozoïde se fixe au bouchon d'imprégnation
par le milieu de ce que j'ai appelé son hémisphère céphalique.
J'ai montré plus haut que dans le spermatozoïde, comme dans
l'œuf, on peut distinguer un axe organique et physiologique;
la symétrie du zoosperme est semblable à celle de l'œuf
et tandis que l'une des extrémités de l'axe répond au milieu
de l'hémisphère céphalique, l'autre extrémité est représentée
par la pointe de la queue. J'ai désigné la première sous le
nom de pôle d'imprégnation; c'est en effet, par la région
avoisinant ce pôle que le zoosperme s'accole à l'éminence de
fixation de l'œuf. Au moment de la copulation des deux
éléments sexuels les axes du zoosperme et de l'œuf se placent
dans la prolongation l'un de l'autre et l'accolement se fait
par les pôles désignés sous le même nom.

Quand je caractérise de cette façon la position relative
de l'œuf et du zoosperme, au moment de la copulation, je n'entends nullement affirmer, que les axes des deux éléments
forment toujours ensemble une droite : les déviations accidentelles qui peuvent se présenter sont le résultat inévitable
des pressions que subissent les œufs aussi bien que les spermatozoïdes à l'intérieur des organes sexuels. Mais n'étaient
ces causes perturbatices externes, ces deux axes formeraient
ensemble une seule et même droite.

Je ne puis m'empêcher d'appeler ici l'attention sur d'autres
analogies bien remarquables entre le zoosperme et l'œuf.
L'un et l'autre sont partiellement recouverts par une membrane et leur protoplasme n'est à nu que suivant une région
limitée de leur surface. Si le zoosperme se fixe toujours et
exclusivement par son hémisphère céphalique, s'il ne réussit
à s'accoler qu'à l'éminence de fixation, c'est apparemment
parce que la présence de la membrane vitelline d'une part,
de la membrane caudale du zoosperme de l'autre, empêchent
l'union des produits sexuels par tout autre point de leur
surface. La composition stratifiée que je signalais plus haut
dans la constitution de l'œuf se retrouve tout aussi clairement
dans le spermatozoïde, dont la calotte hémisphérique peut être

11

comparée à la couche corticale de l'œuf. Peut-être ces analogies n'ont-elles aucune portée; il est difficile d'en voir la raison; mais j'ai cru néanmoins devoir les signaler.

Quand j'ai appliqué aux spermatozoïdes des nématodes les noms de *tête* et de *queue* je n'ai voulu par là affirmer qu'une chose, c'est que l'hémisphère granuleux du zoosperme des nématodes répond à l'extrémité antérieure des filaments spermatiques des autres animaux, que la papille constitue leur partie postérieure. Ce qui permet de soutenir ce rapprochement, c'est d'abord que lors de la copulation l'hémisphère granuleux se comporte vis-à-vis de l'œuf comme cette partie que l'on désigne sous le nom de *tête*, quand il s'agit de filaments spermatiques; c'est ensuite que le noyau siège dans l'hémisphère granuleux, de même que dans les filaments spermatiques il se trouve dans la tête. Il est suffisamment établi aujourd'hui que la tête, dans beaucoup de filaments spermatiques, peut-être même chez tous, comprend, indépendamment du noyau du spermatocyte, un revêtement protoplasmique complet, pour que l'on soit autorisé à comparer l'ensemble d'un zoosperme filamenteux à un spermatozoïde de nématode. Mais je n'entends nullement affirmer que l'hémisphère granuleux de ces derniers est exactement homologue de la tête d'un filament spermatique ordinaire et je n'essaierai d'établir aucun parallèle entre les parties constitutives des uns et des autres.

Le fait que les zoospermes des nématodes pénètrent dans le vitellus le gros bout en avant n'est pas nouveau. Meissner, Schneider et Leuckart ont signalé ce fait et il n'est pas douteux que ces derniers auteurs n'aient vu des zoospermes copulés. Je n'oserais pas affirmer qu'il en est de même de Nelson. La figure que Schneider a donnée et qui a été récemment reproduite dans le livre de Hensen (56) montre, à n'en pas douter, un zoosperme physiologiquement fixé à l'œuf et à moitié entré dans l'intérieur du corps ovulaire.

Aussitôt que le zoosperme est bien fixé au bouchon, son hémisphère céphalique change de forme : il s'applatit dans toute la partie de sa surface qui s'est accolée au bouchon et sa forme devient celle d'un segment de cylindre (pl. XI, fig. 40 et 41). Les figures 33 à 41 montrent les phases successives de cette transformation de la tête du spermatozoïde. Dans les figures 40 et 41 on voit la limite entre le zoosperme et le bouchon marquée par une ligne à peu près droite. Les faces latérales de la tête d'abord convexes en dehors prennent ensuite les caractères d'une surface cylindrique.

IV. Le bouchon d'imprégnation descend progressivement vers l'intérieur, entraînant avec lui le zoosperme qui se trouve fixé à lui par une surface répondant à peu près au diamètre du micropyle. Pendant ce mouvement de descente ou de pénétration du bouchon intimement uni au spermatozoïde, le disque polaire, sur tout le pourtour du bouchon, s'infléchit légèrement, de telle sorte que si, par l'imagination, on écarte le spermatozoïde, il reste à la place où il se trouvait fixé une fossette en forme d'assiette, dont le fond constitué par le bouchon est plan tandis que ses faces latérales, formées par la partie la plus interne du disque polaire sont évasées (fig. 41 et 42).

A un certain moment, la tête du zoosperme remplit en grande partie cette coupe; elle affecte fréquemment alors la forme que nous avons représentée figure 41; elle est appliquée par une face à peu près plane contre le fond de la coupe, par des faces latérales obliquement coupées, contre la portion infléchie du disque polaire.

La figure 41 montre qu'il règne tout autour de la portion fixée de la tête du zoosperme un sillon circulaire limité en dedans par la portion libre des faces latérales de la tête et en dehors par le disque polaire.

L'on ne peut examiner avec attention une série d'œufs montrant le spermatozoïde partiellement engagé dans le vitellus sans acquérir la conviction, qu'au stade que nous considérons, la portion engagée de la tête exécute des mouvements amœboïdes très actifs. C'est probablement grâce à

la contractilité de son protoplasme céphalique qu'un zoosperme
peut pénétrer dans l'œuf en passant par un micropyle, dont
le diamètre est parfois inférieur à celui de la tête elle-même.
(pl. XII, fig. 45 et 46, œufs traités par l'acide osmique, montés dans la glycérine, sans coloration préalable; pl. XI, fig. 35
et 36 acide osmique, picrocarmin, glycérine). Aussitôt qu'une
partie de la tête a pénétré, elle prend les formes les plus
variées; témoin les figures de la planche XII; elle s'insinue
entre la membrane vitelline et le disque polaire, s'étale à la
face interne de cette membrane et soulève les bords de
l'orifice micropylaire. Tout l'hémisphère céphalique finit par
passer à travers le micropyle et, à ce moment, le bord
libre de la membrane vitelline répond à peu près au bord
de ce que j'ai appelé plus haut la coupe du zoosperme
(fig. 48 et 49, pl. XII). A ce moment la membrane vitelline
se met en continuité de substance avec la membrane qui
entoure toute la portion caudale du spermatozoïde; la membrane de l'œuf et la membrane du zoosperme n'en font plus
qu'une, l'une venant compléter l'autre; le micropyle est fermé
par l'intercalation de la membrane du spermatozoïde dans
celle de l'œuf, et l'accès du vitellus est désormais fermé à
tout autre élément spermatique. Tandis que le spermatozoïde
parait encore en dehors de l'œuf par toute sa portion caudale,
en réalité il se trouve déjà tout entier dans la cavité commune circonscrite par les deux membranes confondues en une
seule. Cette membrane je propose de l'appeler *la membrane
oro-spermatique.*

Aussitôt que l'orifice micropylaire s'est fermé la tête du
zoosperme tend à reprendre sa forme hémisphérique. Les
figures 50 à 55 montrent les phases successives de cette
rétraction. Dans l'immense majorité des cas le protoplasme
de la tête du zoosperme se décole de la membrane ovo-spermatique, de telle sorte qu'un espace à section triangulaire
apparaît tout autour de la tête du zoosperme; d'autre fois
le décolement se fait d'un côté seulement. Quelquefois l'espace
triangulaire résulte de ce que le zoosperme affecte l'une des

formes très compliquées que j'ai représentées figures 50 et 51. Mais le plus souvent l'espace dont je viens de signaler l'apparition est limité suivant une de ses faces par le corps protoplasmique du zoosperme, suivant la seconde par le disque polaire, suivant la troisième par la membrane ovospermatique.

Telles sont les conclusions d'un grand nombre d'observations faites en partie sur le frais, en partie sur des œufs traités par les diverses méthodes indiquées plus haut. La description sommaire d'un certain nombre de figures typiques servira à démontrer les faits sur lesquels ces conclusions s'appuient.

Planche XI. Figure 39. La membrane vitelline est trèslégèrement soulevée suivant les bords du micropyle, par lequel sort une substance claire, formant l'éminence de fixation; elle est largement et intimement unie à la tête du zoosperme. (Acide osmique, picro-carmin, glycérine, 1/12 Imm. hom. Zeiss; chambre claire.)

Figure 40. Les bords du micropyle ne sont pas relevés. Par le micropyle proémine la masse claire du bouchon d'imprégnation qui occupe le milieu du disque polaire. Dans la substance du bouchon et jusques dans l'éminence de fixation se voient des éléments figurés du vitellus. (Acide osmique, picrocarmin, glycérine, 1/12 Imm. hom. Zeiss; chambre claire.)

Planche XII. Figure 46a. La moitié environ de la masse protoplasmique de la tête est entrée. Un étranglement divise la tête en deux parties. L'interne est plus foncée et bien colorée; l'autre qui est encore en dehors de l'œuf est plus pâle et moins colorée. Une ligne transversale très nette au niveau de l'étranglement; elle répond au bord libre de la membrane vitelline; elle est l'indice du micropyle. Une seconde ligne transversale se projetant sur le noyau est le bord de la coupe caudale du zoosperme. Une troisième marque la limite entre la coupe et la papille. (Acide nitrique 3 °/₀; carmin boracique, glycérine, 1/12 Imm. hom. Zeiss; chambre claire.)

Figure 45a. Cette figure représente à peu près le même

stade de la pénétration. Les limites de la coupe sont beaucoup moins nettes. (Acide nitrique 3 °/₀; carmin boracique, glycérine, 1/12 Imm. hom. Zeiss; chambre claire.)

Figure 47. La partie de la tête qui est engagée s'est insinuée entre la membrane vitelline et la plaque d'imprégnation. Elle s'est étalée en éventail. On distingue nettement le bord du micropyle et aussi celui de la coupe caudale. Le contour de la coupe est marqué par une ligne plus foncée que celui de la papille. Une partie notable de la tête se trouve encore en dehors du micropyle. (Ac. osm. picrocarmin, glycérine, 1/12 Imm. hom. Zeiss; chambre claire.)

Figure 48. Tout l'hémisphère céphalique a pénétré; le bord micropylaire se confond avec le bord de la coupe caudale du zoosperme. A raison du diamètre relativement peu considérable du micropyle un étranglement très marqué sépare la tête de la queue du zoosperme. Toute la tête forme éventail : ses faces latérales sont adjacentes à la membrane vitelline. (Ac. osm. picrocarmin, glycérine, 1/12 Imm. hom. Zeiss; chambre claire)

Figure 49. Même stade que le précédent. La face profonde de la tête est très irrégulière; elle se moule au milieu sur une sphère hyaline; sur les cotés sur des gouttelettes homogènes. La limite entre la coupe et la papille est bien visible. (Même mode de préparation et même grossissement que les stades précédents.)

Figure 50. Le zoosperme en grande partie engagé a commencé à se décoler de la membrane vitelline, dont le bord est relevé, de façon à former une sorte de cône tronqué. Un espace à section triangulaire, parfaitement homogène, se voit tout autour du spermatozoïde. (Ac. osm., picrocarmin, glycérine; 1/12 Imm. hom. Zeiss; chambre claire.)

La figure 51 représente un stade très semblable au précédent; cependant la forme de la tête est toute différente. Sa face profonde répond au bouchon d'imprégnation, ses faces latérales au disque polaire infléchi. La tête du zoosperme remplit, au milieu du disque, la place antérieurement occupée par le bouchon. Cela se voit tout aussi clairement dans la figure 52 qui est intéressante en ce qu'ici, par suite du changement de forme de la tête, nous passons à des stades comme ceux qui ont été représentés dans les figures 42 et 53. Ces figures montrent l'espace clair qui entoure la portion rentrée du zoosperme délimité en dedans par ce dernier, en dehors par la membrane vitelline et en bas par le disque polaire. Si l'on compare entre elles les figures 50, 51 et 52, qui toutes trois montrent très nettement la ligne suivant laquelle s'est faite la soudure entre la membrane vitelline et la membrane de la coupe du zoosperme, il semble que l'on doive admettre une rétraction progressive de la membrane qui entoure la queue du zoosperme, comme si cette membrane était à la fois malléable et élastique. Les figures 51, 52 et 53 sont dessinées comme les précédentes à la chambre claire et toutes au même grossissement (1/12 Imm. hom. Zeiss.), d'après des préparations à l'acide osmique, colorées par le picrocarmin et montées dans la glycérine. Il en est encore de même des figures 54, 55 et 56 qui sont fort instructives. Dans ces trois cas la membrane du zoosperme s'est confondue avec celle de l'œuf, suivant le bord libre de cette dernière, au niveau du micropyle. Le décollement du spermatozoïde s'est fait d'un côté seulement, de sorte qu'un espace périspermatique s'est constitué d'un côté seulement. Dans la figure 56 cet espace parait encore bien séparé du vitellus et l'on pourrait supposer qu'il est rempli d'un liquide homogène, qui n'a rien de commun avec le corps protoplasmique de l'œuf. Mais la figure 54 et surtout la figure 55 montrent cet espace envahi par le vitellus. Ces images sont des plus intéressantes à un autre point de vue : elles démontrent de la façon la plus évidente la participation de la membrane spermatique à la formation de l'enveloppe, close de toutes parts, qui renferme dès à présent œuf et spermatozoïde. Elles justifient pleinement la dénomination de membrane *ovo-spermatique* que j'ai donnée à l'ensemble formé par la membrane vitelline soudée à l'enveloppe du zoosperme.

La série des figures 57 à 61 représentent des zoospermes

altérés par un séjour prolongé, sur porte-objet, dans ce serum artificiel de Kronecker. Des images semblables se rencontrent fréquemment aussi, quand on examine des œufs, dans le liquide cavitaire de l'ascaride abandonné à la température ordinaire pendant quelques heures, pendant 24 heures par exemple, après la mort du cheval dont il provient.

La figure 57 montre un spermatozoïde récemment fixé à l'éminence de fixation ou portion externe du bouchon d'imprégnation. Il s'est formé par imbibition, dans la substance protoplasmique hyaline du bouchon, de grandes vacuoles. Je considère cette figure comme représentant une altération *post mortem* d'une image semblable à celle que j'ai représentée figure 39, d'après une préparation faite en traitant les œufs tout frais par l'acide osmique. La figure 57 a été dessinée à la chambre claire; obj. 8 de Hartnack. En suivant le même œuf pendant longtemps, j'ai vu les vacuoles représentées dans le bouchon (fig. 57) grandir lentement et le spermatozoïde être progressivement écarté de l'œuf.

La figure 58 représente, d'après le frais et peu altéré, un stade de pénétration voisin de celui que j'ai dessiné figure 53, d'après une préparation à l'acide osmique. (Imm. 10 de Hartnack, chambre claire.)

Les figures 59, 60 et 61 représentent, profondément altérés, par l'imbibition du spermatozoïde, des stades voisins de ceux que j'ai représentés figures 45, 46 et 47 d'après des préparations à l'acide osmique. Il faut tenir compte que le grossissement est différent. Les figures 59, 60 et 61 ont été dessinées à la chambre claire, combinée au 10 à immersion de Hartnack. Je considère les images représentées figures 59 et 60 comme montrant les premières phases d'un processus d'altération qui atteint son apogée dans la figure 61. De semblables altérations se produisent fréquemment sous les yeux de l'observateur.

En examinant les figures 46a et 47 on remarque que la portion de l'hémisphère céphalique qui a pénétré dans l'œuf a une toute autre apparence que celle qui se trouve encore en dehors du micropyle. La portion de la tête qui n'est pas encore entrée se colore beaucoup moins énergiquement; elle est aussi formée d'un protoplasme moins réfringent. Les limites de ces portions céphaliques sont très nettement marquées d'une part par le contour du micropyle, d'autre part par celui de la coupe caudale du zoosperme. Les figures 59 et 60 montrent aussi très distinctement deux parties con-stitutives de l'hémisphère céphalique; les figures 58 et 59 semblent indiquer que les différences dans l'aspect et les propriétés de ces deux portions de l'hémisphère ne dépendent pas exclusivement de la pénétration ou de la non pénétration. Le noyau du zoosperme se trouve d'ordinaire vers la limite entre la portion pâle que j'appellerai la " *pièce intermédiaire* „ et la portion foncée que je désignerai sous le nom de " *pièce terminale* „; il est cependant plus fortement engagé dans la pièce intermédiaire, quelquefois même complètement logé dans cette partie du zoosperme. Des images comme celles que nous avons représentées figures 59 et 60 montrent que la substance de la pièce intermédiaire a une tendance toute particulière à donner lieu à des phénomènes d'imbibition; le contour externe se soulève sur tout le pourtour de la pièce intermédiaire. Il semble qu'il existe une véritable membrane, se continuant d'une part avec la membrane vitelline, suivant le bord libre de cette membrane, au niveau du micropyle, d'autre part avec la membrane spermatique le long du bord libre de la coupe. Le liquide qui s'accumule dans la couche corticale de la pièce intermédiaire imbibe aussi la substance interfibrillaire de la pièce intermédiaire; car le volume de cette portion de l'hémisphère céphalique s'accroît considérablement, et il semble que les nodosités des filaments moniliformes du protoplasme s'écartent les unes des autres, que ces filaments finissent par se rompre et se désagréger. Cela parait résulter clairement de l'examen d'images très fréquentes comme celle que j'ai représentée figure 61. La pièce intermédiaire s'est gonflée en une immense gouttelette sur l'une des faces latérales de laquelle

se trouve insérée la queue du zoosperme; la pièce terminale
de ce dernier se trouve engagée dans l'orifice micropylaire
considérablement distendu. Des granulations protoplasmiques
de la pièce intermédiaire les unes, entourant le noyau, sont
adjacentes à la pièce terminale, les autres se trouvent à la
base de la coupe. Cette grosse gouttelette est-elle délimitée
par une membrane circonscrivant un espace rempli de liquide?
les images 59 et 60 s'expliquent-elles en ce sens, qu'elles
résulteraient d'un soulèvement déjà très accusé d'une membrane dont la pièce intermédiaire serait pourvue? du liquide
s'amasse-t-il entre cette membrane et le protoplasme? Je ne
le pense pas. Tout le phénomène produit la même impression
que s'il s'agissait du gonflement par imbibition d'une substance
comparable à de la gomme. Dans mon opinion c'est la substance interfibrillaire du protoplasme qui s'imbibe peu à peu
après la mort, gonfle et donne lieu à la formation non d'une
vésicule, mais d'une goutte visqueuse.

La figure 60 montre que ce n'est pas seulement la pièce
intermédiaire qui peut ainsi s'imbiber, mais aussi la pièce
terminale. Or, il n'existe pas plus de membrane à la face
externe de la pièce terminale que sur les faces latérales de
la pièce intermédiaire.

Il se produit des phénomènes d'imbibition analogues chez
des zoospermes non encore copulés. Les figures 20 et 21
(pl. XI) montrent des zoospermes libres, altérés par imbibition.
J'ai déjà exprimé plus haut l'opinion que l'on ne peut nullement conclure d'images semblables à l'existence d'une membrane autour de l'hémisphère céphalique des zoospermes.

Mais l'on peut je crois légitimement conclure d'images
comme celles que j'ai représentées figures 59, 60 et 61 que
la substance interfibrillaire du protoplasme du zoosperme
constitue en quelque sorte le ciment par lequel se fait la
réunion des bords de la membrane vitelline à la coupe spermatique.

Les préparations d'œufs traités par l'alcool au tiers, colorés
par le carmin boracique et montés dans la glycérine sont de

la plus haute utilité en ce qu'elles confirment d'une manière
éclatante quelques-uns des conclusions formulées plus haut,
particulièrement en ce qui concerne l'existence de la membrane spermatique et l'occlusion du micropyle par soudure de
la membrane vitelline avec la membrane spermatique. Par
l'action de l'alcool au tiers la membrane spermatique se décole
fréquemment du protoplasme sous jacent et la membrane
vitelline se détache du disque polaire; en même temps le
zoosperme déjà fixé au bouchon est éloigné du vitellus, comme
s'il se trouvait entre ces parties une substance particulière
jouissant de la propriété de gonfler énormément par l'action
de l'alcool au tiers. Un espace artificiel, souvent très étendu,
se constitue au pôle d'imprégnation entre le disque et la
membrane vitelline. Dans les cas où celle-ci se trouvait déjà
soudée à la membrane spermatique, cette dernière intervient
dans la délimitation de cet espace, dans lequel se voit alors
le spermatozoïde plus ou moins écarté de la surface du vitellus.
Presque toujours cependant il reste relié au milieu du disque
polaire par quelques filaments dont il sera question plus loin.
Ce n'est qu'exceptionnellement qu'il reste accolé et intimement uni au bouchon.

Jamais un semblable soulèvement de la membrane vitelline
ne se produit en aucun autre point de la surface de l'œuf et,
chose bien remarquable, les phénomènes dont il vient d'être
question ne se produisent que pour autant que le zoosperme ne
soit pas encore profondément engagé dans le vitellus, comme
c'était le cas pour ceux que j'ai représentés figures 71, 72, et 76.
A partir du moment où la papille terminale du zoosperme, fait
seule encore saillie à la surface de l'œuf, la membrane vitelline
a complètement perdu la propriété de se soulever et de donner
lieu, autour du pôle d'imprégnation, à la chambre périspermatique artificielle.

Je passe à la description objective de quelques images
justificatives.

Figure 64. Cette figure nous montre sous un aspect un peu
différent, résultant de la différence des méthodes employées

le même stade que j'ai représenté figure 35. La tête du zoosperme n'a encore traversé ni en tout, ni en partie, l'orifice micropylaire.

Figure 65. La membrane vitelline est restée appliquée sur le vitellus; le zoosperme se trouve légèrement écarté du bouchon; la membrane spermatique a été soulevée. On distingue nettement la partie de la membrane qui se trouvait appliqué sur la coupe de celle qui recouvrait la papille. Il paraît y avoir déjà continuité entre la membrane vitelline et la membrane spermatique, sur le pourtour de la tête fortement applatie et bouchant exactement l'orifice micropylaire. (Alcool au tiers, carmin boracique, glycérine, 1/12. Imm. hom. Zeiss; chambre claire. Mêmes renseignements pour la figure 64 et les figures 66, 67, 68, 69, 70, 73. 74, 75 et 76 dont il va être question. Toutes ces figures sont dessinées au même grossissement.)

Figure 66. Même stade que le précédent; mais ici la membrane vitelline a été soulevée, de même que la membrane spermatique, qui s'est décolée de toute la surface du zoosperme. Les deux sont en continuité l'une avec l'autre et délimitent ensemble un espace périspermatique très étendu, dans lequel se voit le spermatozoïde libre de toute membrane.

Figure 67. Le zoosperme est vu obliquement; la membrane spermatique ne s'est pas décollée, tandis que la membrane vitelline délimite extérieurement un espace rempli de liquide.

Figure 68. Le spermatozoïde se trouve légèrement écarté du vitellus, comme c'est aussi le cas dans les figures 65, 66 et 67. Cet écartement résulte de l'action de l'alcool : l'image représentée montre l'altération produite par ce liquide sur des stades comme ceux que j'ai représentés figure 58 (d'après le frais) et figures 42 et 53 (ac. osmique). La membrane spermatique est restée unie au corps protoplasmique sous-jacent; elle est en continuité avec la membrane vitelline qui délimite extérieurement l'espace triangulaire que l'on observe sur le frais (fig. 58) et dans les préparations à l'acide osmique (fig. 42, 53 et autres).

Figure 69. Même stade que le précédent. Mais le zoosperme est resté fixé sur le vitellus, auquel il est intimement uni suivant une surface très étendue.

Figure 70. Même stade que ceux qui sont représentés dans les figures 68 et 69; mais l'on constate ici une distention plus considérable de la membrane vitelline. Cette figure montre une particularité assez fréquente dans les préparations à l'alcool : La papille caudale est entourée par une sorte de cornet très délicat, finement granuleux, légèrement strié transversalement, qui reproduit assez bien la forme de la papille. Ce cornet est-il formé par la membrane soulevée et détachée de la papille? Il semble qu'il en est ainsi. Mais je ne pense pas qu'il s'agisse ici d'autre chose que d'une altération accidentelle, car on ne voit jamais rien de semblable ni sur le frais, ni dans les préparations à l'acide osmique, ni dans les préparations à l'acide nitrique.

Figure 73. Image très semblable à la précédente, mais qui montre nettement la continuité entre la membrane vitelline et la membrane spermatique décollée.

Figure 74 et 75. Le spermatozoïde a été fortement écarté de la surface du vitellus et occupe une chambre périspermatique très étendue. Dans la figure 74 on distingue encore assez bien la partie de la membrane délimitant cette chambre qui vient du zoosperme (membrane de la coupe), de celle qui dérive de l'œuf.

Le seul auteur qui ait figuré des altérations de l'œuf, résultant de l'action des réactifs employés, au moment de l'entrée du zoosperme, rappellant celles que je viens de décrire c'est Fol. Il a représenté planche V, figure 13, 14 et 15 de son grand mémoire, trois phases de la pénétration du zoosperme dans le vitellus et du soulèvement de la première membrane vitelline chez *Toxopneustes,* d'après des œufs coagulés quelques instants après la mise en présence des œufs et du sperme, par l'acide acétique à 2 °/₀ et traités ensuite par l'acide osmique à 1 °/₀.

La remarquable analogie que présentent les figures de Fol,
surtout sa figure 14, avec celles que je publie donnent une
forte présomption en faveur de l'idée que j'ai exprimée plus
haut relativement à la différentiation de l'œuf au pôle d'imprégnation et l'existence, dans l'œuf des échinodermes, d'un axe
organique et physiologique préalablement à la fécondation.

La concordance de mes observations et de celles de Fol avec
celles de Aug. Müller, de Calberla, de Kupffer et de Benecke,
au sujet des faits qui s'accomplissent normalement au pôle
d'imprégnation chez les lamproies mérite d'être signalée encore
ici. Je pense en effet, que cette prédisposition que l'on constate chez nos Ascaris, au soulèvement de la membrane
vitelline dans toute la région avoisinant le pôle d'imprégnation, d'où résulte, sous l'influence de certains réactifs, la formation d'une chambre périspermatique artificielle ou d'espaces
tels que les ai figurés 35, 36 et 37, doit être interprêtée en
ce sens qu'il apparait ici *virtuellement* un espace périvitellin
dans la région correspondante à celle où, chez les échinodermes,
et chez les lamproies, ce même espace apparait *effectivement*.
Si l'on jette un coup d'œil comparatif sur la figure 14 (pl. V)
de Fol, les figures 2, 3, 4, 5 et 7 de Kupffer et Benecke, la
figure 5 de Calberla, on reconnaitra que l'espace périvitellin,
tant chez les échinodermes que chez les lamproies, se forme
en quelque sorte en deux phases et que cet espace se constitue
de deux portions. L'une relativement peu étendue règne tout
autour du point par lequel se fait la pénétration; l'autre intéresse le reste de la surface du vitellus. Il semble même que
ces deux espaces peuvent avoir, à un moment donné, une
existence indépendante (voir la figure 5 de Calberla et la
figure 7 de Kupffer et Benecke). Ces figures montrent que
le vitellus est encore en continuité avec la membrane vitelline
suivant un cercle dont le centre répond au pôle d'imprégnation; en dedans et en dehors de ce cercle le vitellus est déjà
en retrait. Je pense que la partie de la surface du vitellus
qui se trouve en dedans de ce cercle répond à la région
parapolaire ou au disque polaire des nématodes. La membrane

vitelline a, chez ces vers, une grande tendance à se décoler du vitellus, pour les mêmes motifs qui font que chez les lamproies la cavité périvitelline se forme suivant la région circonscrite par ce même cercle, avant de se former ailleurs.

Il est remarquable aussi que Calberla, Kupffer et Benecke ont observé dans cette partie de l'espace périvitellin des filaments radiés reliant le vitellus à la face interne de la membrane soulevée. Peut-être y aurait-il lieu de rapprocher ces filaments de ceux que j'ai représentés dans un grand nombre de figures telles que 73, 74 et 75. Le groupe médian formé par des cordons plus considérables pourrait peut-être être comparé au *Samenleitband* de Calberla, les filaments périphériques plus grêles aux *Protoplasmafäden* du même auteur. Le fait qu'il s'agit certainement dans mes figures d'éléments altérés ne prouve rien contre ce rapprochement. Ils existent de la façon la plus évidente dans les préparations à l'alcool; cela prouve qu'il existe dans l'œuf vivant des dispositions normales qui déterminent les apparences représentés dans les figures 73, 74 et 75. J'y reviendrai d'ailleurs plus loin. Ransom a observé il y a longtemps que chez les poissons osseux la chambre périvitelline apparait tout d'abord autour du centre du germe, qui répond au pôle d'imprégnation. Hoffmann vient de confirmer ce fait chez plusieurs Téléostéens marins.

Avant de quitter ce sujet je veux ajouter encore que je considère l'espace triangulaire que j'ai représenté notamment dans les figures 42, 52, 53, 56 et 58 comme représentant un espace périvitellin rudimentaire, si je puis ainsi m'exprimer. Cet espace n'a ici qu'une existence temporaire et transitoire; il est bientôt envahi par le vitellus.

V. Le spermatozoïde pénètre de plus en plus profondément dans l'intérieur du vitellus; il arrive bientôt un moment où seule la papille terminale de la queue du zoosperme forme encore un légère saillie à la surface externe de l'œuf. Voyez les figures 55, 56, 62, 71, 72, 76, 63, 78. Cette saillie

devient de moins en moins saillante, elle finit par disparaître
à son tour et il ne reste plus alors, dans la membrane, qu'une
cicatrice de forme circulaire (fig. 63, 80 et 81). Il semble, si
l'on examine des images comme celles que nous avons représentées figure 80 et 81 qu'il y ait encore dans la membrane
un trou et que l'extrémité de la queue du zoosperme bouche
ce trou. En fait ce trou n'existe pas; la membrane mince et
probablement molle qui entourait la papille du zoosperme est
tendue en travers du trou et elle se continue par ses bords
avec la membrane qui entoure le vitellus. Cette membrane
se rétracte progressivement au fur et à mesure que la papille
pénètre à la suite du zoosperme; de sorte que le diamètre de
la cicatrice diminue progressivement. Il ne reste bientôt plus
qu'une petite figure circulaire comme je l'ai représenté figure 80
et 81. Le zoosperme reste fixé pendant longtemps par un petit
épatement terminal de l'extrémité de sa queue (fig. 63).

Dans certaines préparations soit à l'alcool (fig. 71), soit à
l'acide nitrique (fig. 78), l'on voit à l'extérieur de la cicatrice
un petit amas finement granuleux, renfermant quelquefois un
globule réfringent; il paraît dépendre de la queue du zoosperme
et semble être éliminé. Je ne pourrais affirmer si oui ou non
il se produit une élimination quelconque pouvant rappeler le
cône d'exsudation de Fol. Des images comme celle que j'ai
représentée figure 73 démontrent clairement que la membrane
de la papille caudale du zoosperme est parfaitement isolable
dans la plus grande partie de son étendue. En est-il de même
pour l'extrême bout? je n'oserais l'affirmer.

VI. La substance protoplasmique du zoosperme acquiert,
au moment où il se fixe au bouchon, avant de s'engager dans
le vitellus, mais surtout après la pénétration, des propriétés
toutes particulières : 1° elle acquiert une remarquable affinité
pour toutes les matières colorantes, alors que les spermatozoïdes
libres ne montrent aucune affinité pour ces mêmes matières;
2° les granules nodaux des fibrilles protoplasmiques, relativement volumineux et très brillants dans les spermatozoïdes

libres, deviennent beaucoup plus petits et, en général, très peu
distincts dans les zoospermes copulés. Souvent même il devient
impossible de les distinguer et le protoplasme devient homogène, au moins en apparence, plus sombre et plus réfringent;
3° la direction générale des filaments protoplasmiques se
modifie. Dans l'immense majorité des zoospermes libres on
distingue, dans l'hémisphère céphalique, deux systèmes de
stries : les unes radiaires, les autres concentriques. Dans les
zoospermes en copulation les stries sont d'ordinaire les unes
perpendiculaires à la surface de fixation, les autres parallèles
à cette surface (fig. 39, 40, 41, 42, 47, 56, 64, 65, 66, 68,
70, 74, 75).

Je vais donner quelques renseignements plus détaillés sur
chacun de ces points.

Toutes les préparations à l'acide nitrique, à l'acide acétique
ou à l'alcool, coloriées par le carmin boracique, les matières
d'anhyline ou le picrocarmin, démontrent avec une évidence
frappante le changement qui se produit, au moment de la fixation du zoosperme, dans les propriétés du corps protoplasmique
de cet élément. Il n'est pas possible de faire une préparation
d'œufs utérins, sans que cette préparation montre, en même
temps qu'un grand nombre d'œufs imprégnés, des quantités de
spermatozoïdes libres. Tandis que le corps protoplasmique de
ces derniers ne renferme pas trace de matière colorante, l'hémisphère céphalique et le revêtement protoplasmique de la
queue de tout spermatozoïde copulé, qu'il ait ou non pénétré
dans l'œuf, se montrent colorés en rose, en bleu ou en violet,
suivant la matière colorante employée. Cependant la papille a
moins d'affinité pour le carmin que la tête et la coupe, tant
qu'elle fait saillie à la surface de l'œuf (fig. 73, 74 et 75);
mais dès que l'éminence papillaire a disparu la papille se
colore comme le reste (fig. 78, 80 et 81). Il faut donc bien
admettre qu'il se produit au moment de la copulation du
zoosperme et de l'œuf un changement chimique du corps
protoplasmique du spermatozoïde, changement qui atteint son
apogée quand il est complètement entré.   12

Les figures 45 et 46 sont très instructives en ce qu'elles montrent bien la différence qui se manifeste dans la structure du protoplasme au moment de la pénétration. J'ai cherché à rendre aussi exactement que possible, dans les dessins *b* et *c*, l'aspect de deux spermatozoïdes libres se trouvant à côté du spermatozoïde copulé représenté figure 45*a*, et en 46*b*, un spermatozoïde libre placé à côté du spermatozoïde copulé 46*a*. Toutes ces figures 45 *a*, *b*, *c* et 46 *a* et *b* sont dessinées au même grossissement (Imm. hom. 1/12 de Zeiss, chambre claire) d'après une même préparation. Les œufs et les zoospermes ont été traités sur porte objet par l'acide osmique à 1 °/₀ et montés dans la glycérine sans coloration préalable. D'habitude les préparations au baume sont encore plus démonstratives à cet égard. Les dessins 43 et 44 représentent des zoospermes copulés, montés dans le baume, après éclaircissement par la créosote. Des zoospermes libres de la même préparation montraient plus clairement encore que ceux que j'ai dessinés figures 18, 19, 27, 28 et 29, les fibrilles moniliformes treillissées de l'hémisphère céphalique.

La netteté des granulations dans les zoospermes copulés dépend cependant, jusqu'à un certain point, de la méthode employée. Si l'on colore par le picrocarmin, après une action très passagère de l'acide osmique, la différence entre les spermatozoïdes libres et copulés, d'une même préparation, est beaucoup moins apparente qu'en employant n'importe quelle autre méthode.

Je dois ajouter que cette différence se constate aussi très bien sur le vivant.

La plupart des méthodes auxquelles j'ai eu recours accusent d'autre part une différence manifeste, au point de vue qui nous occupe, entre la pièce terminale et la pièce intermédiaire de la tête du zoosperme. Cette différence est surtout très évidente dans les préparations à l'alcool : la plaque terminale est beaucoup plus homogène que la pièce intermédiaire (fig. 65, 66, 68, 69, 70, 71, 73, 74 et 75). Cette différence se marque davantage après la pénétration du spermatozoïde. Elle se

remarque aussi dans des préparations faites par d'autres
méthodes (fig. 45 et 46) et même sur le frais (fig. 58 et 59).

En ce qui concerne l'arrangement particulier des granules ou
renflements nodaux des fibrilles treillissées du protoplasme, au
moment de la copulation, j'ai à ajouter seulement qu'il se
produit dans la direction des fibrilles des modifications qui
sont en rapport avec la forme générale de la tête du zoosperme. C'est ce que montrent bien les figures 47, 48, 49, 50
et 51; la tête est ici développée en un éventail et les rangées
de points nodaux sont alors dirigées radiairement.

VII. Le noyau du zoosperme subit, au moment de la copulation, une modification très apparente, surtout sur le vivant
et dans les préparations non colorées : *il devient beaucoup
moins réfringent* au moment où le spermatozoïde se fixe. Dans
les zoospermes libres il apparait distinctement sous la forme
d'un globule *très-brillant;* immédiatement après il devient pâle
et il est alors beaucoup plus difficile à voir. (Comparez dans
les figures 45 et surtout 46 les zoospermes libres aux spermatozoïdes copulés.) On remarque en outre dans les préparations
colorées que le noyau apparait beaucoup moins distinctement
après la copulation qu'avant; il se charge moins fortement de
matières colorantes.

N'y a-t-il pas lieu de rapprocher ce fait de celui que je
signalais plus haut en ce qui concerne le changement qui se
produit dans l'affinité du protoplasme pour le carmin et les
matières d'anhiline? Est-ce que l'un des phénomènes n'est pas
la cause de l'autre?

Les deux phénomènes sont concommittants : au moment où
le noyau devient moins réfringent et qu'il perd en partie son
affinité pour les matières colorantes, le protoplasme du zoosperme acquiert lui la faculté de fixer ces matières colorantes,
faculté qu'il ne possédait pas auparavant. Il semble qu'une
partie de la substance chromatique du noyau se dissout dans
le protoplasme cellulaire et la circonstance que le noyau perd

en même temps, du moins en partie, son pouvoir chromatique
indique clairement que cet élément nucléaire ne se constitue
pas exclusivement de chromatine, mais que le petit nucléus
est formé d'une stroma achromophile combiné à une substance
chromophile. Le protoplasme du zoosperme copulé se constitue
lui aussi d'une substance achromophile (le protoplasme primitif)
uni à une certaine quantité de substance chromophile et
celle-ci est probablement d'origine nucléaire.

Il y a lieu dès lors de se poser la question de savoir si ce
stroma nucléaire achromophile diffère essentiellement du protoplasme cellulaire. La portée du fait que je signale ici, au
point de vue de la théorie de la cellule, et notamment des
rapports organiques qui existent entre le corps de la cellule
et son nucléus n'échappera à personne.

Il y a lieu de faire remarquer aussi que la dissémination
de la substance chromophile dans le protoplasme cellulaire se
fait avec une remarquable rapidité : jamais je n'ai vu un seul
zoosperme où l'intensité de la coloration fût décroissante du
centre vers la périphérie.

Lors de la dissémination de la chromatine dans le protoplasme, les granules et les fibrilles treillissées ne deviennent
pas plus distinctes, au contraire. Cela semble indiquer que la
chromatine se répand, non pas dans les éléments figurés du
protoplasme, mais au contraire dans la substance interfibrillaire. Elle parait soluble dans cette substance.

VIII. Des changements se produisent dans la forme générale
du zoosperme pendant la pénétration, ces changements résultent très probablement des mouvements amœboïdes qu'exé-
cutent les zoospermes aussitôt après la fixation. J'ai signalé
déjà plus haut une série de faits que je ne puis expliquer
autrement (comparer les fig. 33, 35 et 36, aux fig. 39, 40, 41
et suivantes). J'ajoute seulement ici que des formes comme
celles que présentent les spermatozoïdes représentés figures 68,
69, 70 ne se rencontrent jamais chez des zoospermes libres.
Ces changements de forme qui paraissent surtout consister

dans un raccourcissement de l'axe des zoospermes et dans
un élargissement simultané de toute la partie engagée reten-
tissent sur la forme du corps réfringent. Il semble qu'une
fois engagé par sa tête, la soudure de la membrane vitelline
avec la membrane spermatique s'étant accomplie, le zoosperme
se raccourcit, qu'il se ramasse en quelque sorte sous la membrane, pour prendre ensuite un point d'appui sur elle. Des
contractions comme celles qui ont amené les formes représentées figures 68, 69 et 70 entraînent nécessairement l'applatissement progressif de la coupe et par conséquent de la
membrane y adhérente. Des contractions semblables amènent
probablement plus tard l'applatissement de l'éminence papillaire et la transformation du cône membraneux de la papille
en un disque qui a pour centre la cicatrice plane représentée figures 63, 80 et 81. Ces changements dans la forme
générale du corps du zoosperme semblent indiquer une participation active du spermatozoïde à l'acte de la pénétration.

Dès qu'il est complètement entré, le zoosperme s'allonge
de nouveau; il reprend la forme qu'il avait avant la pénétration (fig. 76, 78, 80 et 81). Jamais on ne trouve, chez des
zoospermes complètement engagés, par suite de l'effacement
de l'éminence papillaire, des formes ramassées comme celles
que j'ai représentées dans les figures 68, 69 et 70.

IX. Aussitôt après son entrée le zoosperme change de
direction. Son axe principal d'ordinaire normal à la surface
de l'œuf pendant la pénétration se place bientôt obliquement
à cette surface. Le spermatozoïde reste fixé à la cicatrice
par l'extrêmité de sa queue; mais son axe s'incurve bientôt
et dans l'immense majorité des œufs, la tête du spermatozoïde
se rapproche notablement de la surface du vitellus (pl. XIII,
fig. 80, pl. XIV, fig. 9, 10, 14, 15). Il reste entouré par une
portion différentiée du vitellus, qui forme autour de lui un
disque circulaire plus ou moins distinct; mais il n'est plus
possible de distinguer, ni bouchon d'imprégnation, ni disque
polaire.

X. Il ressort avec assez d'évidence de l'examen comparatif de mes dessins que des spermatozoïdes campanuliformes
aussi bien que des spermatozoïdes conoïdes peuvent entrer
en copulation, qu'il est indifférent qu'il existe un corps réfringent ou que celui-ci fasse défaut, que la constitution et le
développement de ce corps soient plus ou moins compliqués,
pour que je n'ai pas besoin d'insister. La forme du zoosperme
paraît être tout-à-fait indifférente; le corps réfringent ne
présente certainement aucune importance ni au point de vue
du développement ultérieur de l'œuf, ni pour le mécanisme de
la pénétration. Dans certaines femelles les zoospermes, qu'ils
soient libres ou copulés, présentent presque tous des corps
réfringents volumineux. Dans d'autres individus presque tous
les spermatozoïdes libres et copulés en sont dépourvus. Cette
différence dépend probablement de l'âge de la femelle. Les
zoospermes conoïdes et pourvus d'un corps réfringent sont
très probablement plus âgés que les autres.

XI. Le bouchon d'imprégnation et le disque polaire présentent, pendant la copulation, des particularités de structure
des plus remarquables, qui indiquent que si, pendant la pénétration, le zoosperme déploie une certaine activité, l'œuf de
son côté est loin de jouer un rôle purement passif.

D'abord la comparaison des figures 34, 35, 36, 37, 38 avec
les figures 41, 42 et suivantes montre clairement que le bouchon rentre peu à peu et qu'il se rapproche graduellement du
centre de figure de l'œuf.

L'on observe fréquemment dans des préparations faites par
diverses méthodes, après l'emploi de l'acide osmique (fig. 37,
41, 42, 45, 46, 53), mais surtout après l'action de l'alcool au
tiers, (fig. 64, 68, 73), que le bouchon montre des stries
dirigées perpendiculairement à la surface de fixation du zoosperme. Ces stries, qui sont dues à la présence de filaments
moniliformes ou de minces cordons striés en travers (fig. 73),
on peut les suivre à une profondeur variable vers l'intérieur
de l'œuf.

Le nombre de ces filaments est en général peu considérable ; leur épaisseur est très variable. Les cordons striés en travers ne sont, je pense, que des faisceaux de filaments dans lesquels, comme dans les fibres musculaires striées, les renflements nodaux se correspondent.

Dans un certain nombre de ces cordons on peut voir en effet, si l'on se sert du 1/18 à immersion homogène de Zeiss, une striation à la fois longitudinale et transversale. Les lignes transversales se décomposent en trois ou quatre petits points rangés les uns à côté des autres, dans une direction perpendiculaire à celle de la striation longitudinale. Ces petits points semblent être des renflements de fibrilles, dont la présence détermine les stries longitudinales.

Parfois aussi l'on voit, dans les préparations à l'acide osmique, des stries partir du zoosperme et se porter obliquement, soit en ligne droite, soit en décrivant de légères courbes, dans le disque polaire (fig. 41 et 42).

Dans les préparations d'œufs traités par l'alcool au tiers, quand le zoosperme a été écarté du vitellus, l'on peut voir très distinctement des filaments ou de petits cordons, que l'on peut parfois poursuivre jusques dans l'intérieur du bouchon, traverser l'espace qui sépare ce dernier du spermatozoïde et s'insérer à lui (fig. 68, 70, 73). Ils atteignent parfois une longueur remarquable, dans les cas où l'espace périspermatique a pris une grande extension et où le zoosperme se trouve fortement écarté de la surface du vitellus (fig. 74 et 75). Ils sont alors soit rectilignes, soit incurvés, voire même sinueux. Leur épaisseur est variable. Tantôt on ne distingue au 1/18 à immersion homogène qu'une rangée unique de granulations ; tantôt les filaments présentent tous les caractères des petits cordons décrits plus haut (fig. 75). Ces filaments et ces cordons sont tout à fait incolores, ce qui démontre qu'ils ne dépendent nullement du corps plotoplasmique du zoosperme. Le contour de ce dernier est d'ailleurs toujours très net et l'on reconnait sans peine que ces filaments s'insèrent au spermatozoïde, souvent par un petit renflement terminal.

Si l'on examine avec soin le contour du zoosperme on remarque l'existence fréquente, aux points d'insertion des filaments. d'une petite saillie du corps protoplasmique. Ces saillies sont colorées en rose par le carmin; le plus souvent elles donnent au contour du spermatozoïde un caractère anguleux ou denticulé (fig. 73, 75 et 67). Dans certains cas la saillie devient assez proéminente pour constituer un véritable prolongement en forme de pédicule, qui, étant une dépendance de la pièce terminale du zoosperme, présente l'homogènéité apparente de cette dernière. Ces pédicules sont teintés en rose. Tantôt il n'existe qu'un pédicule semblable, tantôt il y en a plusieurs. Ces pédicules ont d'ordinaire une forme conoïde; ils se terminent en pointe et à l'extrémité du pédicule s'insère un filament ou un cordon ovulaire; d'autres fois les pédicules sont cylindriques ou même légèrement renflés à leur extrémité libre (fig. 65 et 66). La figure 65 montre qu'ils s'avancent parfois jusqu'à la surface du vitellus, tandis qu'à côté d'eux l'on voit des filaments incolores du protoplasme ovulaire s'insérer directement au zoosperme.

L'existence des petites saillies, dont les pédicules ne sont que l'exagération. démontre clairement que les filaments et les cordons du protoplasme ovulaire exercent sur le corps du zoosperme une traction suffisante pour déterminer la déformation de la tête du spermatozoïde. Ils ne peuvent donc être un produit de coagulation et la circonstance qu'on voit ces filaments se prolonger dans le bouchon, aussi bien dans les préparations à l'acide osmique que dans les œufs traités par l'alcool, prouve bien qu'il s'agit là d'éléments préformés. Ce n'est pas d'ailleurs dans le bouchon d'imprégnation seulement que l'on voit les fibrilles moniliformes qui constituent les filaments et les cordons dont il s'agit : on les distingue partout dans le vitellus et, comme je l'ai dit plus haut. les lames protoplamisques réticulées du vitellus sont exclusivement formées de semblables fibrilles réunies entre elles par une substance interposée entre les fibrilles (fig. 65, 66. 70, 71). L'apparence radiaire de l'œuf parait dépendre de ce que çà et là on peut poursuivre ces fibrilles sur une grande longueur et que la plupart d'entre eux sont dirigés vers le centre de figure de l'œuf (fig. 79). Je crois ne pas me tromper en considérant les filaments et les cordons (faisceaux de fibrilles) du bouchon comme n'étant que des fibrilles protoplasmiques de l'œuf dirigées plus ou moins normalement à la surface de fixation du zoosperme et en général parallèlement les unes aux autres. Elles se perdent inférieurement dans le réticulum protoplasmique de l'œuf.

Quand par l'action de l'alcool une chambre périspermatique artificielle tend à se former et se constitue en effet, que le zoosperme est sollicité à s'écarter du vitellus, les filaments fixés au spermatozoïde sont entraînés avec lui; ils sont comme tirés en dehors du bouchon; mais leur résistance est assez grande pour qu'aux points où ils se fixent à la tête du zoosperme le protoplasme de ce dernier soit lui-même étiré en saillies, en dentelures, voici même en pédicules de longueur et d'épaisseur variable. Il est difficile d'écarter l'idée que ces filaments interviennent dans la pénétration du zoosperme, qu'ils sont comparables à des fibrilles musculaires, dont leur structure les rapproche d'ailleurs et qu'ils sont les agents véritables de la contractilité du protoplasme de l'œuf.

CHAPITRE III.

De la seconde période de la maturation de l'œuf et des changements que subit le zoosperme pendant cette période.

L'on sait que la formation des globules polaires est de tous les phénomènes qui se rattachent à la maturation de l'œuf le plus apparent et probablement aussi le plus important. Il n'est plus guère possible de douter de sa généralité depuis que les découvertes de Strasburger(59)ont démontré que l'élément de l'œuf des conifères, connu sous le nom de *Kanalzelle*

est l'équivalent des globules polaires des animaux et que des
formations similaires sont fort répandues dans le règne
végétal. Si la présence des globules polaires n'a pas été
constatée jusqu'ici chez tous les animaux, chez lesquels les
premières phases du développement embryonnaire ont été
étudiées, cela tient probablement à différentes causes : à
l'insuffisance des recherches dont ils ont été l'objet, à la circonstance que ces éléments affectent des apparences diverses
et que le moment de leur expulsion est loin d'être constant.

L'histoire de la découverte des globules directeurs chez les
Echinides est fort instructive à cet égard. Dans son premier
mémoire sur la fécondation et la maturation de l'œuf chez le
Toxopneustes lividus. (9) O. Hertwig émettait des doutes sur
la présence des globules polaires chez cet Echinide. J'ai com-
battu cette manière de voir (10); j'avais constaté que chez
l'*Asteracanthion rubens*, il se forme successivement deux globules polaires; il paraissait fort improbable à priori que des
éléments qui se rencontrent chez des animaux appartenant
aux types les plus divers, qui se forment chez une étoile de
mer feraient défaut chez les Echinides.

Les recherches ultérieures entreprises par divers auteurs
par Fol (12). par Selenka (13) et par O. Hertwig (11) lui-
même ont établi que non-seulement l'élimination des globules
polaires s'observe chez le *Toxopneustes lividus.* comme chez
l'*Asteracanthion rubens*, mais en outre que les phénomènes
qui accompagnent leur génèse sont les mêmes de part et
d'autre. Mais tandis que chez l'étoile de mer l'expulsion a
lieu après la ponte, elle se fait chez l'Oursin, alors que
l'œuf se trouve encore dans l'ovaire : au moment où l'œuf
est pondu les globules ont déjà disparu.

D'après Calberla (24) la disparition de la vésicule germinative. entraînant la formation du pronucleus femelle et celle des
globules polaires. coïnciderait. chez le *Petromyzon Planeri*,
avec la métamorphose de l'Ammocète. Elle précèderait donc
de beaucoup le moment de la maturation complète des œufs.
Si l'élimination des globules polaires peut se faire avant le

moment où l'œuf atteint sa maturité, l'on comprend qu'il soit difficile, dans certains cas, de constater la présence de ces éléments.

L'on sait depuis longtemps que chez les Ascidies la vésicule germinative disparaît longtemps avant la ponte. Cette circonstance, jointe à la présence des cellules du test, à l'intérieur de l'œuf de ces animaux, expliquent comment il se fait que jusqu'à présent les globules polaires n'aient pas encore été observés chez ces Tuniciers.

Il semble d'ailleurs que chez beaucoup de vertébrés les éléments que l'œuf expulse n'affectent par la forme de globules. Œllacher (60), Van Bambeke (55) et O. Hertwig (61) ont fait connaître l'apparence toute particulière qu'affectent, chez la truite et chez certains amphibiens, les résidus que l'on doit considérer comme équivalents aux globules polaires des autres animaux.

La formation des globules polaires précède, dans l'immense majorité des cas la copulation des produits sexuels. Mais parfois aussi elle est consécutive à la pénétration des zoospermes. Bütschli (3) a montré qu'il en est ainsi chez les Nématodes; Hoffmann (57) pense qu'il en est de même chez plusieurs poissons osseux : il affirme que chez eux aussi l'élimination des globules ne s'effectue qu'après qu'un zoosperme a gagné le fond du micropyle. D'après le savant embryologiste Hollandais le ou les globules polaires seraient rejetés par le micropyle, ils obstrueraient cet orifice et constitueraient un obstacle à la pénétration de plus d'un zoosperme. Fol (12) dans ses belles recherches, a démontré que chez une même étoile de mer le rejet des globules polaires peut se faire indifféremment avant ou après la copulation des produits sexuels. Tout cela démontre clairement que la génèse des globules est indépendante de la fécondation, qu'elle se rattache à la maturation de l'œuf et ne peut pas être considérée comme un phénomène de développement de l'embryon.

Je ne ferai point ici un exposé complet de l'histoire de nos connaissances sur la disparition de la vésicule germinative.

Ce serait consacrer inutilement de la place et du temps à reproduire un historique que l'on peut trouver tout au long dans plusieurs publications récentes. Je me bornerai à exposer l'état actuel des idées sur la génèse des globules polaires.

La formation des globules polaires est généralement considérée aujourd'hui comme consistant essentiellement dans une division cellulaire. Une figure fusiforme, dont la découverte est encore due aux consciencieuses recherches de Bütschli(3), et qui a reçu de cet éminent observateur le nom de *fuseau de direction* "*Richtungsspindel*„ se forme aux dépens de la vésicule germinative. L'on a identifié ce fuseau à celui qui apparaît au moment où un noyau de cellule se divise; ses extrémités deviennent les centres de formation de deux étoiles; l'ensemble de la figure a reçu de Fol le nom d'*amphiaster de rebut*. Le premier globule polaire n'est en réalité qu'une petite cellule, formée par division aux dépens de la cellule œuf et l'amphiaster intervient dans la formation de cette cellule au même titre et de la même manière que le fuseau qui prend naissance chaque fois qu'une cellule ordinaire se divise. Cette première cellule polaire, comme l'appelle Giard (62). peut se diviser et les recherches récentes de Trinchese (63) et de Blochmann (64) ont montré que quand cette division se produit c'est après que la moitié externe de l'amphiaster de rebut. éliminée dans le globule polaire, s'est complétée au préalable et a donné lieu à un fuseau complet qui, alors seulement, se divise à son tour comme s'est divisé l'amphiaster dont il provient.

La partie de l'amphiaster restée dans l'œuf se complète aussitôt après la formation du premier globule polaire et donne lieu à un second amphiaster de rebut. Celui-ci se divise à son tour et donne lieu à un second globule polaire : une seconde cellule de rebut se forme par voie de division. La moitié interne du second amphiaster, celle qui est restée à l'intérieur du vitellus, donne naissance à un élément nucléaire, le pronucleus femelle.

C'est avant tout aux travaux de Oscar Hertwig (11 et 61)

et de Fol (12) que l'on est redevable de la connaissance de ces faits. Bütschli pensait que le " fuseau de direction „ est éliminé tout entier. Oscar Hertwig et Fol ont reconnu qu'il n'en est pas ainsi, et que non seulement les globules polaires, mais aussi le pronucleus femelle dérivent du fuseau de direction, à la suite de deux divisions successives.

Les phénomènes qui caractérisent la formation des globules polaires ont été rapprochés de ceux qui se produisent chaque fois qu'une cellule se divise et c'est avant tout à la suite des recherches de Oscar Hertwig et de Fol que la notion d'après laquelle la génèse de ces éléments serait une division cellulaire s'est introduite dans la science. Les recherches de Trinchese, de Mark, de Blochmann, de Hoffmann et de plusieurs autres auteurs n'ont fait que confirmer cette conclusion fondamentale des observations de Hertwig et de Fol.

S'il ne reste plus aucun doute aujourd'hui sur l'existence d'un lien génétique entre la vésicule germinative pourvue de son nucléole et le fuseau de direction, l'on est bien loin d'être édifié sur le mode de formation du fuseau et sur la filiation des diverses parties dont se constitue l'amphiaster de rebut.

L'on est généralement d'accord pour affirmer que la membrane de la vésicule germinative, vers le moment de l'apparition du fuseau, se rattatine et se dissout. Mais où et comment se forme le fuseau? La distinction qu'il y a lieu d'établir entre les éléments chromatiques et achromatiques des figures karyokynétiques n'a été bien précisée qu'à la suite des travaux récents de Flemming (65) et de Strasburger (66). Pour Bütschli, comme pour Fol le fuseau est une formation unique et les " *granules de Bütschli* „ sont de simples renflements des " *filaments bipolaires* „.

A en croire Fol, les filaments bipolaires constitutifs du fuseau ne seraient pas essentiellement différents des filaments unipolaires ou rayons des asters terminaux.

Chez *Asterias glacialis* le premier amphiaster de rebut prend naissance au bord des derniers restes de la vésicule

germinative, du côté périphérique. Fol n'a pas déterminé la
part que les restes de la tache germinative peuvent prendre
à la formation de l'amphiaster, mais il incline à croire que
cette part est nulle. Chez *Pterotrachœa* l'amphiaster de rebut
se forme excentriquement, après la ponte, dans la vésicule
germinative et l'enveloppe de la vésicule ne disparait qu'après
la formation complète de l'amphiaster. Mais la substance qui
constitue les amas centraux des asters et les filaments polaires
qui en partent dérivent-ils du protoplasme cellulaire ou de
la substance de la vésicule? Fol n'a pas pu trancher cette
question.

D'après O. Hertwig (*Hœmopis* et *Nephelis*) la vésicule
germinative subit une sorte de dégénérescence; la tache germinative, conformément à ce que j'ai été le premier à signaler,
à la suite de mes observations sur l'*Asteracanthion rubens*, se
divise en fragments. Ces fragments donnent naissance à un
amphiaster; mais l'auteur ne peut préciser comment s'opère
cette transformation : s'il soutient encore que les résidus de
la tache de Wagner sont les éléments formateurs du fuseau,
c'est apparemment parce qu'il est encore sous l'influence de
l'idée soutenue par lui dans son premier travail, à savoir que
le pronucleus femelle serait identique à la tâche germinative.
Dans un travail ultérieur, où il rend compte des observations
qu'il a faites sur la même question chez *A. glacialis*, Oscar
Hertwig décrit des phénomènes bien singuliers qui s'écartent
si complètement de tout ce qui a été signalé par d'autres
observateurs, qui diffèrent à tel point des faits dont je vais
rendre compte moi-même que je crois inutile de les résumer ici.

Trinchese (63) et Blochmann (64) reconnaissent l'un et l'autre
que les fragments du nucléole interviennent dans la formation
du fuseau de direction en ce sens que les soi-disant renflements
des fibres bipolaires, les granules de Bütschli, ne sont autre
chose que des résidus du nucléole de l'œuf. Quand au fuseau
lui-même Trinchese le considère comme identique à la vésicule
germinative allongée et transformée, tandis que Blochmann
qui constate la dissolution complète de la membrane de la

vésicule, avant l'apparition de l'amphiaster ne se prononce pas sur l'origine des éléments achromatiques de la figure karyokinétique.

Je ne connais le travail de Wolfson (67) sur le développement du *Limnœus Stagnalis* que par les extraits qui en ont été donnés (68). Au moment de la ponte l'œuf renferme un amphiaster dont les rayons bipolaires entourent les restes du noyau. L'auteur a observé l'origine de l'amphiaster pendant les premiers stades du fractionnement; mais comme il résulte de mes observations que l'amphiaster de rebut ne peut être identifié à un amphiaster de division, je crois inutile de reproduire ici le compte rendu, difficile à comprendre des observations de Wolfson sur cette question.

On sait donc positivement que le premier amphiaster de rebut se forme, au moins en partie, aux dépens de la vésicule germinative; mais on est loin d'être d'accord sur la question de savoir si toute la vésicule ou une partie seulement de cet élément interviennent dans la formation de ce fuseau. D'après Blochmann et Trinchese les éléments chromatiques du fuseau de direction, les granules de Bütschli, dérivent du nucléole de l'œuf; mais on ignore la génèse des éléments achromatique de la figure.

La formation des globules polaires peut-elle bien être assimilée à une division cellulaire?

Si l'on se fonde sur les données que l'on possède aujourd'hui, il est incontestable qu'il existe des analogies frappantes entre la formation de ces globules et les phénomènes de la division indirecte, tels qu'ils se montrent lors de la segmentation de l'œuf, et tels qu'ils ont été décrits par la plupart des auteurs. Les études approfondies qu'il a faites sur la multiplication des cellules constitutives des tissus de la Salamandre et d'autres animaux ont conduit Flemming (17) à formuler un schema de la division indirecte. Le noyau maternel passe par une série de phases successives bien définies, qui se reproduisent constamment dans le même ordre. et avec le même caractère. Trois parties interviennent dans la constitution de ces images : 1° un fuseau formé de fibres achromatiques; 2° des filaments formés de substance chromatique; ce sont eux surtout qui donnent aux formes de division leur aspect caractéristique et si extraordinairement compliqué. (C'est à Schneider (69) que revient le mérite d'avoir observé le premier les principaux stade par lesquels passent les éléments chromatiques du noyau au moment de la division); 3° deux étoiles siégeant aux extrémités du fuseau. Les nouvelles recherches des botanistes, et en particulier celles de Strasburger, rendent extrêmement probable l'opinion d'après laquelle le schema défini par Flemming et fondé sur l'étude des cellules animales serait aussi applicable aux cellules végétales.

Et s'il en est ainsi il n'est pas douteux que les particularités qui caractérisent chacun des stades de la division, aussi bien que la succession régulière de ces stades, sont essentiels à toute division indirecte. La définition de la division indirecte, c'est le schéma lui-même.

Mais il semblait, à en juger par les données que l'on possédait alors, que les phénomènes compliqués que l'on observe dans toute vraie division indirecte, ne se montrent pas dans la division des sphères de segmentation.

Aussi Strasburger a-t-il donné dans la troisième édition de son livre " *Zellbildung und Zelltheilung* „ (Jena 1880) un exposé de la division nucléaire de l'œuf, qui est en opposition formelle avec le schema Flemming. Pour s'assurer si réellement cette opposition existe, si la division indirecte peut s'accomplir suivant deux modes fort différents, Flemming a repris l'étude de la division de l'œuf chez les Echinodermes. S'il a choisi les œufs des oursins, c'est que Strasburger s'était principalement fondé pour faire son exposé, sur les recherches de O. Hertwig, de Fol et de Selenka, qui toutes ont eu les Echinodermes et plus particulièrement les oursins pour objet.

Flemming (14) appliqua dans l'étude de la division cellulaire de l'œuf les méthodes auxquelles il avait eu recours pour l'étude de la multiplication des cellules des tissus. Il acquit la

conviction que l'opposition signalée par Strasburger n'est nullement fondée et que la division de l'œuf et des globes de
segmentation suit exactement, dans tous ses traits essentiels,
le schéma qui exprime la karyokinèse des cellules constitutives des tissus animaux et végétaux. Mais tandis que dans
les cellules des tissus les figures chromatiques présentent
une importance dominante, à raison du volume et du nombre
des éléments chromatiques, dans l'œuf et dans les blastomères
la figure achromatique l'emporte de beaucoup en étendue sur
les éléments chromatiques. Voilà pourquoi les fibres achromatiques et le fuseau qu'elles forment ensemble ont échappé
d'abord dans les cellules ordinaires en voie de division, tandis
que dans l'étude de la division de l'œuf on n'a pas attaché,
aux éléments chromatiques, considérés à tort comme des
éléments constitutifs du fuseau achromatique, l'importance
qui leur revient.

Il y a lieu de se poser maintenant la question de savoir
si lors de la formation des globules polaires les mêmes phases
caractéristiques de la karyokinèse se présentent, si elles se
succèdent dans le même ordre, en d'autres termes s'il s'agit
là d'une division cellulaire indirecte, telle qu'on peut aujour-
d'hui la caractériser ; s'il s'agit d'un autre procédé de multiplication cellulaire ou s'il y a lieu de douter que les globules
polaires soient réellement des cellules. La longue et minutieuse étude que j'ai faite des transformations que subit la
vésicule germinative, de la formation du fuseau de direction
et de la génèse des globules polaires chez l'*Ascaris megalocephala* a eu pour but de résoudre les diverses questions que je
viens d'indiquer. Les œufs de ce nématode constituent un
matériel incomparable et que je ne puis assez recommander
à tous ceux qui voudront s'éclairer par eux mêmes sur les
diverses questions qui se rattachent à la fécondation.

Il y a une uniformité merveilleuse dans les dessins par
lesquels la plupart des auteurs récents représentent le fuseau
de direction aussi bien que dans la manière dont ils décrivent la participation de ce fuseau et du protoplasme ovulaire

à la génèse des globules polaires. Mais il n'est pas moins étonnant que jusqu'à présent l'on a cherché en vain, chez les vertébrés, des images rappelant de près ou de loin l'amphiaster de rebut. Si la forme globulaire des globules polaires de beaucoup d'invertébrés et même de quelques vertébrés (les mammifères) permet de les comparer à des cellules, il est bien difficile d'attribuer cette signification aux formations homologues des Amphibiens et des Sauropsides. Il ne semble pas que l'élimination de ces produits puisse être comparée, en ce qui concerne ces vertébrés, à une division cellulaire. Hoffmann est le seul auteur, à ma connaissance, qui ait trouvé dans un œuf de vertébré en voie de maturation un véritable amphiaster. J'ai en vain cherché rien de comparable chez les mammifères et il me reste des doutes sur la question de savoir si l'amphiaster, tel qu'on le décrit, se montre bien chez tous les animaux; il ne m'était nullement prouvé, quand j'ai commencé mes recherches sur l'Ascaride mégalocéphale, que la genèse des globules polaires consiste *essentiellement* dans une division cellulaire indirecte.

Il se forme successivement chez ce Nématode, comme chez la plupart, si pas chez tous les animaux, deux globules polaires. La génèse de ces éléments s'accomplit avec une grande lenteur : la vésicule germinative qui a déjà subi des modifications importantes avant le moment où s'accomplit la copulation des éléments sexuels, donne naissance, aussitôt après l'entrée du zoosperme, à l'ébauche du premier fuseau de direction. Ce n'est que dans la partie tout à fait inférieure de l'uterus que le second globule polaire se trouve constitué. La génèse de ces éléments pour s'accomplir exige tout le temps que met l'œuf à traverser la longueur de l'uterus. Quel est ce temps? Nous ne pouvons rien affirmer à cet égard; mais si l'on tient compte de la longueur considérable de l'uterus, de l'étroitesse de la vulve comparée à la largeur considérable de l'uterus, de la circonstance que l'on ne rencontre d'habitude dans l'oviducte qu'un nombre relativement peu considérable d'œufs, que souvent même l'oviducte est vide sur une

assez grande partie de sa longueur, qu'il y a lieu de supposer
dès lors que l'ovogenèse s'accomplit lentement, il devient probable que les œufs mettent un temps considérable à parcourir
toute la longueur de l'uterus, qu'ils y séjournent pendant
longtemps. L'évaluation numérique de ce temps ne présente
d'ailleurs aucune importance dans la question dont il s'agit.
Aussi peu il importe de savoir si un œuf met quelques heures
ou quelques jours à produire ses globules polaires, autant il est
important de constater que dans une même portion de l'uterus
tous les œufs se trouvent au même stade de développement et
que ce stade est le même chez tous les individus.

Pour suivre les phases successives de la genèse des globules
polaires, pour voir les modifications successives que subit
l'œuf d'une part, le zoosperme engagé dans le vitellus de
l'autre, il suffit de prendre des œufs utérins dans des points
de plus en plus écartés de la poche copulatrice. En prenant
chez diverses femelles des œufs dans une même région de
l'uterus on est certain de trouver ces œufs au même stade de
développement.

Rien n'est donc plus facile que d'avoir sur un même porte
objet des milliers d'œufs qui se trouvent tous exactement au
même stade de développement et d'obtenir des séries complètes de préparations montrant toute la suite des modifications que je vais décrire. Avec quelque expérience on peut en
cinq minutes faire une préparation permettant l'étude de tel
ou tel phénomène se rattachant soit à la maturation, soit à la
fécondation. Il suffit pour cela de prendre des œufs dans une
région connue à l'avance d'un uterus coloré au préalable.

Je diviserai la description que je vais faire des modifications qui s'accomplissent dans l'œuf depuis le moment de la
pénétration du zoosperme jusqu'au moment de la formation
des pronucleus en deux parties.

La première comprendra l'étude de la genèse du premier
globule polaire; j'y rattacherai l'ensemble des changements
qui s'accomplissent dans l'œuf et dans le zoosperme jusqu'au
moment de l'expulsion du premier globule.

La seconde comprendra l'exposé de la formation du second globule polaire et des changements concommitants dans l'œuf et dans le zoosperme.

§ I. DE LA FORMATION DU PREMIER GLOBULE POLAIRE ET DES PHÉNOMÈMES CONCOMMITANTS.

Je décrirai successivement :

I. La formation de ce que l'on a appelé le premier fuseau de direction (Bütschli) ou le premier amphiaster de rebut (Fol). Je propose, à raison du caractère particulier des images, chez l'Ascaride du cheval, de substituer à ces dénominations celle de *figure Ypsiliforme*. Ce nom ne préjuge rien.

II. La formation du premier globule polaire aux dépens de la figure Ypsiliforme.

III. Les modifications que subit le vitellus pendant cette période.

IV. La formation de la première couche périvitelline.

V. Les changements que subit le zooperme pendant cette période.

I. — La figure Ypsiliforme et sa génèse.

A. — DESCRIPTION DE LA FIGURE YPSILIFORME.

(Planche XV. 3, 4, 5, 6.)

Avant de faire connaître le mode de formation de la figure, je la décrirai telle qu'elle se présente dans des préparations à l'acide nitrique, colorées soit par le carmin boracique, soit par la fuchsine et montées dans la glycérine.

Comme le nom l'indique, la figure a trois branches; elle rappelle dans son ensemble la forme d'un Y. On remarque tout d'abord qu'elle se constitue d'éléments très divers : d'abord d'un nombre peu considérable de corpuscules ou de globules très réfringents, se colorant vivement par les matières colorantes, ensuite d'éléments incolores, tels que filaments,

amas de granulations, gouttelettes volumineuses d'une substance claire. Les globules situés à la rencontre des trois
branches de l'Y sont, avec le spermatozoïde que l'on distingue
immédiatement et qui n'a guère encore changé de forme,
les seules parties de l'œuf qui retiennent énergiquement
les matières colorantes. Je les désignerai sous le nom de
corpuscules chromatiques. Tous les autres éléments qui entrent
dans la composition de la figure sont achromatiques, telles
sont les fibrilles, les amas de granulations, les gouttelettes
claires.

Je commence par la description des trois branches de
la figure. Ces branches sont formées par des faisseaux de
fibrilles d'une parfaite netteté. L'on peut, en se servant du
douzième à immersion homogène de Zeiss, et en s'aidant
de l'appareil d'éclairage de Abbe, suivre facilement le trajet
de chacune des fibrilles et se convaincre qu'elles sont loin
de présenter toutes les mêmes caractères. Des trois branches
deux présentent des caractères similaires; elles ont incontestablement la même valeur; elles se réunissent entre elles sous
un angle obtus. La troisième a une tout autre constitution;
elle est aux deux premières ce qu'est la branche verticale
d'un Y relativement aux deux branches divergentes de la
lettre. C'est assez dire que l'ensemble de la figure présente
une symétrie bilatérale évidente : le plan de symétrie passe
par la branche verticale de la figure. Cette symétrie n'est
cependant jamais parfaite : il n'y a là rien qui ressemble
à une symétrie mathématique, ce qui n'empêche pas que, dans
son ensemble, l'image présente d'une façon évidente le caractère que je viens de définir.

Chacune des branches divergentes de l'Y prend naissance
dans un amas de granulations assez volumineuses et parfois
l'on trouve vers le centre de chaque amas un ou quelques
globules plus volumineux. Ces amas ne sont pas sphériques,
mais chacun d'eux représente plutôt un ensemble hémisphérique. De chacun d'eux partent quelques rayons de granulations, de sorte que l'aspect général de l'amas rappelle celui

d'une étoile ou d'un aster. Ces rayons divergents font partie
du réseau protoplasmique que l'on observe dans toute l'étendue
du vitellus et je ne pourrais dire si ces rayons sont des lames
rayonnantes ou des filaments radiaires. Le nombre des rayons
est toujours fort restreint et il arrive même que le réseau
protoplasmique n'affecte autour des amas granuleux aucune
disposition radiaire.

Les fibrilles de la figure ypsiliforme prennent leur origine
dans les amas granuleux, non pas en un point unique, mais
suivant la surface de section de l'hémisphère. La plupart de
ces fibrilles sont formés d'une substance homogène; elles ont
l'apparence de simples lignes d'épaisseur variable. On en voit
cependant aussi çà et là qui présentent des varicosités; il en
est même qui sont moniliformes : elles paraissent formées de
fines granulations reliées entre elles. Parmi elles il s'en trouve
deux ou trois dans chaque branche qui se distinguent des
autres : elles sont rectilignes, plus épaisses que les autres
surtout au voisinage de leurs extrémités internes; elles paraissent s'insérer aux corpuscules chromatiques, converger l'une
vers l'autre de dedans en dehors et le plus souvent elles semblent occuper l'axe de la branche. Plus la figure est jeune,
plus facilement elles se distinguent au milieu du faisseau
fibrillaire dont la branche se constitue. Les autres fibrilles
sont loin de présenter toutes la même direction : elles s'écartent en divergeant des amas granuleux; leur trajet est très
rarement rectiligne : le plus souvent elles sont incurvées de
telle manière que la concavité de la courbe qu'elles décrivent
regarde vers le pied de l'Y (pl. XV, fig. 3 et 4). Non seulement elles décrivent des courbes mais souvent elles se brisent
dans leur longueur en changeant brusquement de direction.
C'est ce qui s'observe régulièrement aux points où elles arrivent au contact d'un corps clair au milieu duquel se voient
les globules chromatiques (pl. XIV, fig. 17). Elles ne pénètrent pas dans ce corps, mais le contournent en suivant pendant un instant sa surface ou en se plaçant tangentiellement
relativement à lui. Il n'en est pas de même des fibrilles

axiales qui pénètrent dans la substance du corps clair pour se terminer dans les granules chromatiques (pl. XIV, fig. 17). Il est à remarquer cependant que tandis que dans la figure jeune on n'observe de fibrilles, abstraction faite des fibrilles axiales, qu'à la surface du corps clair dont les limites sont toujours bien distinctes, dans les figures plus âgées on ne constate plus aussi nettement ces rapports de position. Quand le corps clair est bien visible on distingue dans chaque branche deux portions bien nettement séparées (pl. XIV, fig. 17) : l'une terminale s'étend depuis l'amas granuleux jusqu'au corps clair; l'autre médiane dans les limites de laquelle les fibrilles s'épanouissent en un éventail à la surface du corps clair. Les fibrilles des branches droite et gauche, en se rapprochant du plan médian de la figure, finissent par se rencontrer. Elles s'entrecroisent fréquemment dans ce plan; mais toujours sous des angles très aigus, de sorte qu'elles cheminent tout près du plan équatorial du corps clair. Seules les fibrilles qui se dirigent vers le pied de l'Y peuvent se poursuivre sur une assez grande longueur et la branche médiane de la figure se constitue exclusivement d'un faisceau ou plutôt d'une lame de fibrilles entrecroisées qui ont leur origine dans les amas granuleux terminaux des branches divergentes (pl. XIV, fig. 17)

L'examen des figures 3 et 4 (pl. XV) et de la figure 17. (pl. XIV) feront bien comprendre les particularités dont il s'agit.

Je dois revenir un instant encore à la branche verticale de l'Y. Il ressort de ce qui vient d'être dit que cette branche n'est que la coupe optique d'une lame formée de fibrilles divergentes à partir de deux centres et s'entrecroisant entre elles dans un plan dont la direction est perpendiculaire à une droite qui unissait entre eux les deux centres que nous appelons les pôles de la figure. Il est donc clair que si la droite réunissant les pôles entre eux se trouve dans un plan perpendiculaire à l'axe visuel de l'observateur, le plan dans lequel se développe la branche médiane de l'Y se trouve dans le plan de l'axe visuel. C'est pourquoi une partie de la lame, comprenant l'ensemble des fibrilles qui courent vers l'observateur montre ces fibrilles en coupes optiques : on ne distingue dans ces portions de la lame qu'une bande ou une ligne, dans laquelle les fibrilles vues en coupe apparaissent sous la forme de points. Je dois faire remarquer encore que la lame se développe surtout dans une direction, c'est celle qui répond à la branche verticale de l'Y. L'épaisseur de cette lame que j'appelle *lame équatoriale* varie beaucoup d'un œuf à l'autre. Peut-être son épaisseur est-elle en rapport avec l'âge de la figure; peut-être aussi y a-t-il des variations individuelles; mais il est probable que la raison principale des différences que l'on constate réside dans la position de la figure par rapport à l'observateur. Comme le montre nettement la figure 3 (pl. XV) la lame équatoriale est plus mince vers son milieu; elle s'épaissit progressivement en se continuant dans les branches transversales de l'Y, et aussi à son extrémité, où s'observe un enchevêtrement inextricable qui donne lieu à la formation d'un corps d'apparence granuleuse. Ce corps se voit assez nettement dans la figure 4. Un certain nombre de filaments d'habitude très grêles et moniliformes se rend directement à ce corps que j'appelle " *corps pédieux*„, parce qu'il occupe le pied de l'Y. Parmi ces derniers filaments les uns suivent une direction rectiligne, les autres décrivent une courbe à convexité dirigée soit en dehors s'ils sont placés au voisinage de la lame, soit en dedans s'ils en sont fort écartés (fig. 4). Ces filaments partent soit directement des amas polaires, soit des faisseaux fibrillaires qui en proviennent, pour constituer ce que nous avons appelé les branches divergentes de la figure ypsiliforme.

Je dois revenir un instant encore sur la comparaison que j'ai faite entre la figure que j'ai décrite et un Y. Un Y est une figure plane; la figure dont il s'agit ne peut donc lui être comparée que parce qu'elle se présente toujours en coupe optique dans les préparations. En réalité les branches divergentes de la figure sont excavées de façon à se mouler sur le corps clair pourvu des globules chromatiques. Ces branches forment donc ensemble une sorte de coupe dans laquelle se trouve logée une masse sphérique hyaline pourvue de corpuscules colorés (fig. 3). Si la branche verticale de l'Y, au lieu d'être une lame était une tige, ce qui paraît être le cas, quand on représente la figure en projection, la forme générale de la figure pourrait être comparée à un bilboquet pourvu de sa boule.

Le corps clair paraît dépourvu de toute structure : il est constitué d'une masse homogène et hyaline, dans laquelle se trouvent logés les globules chromatiques. Il fait saillie par l'ouverture du bilboquet. Ses limites, bien nettes dans de jeunes figures, deviennent moins distinctes avec l'âge.

Globules chromatiques. — On en voit d'ordinaire deux groupes, à la coupe optique, l'un à droite, l'autre à gauche du plan équatorial ou médian. Chaque groupe en montre au moins deux ; cependant leur nombre est plus considérable : il en existe au moins huit en tout, quatre à droite et quatre à gauche du plan médian.

Leur volume n'est pas constant : on observe des différences dans les dimensions des globules d'un même œuf ; en outre il existe des différences d'un œuf à l'autre. Dans les préparations à l'alcool les corpuscules chromatiques vivement colorés paraissent réliés entre eux par des bandes formées d'une substance moins avide de matières colorantes : les corpuscules ainsi réunies entre eux forment deux petits disques juxtaposés (pl. XV, fig. 2) ; on constate aussi sur les préparations à l'acide nitrique l'existence de traits d'union entre les corpuscules. Mais ces traits d'union sont très fins (fig. 4) et il est difficile de dire s'ils se colorent ou non. Les corpuscules chromatiques sont de forme variable : ils sont tantôt arrondis d'autres fois à faces tronquées. Souvent chacun d'eux se prolonge vers le pôle correspondant en une pointe courte qui elle même se continue, sans ligne de démarquation bien tranchée. dans un filament axial (fig. 5 voyez aussi pl. XVI, fig. 7 et 9).

On observe fréquemment qu'il existe à droite et à gauche

de la lame équatoriale une masse différentiée du vitellus
terminée en dehors par une surface convexe (pl. XV, fig. 3
et 4). Ces deux masses latérales sont formées d'une substance
homogène dont les propriétés sont très semblables à celles des
gouttelettes hyalines du vitellus. Il me semble que les fibrilles
de la figure ypsiliforme. celles surtout qui se rendent directement au corps pédieux courent à la surface de ces masses.
Les deux masses réunies forment ensemble un globe sphéroïdal déprimé d'un côté pour se mouler sur le corps clair,
pourvu des corpuscules chromatiques, que je désignerai dès à
présent sous le nom de *prothyalosome*. La coupe du bilboquet
se trouve entre le prothyalosome. la masse sphéroïdale et la
tige du bilboquet; la tige du bilboquet coupe en deux parties
souvent inégales cette masse sphéroïdale.

La figure ypsiliforme comprend donc : 1° deux amas polaires,
formés de granulations et d'où partent quelques rayons.

2° les deux branches divergentes de l'Y formant ensemble
la coupe du bilboquet.

3° la lame équatoriale ou tige du bilboquet. Celle-ci se
termine par le corps pédieux.

4° Le prothyalosome ou boule du bilboquet.

5° les corpuscules chromatiques disposés en deux disques
l'un droit. l'autre gauche.

6° les filaments axiaux aboutissant aux corpuscules chromatiques.

7° la masse sphéroïdale.

Quels rapports y a-t-il entre la figure que je viens de
décrire et le fuseau de direction ou amphiaster de rebut tel
qu'on le connait chez d'autres animaux? Il est à peine besoin
de faire remarquer que nos amas polaires répondent aux
asters polaires du fuseau de direction et que les corpuscules
chromatiques ne sont autre chose que les granules de Bütschli.
L'on serait tenté, à première vue, de comparer au fuseau
achromatique, formé des fibres de Bütschli, l'ensemble des
fibrilles qui partent de nos amas polaires pour se perdre dans
ce que nous avons appelé la lame équatoriale. Je ne pense pas

que ce rapprochement serait justifié. Comme je le montrerai plus loin le fuseau achromatique, si tant est qu'on puisse employer ici cette dénomination, formé ici d'un petit nombre d'éléments, se constitue exclusivement des fibrilles axiales : toutes les autres fibrilles doivent en être distinguées et, s'il était permis de comparer l'image que nous avons décrite, à celle que présente un noyau en division, c'est aux radiations de l'aster dans le corps protoplasmique de la cellule qu'il faudrait comparer les fibrilles aboutissant à notre lame équatoriale.

B. — Formation de la figure Ypsiliforme.

Quel est le mode de formation de la figure ypsiliforme? Le problème est loin d'être facile à résoudre; j'ai consacré plusieurs semaines, toutes mes préparations étant faites, à me former une opinion sur ce point. Autant il est facile de se convaincre de ce fait que la figure dérive en partie de la vésicule germinative, autant il est difficile de déterminer dans quelle mesure, la vésicule y participe et quelle est l'origine des divers éléments dont se constitue le soit-disant amphiaster de rebut.

Si l'on compare la figure ypsiliforme à la vésicule germinative modifiée, telle que nous l'avons représentée figures 1, 2, 4 et 10 (pl. XIV), l'on constate immédiatement des analogies remarquables et un simple coup d'œil jeté sur les stades intermédiaires, tels que nous les avons représentés figures 9, 11, 12, 13, 14, 15, 16 et 17 de la planche XIV, figures 1 et 2 de la planche XV, fera voir que l'ensemble de la figure ypsiliforme dérive, à n'en pas douter, de la vésicule germinative et de son entourage immédiat.

Les figures 1, 2, 4, 5, 10, 13, 14, 15, 16 de la planche XIV, 1, 2, 5, 6 et suivantes de la planche XV ont été dessinées au même grossissement. (Obj. D. Zeiss; chambre claire, Zeiss.) Il en est de même des figures 9 et 17 de la planche XIV, 3 et 4 de la planche XV. (Obj. 1/12 à Immersion homogène de Zeiss; chambre claire de Zeiss) et des figures 8 et 12 de la planche XIV. (Obj. 1,18 à Imm. homogène de Zeiss; chambre claire du même constructeur.)

Le corps clair avec ses corpuscules chromatiques n'est autre chose que ce que nous avons appelé plus haut le prothyalosome de la vésicule avec les fragments du corpuscule germinatif; ceux-ci, forment déjà comme l'on sait, même avant la pénétration du zoosperme, deux disques juxtaposés ou tout au moins deux groupes de globules. Les éléments chromatiques ne subissent pour ainsi dire aucun changement pendant cette période; les différences d'aspect sont dues aux méthodes employées pour durcir et colorer les œufs, ou bien encore à l'orientation de l'œuf relativement à l'observateur. Les deux disques chromatiques représentés figures 8 et 12 (pl. XIV) se retrouvent identiques dans la figure 2 de la planche XV et dans plusieurs des figures suivantes qui montrent des stades plus avancés de la figure ypsiliforme.

L'ensemble de cette dernière se voit déjà clairement indiquée dans les figures 1, 2, 4 et surtout dans la figure 10 (pl. XIV). Or nous avons donné, en décrivant l'œuf avant sa copulation avec le zoosperme, l'explication des images dont il s'agit. La masse sphéroïdale se constitue de l'ensemble des gouttelettes hyalines qui ont progressivement refoulé les parois latérales de la vésicule et qui sont venu occuper une partie de l'espace que remplissait à lui seul le noyau sphéroïdal de l'œuf, avant d'avoir subi la perte de substance que nous avons cru devoir attribuer à l'exosmose d'une partie de son contenu.

Il n'y a donc aucun doute quant à l'origine des éléments chromatiques de la figure ypsiliforme; ils dérivent de ce que l'on appelle le nucléole de l'œuf. L'origine du prothyalosome n'est pas plus problématique : on le retrouve à tous les stades de l'évolution de l'œuf depuis le moment où il se détache du rachis ovarien, jusque dans la figure ypsiliforme complètement constituée. Mais d'où viennent les fibrilles axiales? J'ai fait connaître plus haut, en décrivant le nucléole de l'œuf tel qu'il se trouve constitué au moment où il est apte à recevoir le zoosperme, l'existence dans la prothyalosome de filaments achromatiques qui, partant de chacun des lobes des disques chromatiques (corpuscules chromatiques), peuvent être poursuivis sur un certain trajet (pl. XIV, fig. 8). Le nombre de ces filaments est égal à celui des lobes du disque, c'est-à-dire de quatre pour chaque disque et j'ai fait observer alors que l'ensemble de la figure rappelle, à certains égards, l'image d'un noyau en voie de division. Quoique je n'ai pas pu voir ces filaments qui sont pâles et d'une extrême ténuité se réunir de chaque côté de la masse chromatique, de façon à constituer un fuseau, j'ai pu constater que les quatre fibrilles d'un même côté convergent les unes vers les autres (pl. XIV, fig. 8). Si le prothyalosome pourvu de ses deux disques chromatiques se maintient sans subir de changements appréciables jusques dans la figure ypsiliforme, il y a lieu de supposer qu'il en est de même pour les filaments achromatiques dont je viens de parler, et je ne doute pas, que les fibrilles axiales ne soient autre chose que les filaments achromatiques de la vésicule germinative, considérablement épaissis et devenus par là plus apparents. Je crois que dans la figure ypsiliforme, comme dans la vésicule germinative, il existe pour chaque disque chromatique quatre de ces fibrilles. On n'en voit d'habitude que deux ou trois dans une même coupe optique de l'œuf. (Voir fig. 9, 16, 17 de la pl. XIV, 1, 3 et 4 de la pl. XV.)

D'où proviennent les autres fibrilles achromatiques de la figure ypsiliforme?

L'examen attentif de la figure 10 (pl. XIV) ne laisse aucun doute sur l'intervention des résidus de la portion accessoire de la vésicule, et particulièrement de sa membrane dans la formation des trois branches de l'Y. Dans des stades comme ceux que nous avons représentés fig. 1, 2, 3, 4 et 5 il est facile de se convaincre de l'existence d'une membrane autour de la vésicule germinative; mais on constate en même temps deux autres faits importants; c'est d'une part que cette membrane est formée de substance achromatique et d'autre part que le contenu de la vésicule germinative s'est partiellement résolu en fines granulations, reliées les unes aux autres et formant des fibrilles moniliformes d'une grande tenuité. La membrane elle même finit par se décomposer en granulations et dès ce moment elle cesse d'apparaître sous l'apparence d'une ligne nette. On distingue bien encore vaguement dans la figure 10 les diverses parties que nous avons signalées dans les stades précédents; mais le contour défini, marqué par une ligne nette et tranchée, n'existe plus; la substance qui s'est formée aux dépens des résidus de la vésicule passe insensiblement au protoplasme cellulaire.

Je ferai observer ici en passant que l'on confond sous le nom de membrane nucléaire des choses certes bien différentes. Dans la plupart des noyaux, ce qu'on appelle membrane, c'est une couche corticale de substance chromatique, qui passe dans le reticulum et dans les filaments chromatiques au moment de la division. On distingue sous le même nom des couches qui, comme c'est le cas pour la membrane de la vésicule germinative, sont formées de substance achromatique. Ces dernières membranes sont-elles un produit du noyau ou bien sont-elles le résultat de la différentiation du protoplasme cellulaire au contact du noyau? je ne puis résoudre cette question.

Je dirai aussi à cette occasion que l'on confond bien probablement sous le nom de nucléole des éléments de valeur diverse. Est-ce que le corpuscule chromatique que l'on trouve dans la vésicule germinative et que l'on y désigne sous le nom de nucléole est l'équivalent des nucléoles des cellules ordinaires? Je ne le pense pas. La question de savoir si les nucléoles des cellules ordinaires sont de simples renflements du réseau formé par des filaments chromatiques n'est pas encore résolue. Pour ma part j'incline à croire qu'il n'en est pas ainsi; je pense que les nucléoles se rattachent au réticulum, mais qu'ils ne sont pas formés d'une substance identique à celle qui constitue les filaments réticulés. Mais qu'ils soient une portion de la charpente chromatique du noyau, comprenant la membrane et le réticulum chromatique ou qu'ils soient

distincts de cette charpente, toujours est-il que le nucléole de
la vésicule germinative est tout autre chose qu'un nucléole de
cellule. Toute la chromatine du noyau de l'œuf, sauf peut-être
une petite fraction dissoute dans le suc nucléaire, se trouve
ici condensée dans le corpuscule que l'on appelle nucléole.
Ce corpuscule me paraît être l'équivalent de toute la charpente chromatique d'un noyau ordinaire et non pas des éléments qu'on désigne sous ce nom. Il vaudrait donc mieux
lui conserver le nom de *tâche germinative* ou, si l'on veut être
plus exact, l'appeler, comme je l'ai fait plus haut, le *corpuscule
germinatif* (*Keimkörperchen*).

Il est à peu près certain aussi que la partie achromatique
du noyau se constitue d'éléments divers; que la substance qui
peut affecter l'apparence de filaments moniliformes ou homogènes, doit être distinguée de la substance hyaline, peut-être
liquide, qui se trouve interposée entre les filaments. Est-ce que
ces filaments, avec leur substance unissante, doivent être distingués essentiellement du protoplasme cellulaire? On ne peut
actuellement résoudre cette question; ce qui ne me paraît
guère douteux, c'est que dans le cas de la vésicule germinative de l'Ascaris mégalocéphale, aussitôt que la membrane de
la vésicule a cessé d'exister comme telle, la substance granuleuse, ou pour parler plus exactement, les filaments moniliformes qui se forment aux dépens des résidus de la vésicule,
(membrane et contenu), passent insensiblement au protoplasme,
de même que, dans la figure ypsiliforme, les filaments qui
dérivent de la substance de la vésicule se continuent avec des
filaments dont l'origine protoplasmique n'est pas douteuse.

J'en reviens à la description de la figure 10. J'ai fait
observer précédemment que le contour de la vésicule germinative est marqué par une ligne plus foncée et plus épaisse
autour du prothyalosome qu'autour de la portion accessoire.
Cette partie épaissie de la membrane qui recouvre l'hyalosome
subit aussi la transformation granuleuse : elle était jusqu'ici
une lame homogène, au moins en apparence; elle se décompose
maintenant en une assise unique de granules, allignés en séries

régulières, et reliés entre eux de façon à constituer des fibrilles.
Comme le montre la figure 10 et surtout la figure 12 ces
filaments sont groupés en deux éventails concaves d'un côté
convexes de l'autre, qui se moulent sur la masse hyaline du
prothyalosome. L'examen minutieux de la préparation représentée figure 12, au 1 18 homogène de Zeiss, ne m'a pas permis
de décider si les deux éventails sont indépendants l'un de
l'autre, ou si les filaments des deux groupes se continuent les
uns avec les autres au dessus des disques chromatiques. Mais
en examinant au moyen du même objectif d'autres ovules et
particulièrement celui que j'ai représenté, faiblement grossi
figure 10, j'ai acquis la conviction qu'il y a continuité entre
les deux systèmes qui, en réalité, n'en forment qu'un. Les
filaments semblables à des méridiens convergent vers deux
pôles (fig. 12).

Les filaments disposés en éventail, que j'ai représentés
figure 12, étaient constitués de granules reliés les uns aux
autres. Dans tous les filaments les granules de même ordre se
trouvaient à égale distance de l'équateur de la figure, de
façon à former ensemble une série de granules dirigés parallèlement à l'équateur; delà une striation transversale manifeste.
Les granules d'une même rangée transversale présentaient
tous le même caractère; mais, tandis que tous ceux de certaines rangées étaient punctiformes, ceux d'une rangée
voisine se montraient allongés dans le sens de la longueur
des filaments. Je ne puis m'empêcher de faire remarquer que
des images comme celles que je viens de décrire, fort semblables d'ailleurs à celles que présente le protoplasme du
zoosperme et même celui du vitellus de l'œuf, rappellent sin-
gulièrement la structure du tissu musculaire strié. Il suffit
d'examiner attentivement au 1 18 la constitution du protoplasme ovulaire, dans un œuf devenu transparent (fig. 17,
pl. XIV, fig. 1, 3, 4 de la pl. XV.), soit en mettant au point
sur la couche superficielle continue qui tapisse intérieurement
la membrane de l'œuf, soit sur une lame protoplasmique vue
de face ou même de profil, dès qu'elle est suffisamment

épaisse, pour constater des phénomènes de structure semblables à ceux que je viens d'indiquer. (Voyez notamment pl. XV, fig. 3, sur le pourtour du zoosperme).

Peu après la pénétration du zoosperme, il apparait en deux points opposés du prothyalosome de la vésicule germinative, maintenant dépourvue de membrane, deux amas protoplasmiques assez considérables, de la surface desquels partent des radiations granuleuses. Au début les deux étoiles sont bien circonscrites et peu étendues (pl. XIV, fig. 12); les amas centraux, qui ont eux même une apparence stellaire, se trouvent exactement à la limite de l'hyalosome; mais ils sont manifestement d'origine cellulaire et non nucléaire. Les pôles des deux groupes de filaments disposés en éventails, qui naissent aux dépens de la membrane de l'hyalosome, répondent aux centres des asters et les éventails eux mêmes constituent un secteur de l'aster et paraissent faire corps avec lui.

Il en résulte que des filaments, qui ont pour origine la membrane de la vésicule germinative, entrent dans la constitution d'une étoile, qui se forme en grande partie aux dépens de protoplasme cellulaire. Ce fait tend à prouver que la portion achromatique de la vésicule, qui sé transforme en filaments moniliformes, n'est pas essentiellement différente du protoplasme cellulaire. La même conclusion peut s'étendre à toute la masse granuleuse qui se développe aux dépens de la portion accessoire de la vésicule et qui donne naissance aux filaments de la plus grande portion de la figure ypsiliforme. Cette masse granuleuse, dans laquelle on reconnaît ça et là des filaments, a été partiellement représentée figure 12.

Il faut noter cependant que l'aspect des filaments n'est pas le même dans les éventails, le reste de l'aster et la poignée du bilboquet en voie de formation (fig. 12). Les filaments des éventails ont des grains exceptionnellement volumineux.

La figure 11 (pl. XIV), dessinée d'après une préparation à l'acide nitrique colorée par la fuchsine, est intéressante en ce qu'elle montre distinctement les deux étoiles, avec leurs

amas centraux granuleux, alors que la portion accessoire de
la vésicule germinative, réduite à une simple lame transversalement dirigée et projetée sur le prothyalosome, parait
encore totalement homogène. La membrane du prothyalosome
semblait exister encore et l'on distinguait, à l'intérieur de
cette portion, les fibrilles axiales parfaitement reconnaissables.

Les figures 9 et 17 montrent que les amas centraux des
asters, d'abord adjacents au prothyalosome, s'en écartent progressivement. Dans la figure 9 ces amas renferment encore
des globules réfringents du vitellus, ce qui démontre bien
leur origine protoplasmique. Les fibrilles axiales sont déjà
très visibles; elles se distinguent nettement des autres fibrilles,
que j'appelle périphériques, à raison de leur position relativement à l'hyalosome. La plupart de ces dernières ne sont
déjà plus moniliformes : il semble que les grains en s'allon-
geant se sont confondus entre eux, d'où résulte que les filaments apparaissent maintenant comme de simples lignes.
Si l'on compare les figures 9, 16 et 17 (pl. XIV) à la figure 12
il devient évident que les fibrilles périphériques proviennent
en partie des éléments constitutifs des éventails, en partie des
autres rayons des deux asters, en partie des résidus de la
portion accessoire de la vésicule germinative (fig. 16, pl. XIV
et fig. 1 et 2, pl. XV).

Que des filaments du protoplasme cellulaire ambiant peuvent venir s'insérer aux fibrilles périphériques de la figure
ypsiliforme et qu'il est impossible de distinguer exactement
les éléments qui entrent dans la composition de cette figure
de ceux du protoplasme, cela résulte clairement d'un coup
d'œil jeté sur les figures 17 (pl. XIV), et 1, 3 et 4 (pl. XV).
Dans la figure 17 la lame équatoriale se prolonge jusqu'à la
périphérie de l'œuf et l'on distingue fort bien des filaments
rectilignes qui relient l'un des asters au spermatozoïde.
A côté de ces filaments rectilignes il en est qui ne paraissent
pas tendus, qui sont sinueux (fig. 17).

Je dois faire remarquer encore qu'à mesure que les rayons
des asters qui interviennent dans la formation de la figure

ypsiliforme et deviennent des fibrilles périphériques de cette
figure se développent, ceux qui sont dirigés vers l'extérieur
diminuent d'importance et probablement même peuvent disparaître. (Comparez les fig. 9 et 17 à la fig. 12.)

Dans les figures 9 et 17 (pl. XIV) comme dans les figures 3
et 4 planche XV un contour circulaire marque encore la place
que la vésicule germinative occupait dans le vitellus avant de
se rattatiner. Des gouttelettes hyalines, d'origine vitelline, sont
venues occuper cette place (fig. 2, 6 *b* et *c*, 4 et 10 pl. XIV).
Elles forment ce que nous avons appelé plus haut la masse
sphéroïdale, dans la description que nous avons faite de la
figure ypsiliforme.

Il résulte clairement de l'exposé que je viens de faire que
les résidus de la vésicule germinative et notamment sa mem-
brane, transformée en une substance granulo-fibrillaire, inter-
viennent, concurremment avec le protoplasme ambiant, dans la
constitution de la portion fibrillaire de la figure ypsiliforme.
Cette transformation de la substance granulo-fibrillaire du
noyau et du protoplasme cellulaire en fibrilles homogènes se
fait à la suite de l'apparition de deux centres d'attraction au
contact du prothyalosome. Les fibrilles axiales, qui existent
déjà avant que ces centres aient donné lieu à la formation de
deux asters, deviennent de plus en plus apparentes et forment
ensemble un fuseau achromatique, qui se rattache aux disques
chromatiques adjacents que renferme l'hyalosome. Le groupement particulier qu'affecte le système des fibrilles périphériques de la figure ypsiliforme a sa raison d'être dans le
processus du rattatinement de la vésicule germinative. Cette
déformation de la vésicule se fait de telle manière que les
résidus du noyau de l'œuf forment par leur ensemble une
figure qui rappelle un bilboquet, dont la coupe renferme
l'hyalosome.

J'ai dit plus haut que la substance chromatique de la
vésicule germinative se retrouve dans les corpuscules chromatiques de la figure ypsiliforme : ceux-ci dérivent directement
du corpuscule germinatif.

La substance achromatique du noyau de l'œuf se retrouve en partie dans la matière claire du prothyalosome, en partie dans les fibrilles axiales, en partie dans les fibrilles périphériques. Une partie s'est perdue dans le vitellus au moment du rattatinement.

Il me reste à dire un mot de ce que deviennent les pseudonucléoles de la vésicule germinative et de l'origine du *corps pédieux*.

Les pseudonucléoles très distincts dans la vésicule germinative, tant que celle-ci est pourvue de sa membrane, disparaissent avec cette dernière. On les voit nettement dans les figures 1, 2, 4, 5, 10 (pl. XIV), parce qu'ils présentent une certaine affinité pour le carmin. Ils ont disparu aux stades représentés figures 12, 13, 14 et suivants. Je ne pourrais dire ni ce qu'ils deviennent, ni comment ils disparaissent. Mais il n'est pas douteux pour moi qu'ils ne se rattachent à la catégorie des substances achromatiques de la vésicule germinative. Je n'ai pas non plus de données précises sur l'origine du corps pédieux; par sa position il répond bien certainement à l'élargissement que présente la poignée du bilboquet à son extrémité inférieure (pl. XIV, fig. 10). Peut-être les pseudonucléoles jouent-ils un rôle dans sa formation.

Un mot encore sur un autre point. Grâce à l'apparition des filaments en éventails dans cette partie épaissie de la paroi de la vésicule germinative, qui répond au prothyalosome, des fibrilles périphériques se développent tout autour de ce corps clair. Il est même probable que quelques rayons protoplasmiques des asters interviennent, avec les filaments en éventail, dans la formation des fibrilles périphériques qui forment ensemble une sorte de couvercle à la coupe du bilboquet (pl. XV, fig. 2). Il en résulte que la figure fibrillaire a plutôt à son début l'apparence d'un T. Elle ne devient ypsiliforme que parce que les branches horizontales du T deviennent obliques et divergentes par rapport à la branche verticale de la lettre. Ce changement dans la direction des branches divergentes s'accompagne de l'ouverture du couvercle primitif, ce

qui résulte simplement de ce que les fibrilles périphériques
du couvercle se groupent en quatre faisseaux qui s'écartent
progressivement l'un de l'autre. Chaque éventail se divise
par son milieu. La masse hyaline du prothyalosome fait
hernie par la fente ainsi produite (pl. XV, fig. 3).

II. — Formation du premier globule polaire aux dépens de la figure Ypsiliforme.

Je décrirai successivement les changements de position de
la figure dans le vitellus et les modifications qui se produisent
dans sa constitution.

A. — CHANGEMENTS DE POSITION.

Pendant la première période de la maturation de l'œuf la
vésicule germinative est logée au milieu du vitellus qui l'entoure de toutes parts. Il en est de même, au début, de la
figure ypsiliforme qui, nous l'avons vu, se développe en grande
partie aux dépens de cette vésicule.

Mais elle n'occupe jamais le centre du vitellus; elle est
toujours excentriquement placée et s'approche progressivement de la périphérie. Les figures 5, 15, 16, 22 de la
planche XV démontrent qu'il en est bien ainsi.

Pendant la première période de sa maturation l'œuf présente un axe et deux pôles et toute sa structure témoigne
de cette polarité. Le micropyle et le bouchon d'imprégnation
répondent à l'une des extrémités de l'axe ovulaire, que nous
avons appelée, pour ce motif, le pôle d'imprégnation. De plus,
à certains stades, l'œuf présente une symétrie bilatérale manifeste. Il suffit de considérer avec attention la figure 4 de la
planche X pour voir qu'il n'existe qu'un seul plan capable
de diviser l'œuf en deux moitiés symétriques, c'est un plan
passant d'une part par l'axe organique de l'œuf, d'autre part

par le grand axe de l'ovoïde irrégulier qui constitue la tête de la massue ovulaire. Malheureusement, quand l'œuf a atteint sa maturité, sa forme est devenue celle d'un ovoïde : la papille répondant à la poignée de la massue et qui portait à son extrémité le bouchon d'imprégnation, cette papille a disparu et il faut y regarder de près pour reconnaître encore le pôle d'imprégnation. Au moment où un zoosperme vient se fixer à l'éminence de fixation, le pôle d'imprégnation, et par conséquent l'axe de l'œuf, restent facilement reconnaissables; il en est de même tant que le zoosperme reste uni à l'enveloppe ovulaire, fut-ce par l'extrémité de sa papille caudale. Mais il arrive un moment où le spermatozoïde devient libre dans le vitellus. Rien ne peut plus faire reconnaître dès lors l'emplacement du micropyle et il est impossible de se rendre compte du trajet que suit le zoosperme avant d'atteindre le centre du vitellus.

Je me suis beaucoup préoccupé de la question de savoir si la figure ypsiliforme se dirige vers un point déterminé de la surface du vitellus et, dans le cas où il en serait ainsi, quelle est la position de ce point relativement à l'axe primitif de l'œuf. Il faudrait pouvoir, pour résoudre ces problèmes, rapporter la position de la vésicule germinative, en voie de transformation, à un point fixe dont la position serait connue relativement à la direction de l'axe ovulaire. Tant que le zoosperme reste fixé à la place qu'occupait le micropyle ce point fixe existe; mais il cesse d'être reconnaissable dès le moment où le zoosperme se détache de l'enveloppe de l'œuf. Or, le plus souvent il se libère bien avant que la figure ypsiliforme ait gagné la surface de l'œuf.

La position relative des deux éléments, à un même stade de développement, paraît éminemment variable. Tantôt ils semblent situés tout près l'un de l'autre, tantôt on les trouve aux pôles opposés de l'œuf. J'ai représenté figure 13 (pl. XIV) un œuf où le spermatozoïde, encore fixé à la membrane, occupait l'un des pôles, et où la figure ypsiliforme, déjà superficielle, se trouvait au pôle opposé. Il en était de même dans l'œuf représenté figure 9, en ce sens que la ligne reliant la figure ypsiliforme au point de la surface le plus voisin aboutissait à peu près au pôle opposé à celui qu'occupe le zoosperme encore fixé. Mais il n'en est pas toujours ainsi, tant s'en faut, et je ne puis rien affirmer, quant à la position du point d'affleurement de la vésicule germinative, par rapport au pôle d'imprégnation et par conséquent à l'axe organique de l'œuf primitif.

Ce qui ressort clairement de l'examen d'un grand nombre d'œufs et particulièrement de celui que j'ai représenté figure 13, c'est que, dans certains œufs tout au moins, la vésicule ne tend pas à se rapprocher du pôle d'imprégnation, mais que, bien au contraire, elle gagne plutôt le pôle opposé. Est-ce toujours ainsi? Il est permis d'en douter. Je ferai observer que dans les œufs qui ont conservé leur forme ovoïde dans les préparations, presque toujours la figure ypsiliforme et les globules polaires qui en dérivent se trouvent au voisinage de l'une des extrémités du grand axe de l'ovoïde. (Pl. XV, fig. 8, 9, 16, 17, 18, 20, 21, 22. Pl. XVI, fig. 2 et 4. Pl. XVIII, fig. 4. Pl. XIX, fig. 7, 8, 10.) Quand l'œuf est mûr il affecte aussi d'ordinaire une forme ovoïde et le micropyle répond approximativement à l'une des extrémités de l'axe de figure de l'œuf. En se fondant sur des images comme celle que j'ai représentée planche XIV, figure 13, et où le zoosperme était certainement fixé encore par l'extrémité de sa queue, on peut donc supposer que le point d'affleurement de la figure ypsiliforme répond à ce que j'ai appelé le pôle neutre de l'œuf. Mais ce fait est-il constant? c'est là encore, à l'heure qu'il est, une hypothèse.

Si j'ai insisté sur ce point, c'est que la question me paraît avoir une réelle importance. La présence de la figure ypsiliforme à la surface de l'œuf, au moment où le zoosperme a gagné le centre du vitellus, montre qu'après comme avant la copulation l'œuf présente une polarité manifeste et le caractère de symétrie de la figure ypsiliforme semble indiquer que l'œuf lui-même est à symétrie bilatérale. Le plan de symétrie serait le plan équatorial

de la figure ypsiliforme. Il importe de savoir si ce plan
répond au plan de symétrie de l'œuf non imprégné, si l'axe
organique de l'œuf pourvu d'un zoosperme est le même que
l'axe de la massue ovulaire en voie de maturation, si le point
occupé par la figure ypsiliforme et plus tard par le globule
polaire correspond au pôle d'imprégnation, au pôle neutre
ou à tout autre point de l'œuf non imprégné, si enfin les
plans de symétrie de l'œuf répondent au plan médian du
nématode auquel l'œuf donnera naissance. Il semble résulter
des belles recherches de Auerbach que l'extrêmité rétrécie
de l'œuf, celle où se forment les globules polaires, celle où l'on
observe une plus grande accumulation de protoplasme hyalin,
devient l'extrêmité antérieure de l'embryon, tant chez *Ascaris
nigrorenosa* que chez *Strongylus auricularis.* Si, comme quelques indices pourraient le faire croire, le pôle d'imprégnation
répond à l'autre extrêmité de l'œuf, l'extrêmité antérieure
aussi bien que l'extrêmité postérieure de l'embryon seraient
préformées dans l'œuf même avant l'imprégnation. Il deviendrait probable dès lors qu'il en est de même pour les faces
ventrale et dorsale, droite et gauche de l'animal futur. Mais
tout cela est encore hypothétique à l'heure qu'il est.

La figure ypsiliforme vient se mettre en rapport avec la
surface du vitellus par les extrémités des deux branches
divergentes de l'Y. Comme ces extrémités répondent aux deux
amas centraux des asters primitifs, ou, si l'on veut, aux extrémités polaires du fuseau de direction, il s'en suit que la figure
ypsiliforme se comporte ici tout autrement qu'on ne l'a décrit
chez la plupart des animaux où la formation des globules
polaires a été étudiée. (Voir fig. 5, 7, 8, 15, 16, 22 et 23 de
la pl. XV.) Bientôt après que les extrémités des branches
divergentes de l'Y sont arrivées à la surface, l'angle que ces
branches forment entre elles devient de plus en plus obtus;
elles finissent par se placer dans une même direction, voire
même à s'incurver légèrement en sens inverse; l'Y devient un
T dont la branche horizontale se place parallèlement à la
surface du vitellus, immédiatement en dessous de la couche

périvitelline. La portion principale de la figure ypsiliforme
est pour ainsi dire éliminée (pl. XV, fig. 16 et 22). L'observation de Bütschli, qui a décrit et figuré chez le *Cucullanus
elegans* des figures qui se rapportent fort bien à celles que
nous faisons connaître, se trouve donc pleinement confirmée
chez l'Ascaride du cheval. Le fuseau éliminé de Bütschli
(pl. III, fig. 11 et 12 de son mémoire) n'est autre chose
que la portion principale, devenue superficielle de la figure
ypsiliforme. Il est à noter cependant que Bütschli représente
dans cette position le second fuseau de direction; car il figure
à une des extrémités de celui-ci une petite vésicule qui ne
peut être que le premier globule polaire.

D'habitude, les deux pôles de la figure n'atteignent pas en
même temps la surface; l'un y arrive un peu plus tôt que
l'autre : dans les figures 17, 19 et 20 de la pl. XV, tandis que
l'un des amas polaires se continuait manifestement avec la surface du vitellus, l'autre était encore à quelque distance de cette
surface. Il était facile de s'assurer, en changeant progressivement le foyer, que l'autre pôle de la figure se trouvait entouré
de toutes parts par la substance vitelline. Au contraire, dans
les figures 18, 21 et 23, non-seulement les amas polaires,
mais le fuseau tout entier étaient superficiels. Les fuseaux
ne se trouvant pas dans la coupe optique de l'œuf, la ligne
réunissant les pôles ne se confondant pas avec cette coupe
optique, ils paraissent plongés dans le vitellus. Mais cela
dépend uniquement de l'orientation de l'œuf relativement à
l'observateur.

Comment la figure ypsiliforme est-elle amenée à la surface
de l'œuf? Tant que la figure est plongée dans le vitellus
on voit dans la plupart des œufs des filaments protoplasmiques
se porter de divers points de la figure, plus particulièrement
des amas polaires, vers la surface de l'œuf. Ces filaments n'ont
aucun caractère spécial, si ce n'est leur direction; leur constitution paraît être la même que celle des autres filaments réticulés du vitellus. Voir les figures 1, 3, 4, 6, et 7 de la planche
XV. Que tous ces filaments sont doués de contractilité, cela

résulte clairement de ce fait que, dans tous les points où de semblables filaments ou faisceaux de filaments s'insèrent à un zoosperme, le corps protoplasmique de ce dernier se soulève en une éminence conique ou arrondie, tandis que, entre ces points d'insertion, l'on observe au contraire des dépressions. (fig. 3 de la pl. XV et fig. 17 de la pl. XIV).

Comme ce sont les amas polaires qui sont attirés les premiers vers la surface, c'est d'habitude de ces amas que partent le plus grand nombre de filaments. Ils forment souvent des sortes de pinceaux ou d'éventails. Souvent la partie de la surface du vitellus dans les limites de laquelle s'insèrent ces filaments est circonscrite par un contour circulaire bien marqué, et au centre de ce contour se voit un petit corpuscule réfringent, à prolongements radiés, simulant une sorte de roue pourvue d'un petit nombre de rayons, (fig. 8, 9 et 18, pl. XV). Il semble que c'est à ces petites étoiles qu'aboutissent les amas polaires (fig. 18). La présence de ces petites étoiles est loin d'être constante. On en observe aussi quelquefois dans l'intérieur du vitellus, au point de convergence de plusieurs filaments réticulés, ou bien aussi en d'autres points de la surface et notamment au point où l'hyalosome de la figure ypsiliforme semble devoir aboutir (fig. 8 de la pl. XV).

B. — Changements dans la constitution de la figure ypsiliforme.

Le contour des amas polaires, d'abord très irrégulier et vaguement indiqué, se régularise et se marque de plus en plus nettement. Ces amas se transforment en un corps hémisphérique bien circonscrit, qui s'applatit de plus en plus et finit par devenir discoïde (pl. XVI, fig. 8, 9, 10, 11, 12 puis fig. 13 et 7 de la même planche, et la série des fig. 15 à 23 de la planche XV).

La substance constitutive des amas, formée d'abord de granules assez volumineux, devient de plus en plus homogène et donne lieu à la formation d'un disque brillant et fort réfringent.

Les fibrilles axiales et périphériques de la figure ypsiliforme peuvent s'unir transversalement les unes aux autres et, en se soudant entre elles, donner lieu à la formation de cordons plus ou moins épais d'une substance très réfringente et d'apparence homogène. Ce sont surtout les fibrilles de la lame équatoriale qui manifestent une tendance marquée à la formation de semblables cordons, dans lesquels on ne distingue plus même aucune trace de striation. (Voir pl. XVI, fig. 9, 11 et 13 et aussi pl. XV, fig. 7, 15, 19 et 21.) Mais les faisceaux de fibrilles qui constituent les branches divergentes de l'Y tendent à devenir aussi de plus en plus homogènes et de plus en plus réfringents. Dans beaucoup de cas, surtout dans les préparations d'œufs traités par l'alcool, il devient fort difficile de distinguer aucune striation : (fig. 21 de la pl XV.) On observe sous ce rapport des différences d'un œuf à l'autre et, dans les préparations d'œufs traités par l'acide nitrique la composition fibrillaire persiste plus longtemps. Mais cependant on remarque d'une manière constante que la netteté des contours de la figure ypsiliforme, résultant de ce que toute la figure devient plus sombre et plus homogène, augmente avec l'âge. En même temps toute la figure se rapetisse.

La lame équatoriale présente au début son plus grand développement vers la profondeur, de façon à constituer la branche verticale de l'Y (fig. 3, 4, 5, 7 etc. de la pl. XV). Cette branche on peut souvent la poursuivre sur une grande longueur. Quand le zoosperme est arrivé au centre ou dans le voisinage du centre de l'œuf, l'on peut voir souvent les filaments de la branche verticale de l'Y s'insérer sur le spermatozoïde. Les filaments périphériques de la figure, en partant des amas polaires droit et gauche, convergent vers un point ou plutôt vers un corps granuleux, vaguement délimité, que j'ai appelé le corps pédieux. Au delà du corps pédieux les fibrilles divergent de nouveau, de façon à donner lieu à un figure conique dont les fibrilles représenteraient autant de génératrices (fig. 5, 6 et 7 de la pl. XV). La cavité du cône parait occupée, dans beaucoup de cas, par une partie différentiée du vitellus, de forme sphéroïdale et de volume variable, que j'appelle le corps intermédiaire (fig. 9 et 16, de la planche XV). Des filaments périphériques partant des amas polaires se rendent directement, les uns au corps pédieux, les autres au corps intermédiaire, qui lui même parait se rattacher au spermatozoïde par des filaments convergents (fig. 9, 18 et 22). A un certain stade les fibrilles périphériques les plus externes, celles qui marquent la limite externe de la masse sphéroïdale sont extrêmement nettes (fig. 6, 7 et 8). Plus tard ces fibrilles ne sont plus guère visibles : on ne distingue plus de la figure ypsiliforme que les trois branches principales : les branches divergentes et la lame équatoriale.

Le corps intermédiaire aussi bien que le corps pédieux avec les fibrilles qui y aboutissent et qui en partent se rattachent à la branche verticale de la figure ypsiliforme, quoiqu'ils ne soient très probablement, par leur origine, que des portions différentiées du corps protoplasmique de l'œuf. Tous ces éléments se trouvent dans la prolongation de la poignée du bilboquet et se rattachent les uns aux autres. Dans la plupart des œufs, peut être dans tous, ils constituent ensemble une chaine continue, qui rattache le zoosperme devenu central aux restes transformés de la vésicule germinative devenue superficielle (fig. 16 et 18).

A une certaine période du développement le vitellus est tout à fait clair; on n'y distingue plus rien autre chose qu'un beau reticulum protoplasmique, totalement dépourvu de toute granulation autre que les fines ponctuations qui entrent dans la composition du protoplasme lui même (pl. XV, fig. 1).

Mais bientôt des globules apparaissent tout autour du zoosperme devenu central (fig. 5) et ce dépôt granuleux s'étend progressivement et rapidement vers la périphérie, concentriquement au spermatozoïde. Le réseau protoplasmique qui s'étendait dans toute l'étendue du vitellus ne s'observe bientôt plus qu'à la périphérie (fig. 7 et 23). La couche corti-

cale réticulée devient de moins en moins épaisse et, au
moment de la formation du premier globule polaire, tout le
corps de l'œuf est devenu granuleux (pl. XVI, fig. 3, 5 et 6.)
Pour suivre ces changements progressifs dans la constitution
du vitellus il faut avoir recours à une série de préparations
faites aux dépens d'un seul et même individu, par une seule
et même méthode. C'est en se servant à cet effet d'un
uterus traité par l'acide nitrique à 3 °/₀ et coloré, soit par la
fuchsine, soit par le carmin boracique, et en montant dans la
glycérine des œufs pris en des points de plus en plus éloignés
de la poche séminale, que l'on peut voir le mieux cette
réduction progressive du réticulum et la transformation du
vitellus réticulé, du centre vers la périphérie, en une substance
granuleuse dans laquelle il n'est plus guère possible de distinguer le réseau. (pl. XV, fig. 5, 6. 7, 23 et pl. XVI, fig. 3).

Mais ce n'est pas seulement autour du spermatozoïde que
débute le changement qui s'opère dans l'aspect du vitellus.
La partie profonde de la figure ypsiliforme s'entoure elle aussi
de substance opaque et, dans beaucoup d'œufs, on distingue
à un certain stade, deux amas granuleux qui restent pendant
quelque temps indépendants et séparés l'un de l'autre : l'un est
en rapport avec le spermatozoïde, l'autre avec la vésicule germinative modifiée (fig. 5, pl. XV, voyez aussi pl. XIV, fig. 16).
Mais bientôt les deux amas granuleux, qui s'étendent rapidement l'un et l'autre, en arrivent à se toucher, puis à se confondre en une masse commune. Cependant l'on distingue
longtemps encore une limite plus ou moins distincte entre les
deux portions de cette masse granuleuse, unique en apparence,
et entourée de toutes parts d'une zone transparente réticulée.
(pl. XV, fig. 7, 15 et 20). Dans la plupart des œufs traités
par l'alcool on observe même un sillon superficiel répondant
au plan de séparation entre les deux parties du corps vitellin.
(pl. XV, fig. 16, 19, 21, 22, pl. XVI, fig. 1 et 2).

La portion principale de la figure ypsiliforme, et notamment
ses deux branches divergentes restent constamment dans la
zone corticale réticulée, cette partie de la figure devenant

bientôt superficielle, tandis que la partie profonde de la tige
du bilboquet plonge dans la masse granuleuse. Parfois celle-ci
s'élève alors en une sorte de cratère et la limite entre les deux
portions de la figure se marque par une ligne transversale
très nette. L'œuf représenté planche XV, figure 8 montrait
admirablement cette particularité.

Quand la portion principale de la figure ypsiliforme est
devenue superficielle, que l'angle ouvert en dehors que les
branches divergentes formaient entre elles s'est effacé, quand
la figure a pris l'apparence que j'ai représentée (fig. 22, pl. XV)
on ne distingue plus de la tige du bilboquet que quelques traces
dirigées suivant l'axe de l'œuf. Ce qui reste encore de l'ancienne figure ypsiliforme affecte l'apparence d'un fuseau, dont
l'axe est dirigé parallèlement à la surface de l'œuf et, comme
le fuseau est tout à fait superficiel, l'on pourrait croire qu'il
a été expulsé en dehors du vitellus. Mais il n'en est rien;
nous verrons plus loin ce qu'il advient du fuseau.

Examiné non plus en coupe optique, mais à la surface du
vitellus, le fuseau montre deux branches collatérales dirigées
perpendiculairement à son axe. De là une figure cruciale. Nous
avons représenté figures 17, 20, 21 et 23 de semblables
images. Les branches collatérales de la croix sont de longueur
variable; tantôt semblables entre elles (fig. 20), d'autre fois
elles sont très dissemblables (fig. 17 et 21). Elles ne sont
que des faisceaux de fibrilles périphériques agglutinées dans
le plan équatorial de la figure et dirigées suivant deux directions opposées. Quand les deux branches se trouvent dans un
même alignement leur direction commune est perpendiculaire
à la direction primitive de la tige du bilboquet : celle-ci répondait à un rayon de l'œuf, celle-là est parallèle à la surface de
l'œuf ou à peu près.

Le fuseau, formant la branche verticale de la croix, et les
deux branches collatérales se trouvent dans un même plan.
C'est pourquoi on ne voit pas ces dernières dans un œuf
orienté comme celui que nous avons représenté figure 22. Les
quatre branches de la croix rayonnent autour d'un centre

commun occupé par les éléments chromatiques de l'ancienne
vésicule germinative. De ce même centre l'on voit rayonner
d'autres filaments d'épaisseur variable; leur direction est
souvent incurvée. Les quatre branches de la croix, aussi bien
que les rayons secondaires que l'on distingue entre ces branches, forment ensemble un disque circulaire (pl. XV, fig. 23)
dont le contour répond à la surface du vitellus.

La comparaison entre des figures comme celle que nous
avons représentée figure 23 et l'image figure 20, où l'on distingue déjà vaguement une radiation formée par des stries de
ponctuations, tend à montrer que les rayons secondaires se
forment à nouveau dans le protoplasme. Il en est de même,
je pense, de l'une des branches collatérales de la croix,
(pl. XVI, fig. 7 et 11), tandis que l'autre résulte de
ce que la substance constitutive de la tige du bilboquet se
déplace progressivement dans le plan équatorial, de façon
à ce que, après avoir formé un faisceau radiaire, elle finit par
constituer, dans le même plan, un faisceau tangentiel. Cependant la trace de la tige du bilboquet persiste dans le vitellus
où l'on distingue toujours des trainées de granulations
reliant le centre de la figure cruciale au spermatozoïde.
Je pourrais encore exprimer l'opinion que j'émets, sur l'origine de la figure cruciale, en disant que la figure ypsiliforme décrit autour de l'axe reliant ses deux pôles une
rotation équivalente à un angle de 90°. En même temps la
figure tend à devenir symétrique, et à se compléter par la
formation, au côté du fuseau opposé au point d'insertion de
la tige du bilboquet, une branche nouvelle dirigée comme la
première dans le plan équatorial de la figure. A un certain
stade du développement la tige du bilboquet, formée par un
faisceau de fibrilles agglutinées en un cordon homogène, cesse
d'être rectiligne; elle décrit des ondulations, comme si après
avoir été d'abord tendue, grâce aux cordons qui s'inséraient
à son extrémité, elle cessait tout à coup d'être sollicitée par
la traction de ces éléments (pl. XVI, fig. 9).

Les branches collatérales de la croix sont formées l'une et

l'autre non par un, mais par deux faisseaux de fibrilles périphériques agglutinées (pl. XV, fig. 23). Ces deux faisseaux d'abord confondus dans la tige du bilboquet se séparent progressement l'un de l'autre et se disposent parallèlement l'un à l'autre. Cette division s'étend dans toute l'étendue du plan équatorial; non seulement elle se montre dans les deux branches collatérales de la croix, mais aussi à la surface de l'hyalosome, comme si toute la figure cruciale se fendait en deux. La subdivision commence toujours d'abord dans la tige du bilboquet et s'étend delà, de proche en proche dans la branche opposée (pl. XV, fig. 15, 17, 19, 21, 23 et aussi pl. XVI, fig. 13).

Cette division qui s'opère dans tout le système des fibrilles périphériques, dans un plan normal à la surface du vitellus, tout autour de la masse claire qui renferme les corpuscules chromatiques, a pour conséquence la subdivision de la figure achromatique et la mise à nu de la sphère du bilboquet. A ce moment il n'est plus possible de distinguer les fibres achromatiques axiales. La division en deux lames de la plaque équatoriale parait jouer un rôle important dans la libération du premier globule polaire. J'ai dit plus haut que la figure cruciale, dont j'ai indiqué la constitution et le mode de formation, forme dans son ensemble un disque circulaire. La division de la plaque équatoriale en deux lames intéresse naturellement le disque tout entier, qui se décompose en deux moitiés (fig. 23). Je considère le plan suivant lequel se fait la division, c'est-à-dire le plan équatorial de la figure ypsiliforme, comme le plan médian de l'œuf. Tandis que les deux moitiés du fuseau sont symétriques, ce qui parait résulter de la génèse de toute la figure ypsiliforme, il n'en est pas de même des deux branches collatérales de la croix. Celles-ci ne sont pas équivalentes, pour autant que l'on puisse en juger par leur mode de formation; et de fait elles sont encore dissemblables au moment où la figure a atteint son complet développement (fig. 23). De sorte qu'un plan passant d'une part par le centre de l'œuf, de l'autre par les branches collatérales, c'est-à-dire le plan équatorial de la figure ypsiliforme est le seul qui divise l'œuf en deux moitiés symétriques.

D'après cela l'œuf présenterait à ce moment non pas seulement un axe organique et deux pôles d'inégale valeur, mais aussi un plan de symétrie unique; il aurait une structure bilatérale.

Dans quelques œufs j'ai observé deux paires de branches divergentes dans la figure ypsiliforme. Je ne sais si cela est constant (pl. XV, fig. 9).

Je ferai remarquer aussi que dans la période qui précède immédiatement l'achèvement de la figure cruciale les deux moitiés du fuseau (branches divergentes de la figure ypsiliforme) sont souvent très dissemblables, l'une devenant extrêmement volumineuse et montrant très-nettement sa composition fibrillaire, l'autre beaucoup plus réduite est aussi plus homogène, figure 13 (pl. XVI).

Peu de temps après que le disque, avec sa figure cruciale, se sont constitués il devient impossible de distinguer le fuseau. Il m'a paru qu'il se raccourcit de plus en plus et qu'il se confond progressivement avec les autres filaments radiaires du disque. Ceux-ci deviennent aussi de moins en moins distincts et tous les éléments constitutifs du disque se réduisent en une substance finement ponctuée. Au début les limites du disque restent parfaitement apparentes : son contour circulaire se voit avec une grande netteté à la surface du vitellus. Épais vers son milieu, où il renferme le corps clair pourvu des corpuscules chromatiques, il s'amincit vers ses bords, qui se continuent avec le contour externe du vitellus (pl. XVI, fig. 4 et 15).

Dans les œufs qui n'ont subi de la part des réactifs employés pour les durcir aucune rétraction, on remarque que le disque se termine extérieurement par une surface à peine convexe qui se moule exactement sur la face interne de la couche périvitelline (pl. XVI, fig. 4). La région médiane du disque proémine fortement dans le vitellus. Mais quand le vitellus s'est un peu rétracté, le milieu du disque se soulève en un tubercule qui fait saillie à la surface de l'œuf. Dans ces œufs

15

le contour du disque est presque toujours indiqué par un léger
sillon circulaire. Peu à peu la substance du disque devient de
plus en plus semblable au reste du vitellus et il arrive un
moment où il devient très difficile de la distinguer. De toute
la figure ypsiliforme il ne reste plus qu'un seul élément bien
reconnaissable : c'est le prothyalosome avec ses corpuscules
chromatiques (pl. XVI, fig. 5). Néanmoins il persiste toujours
quelques traces de la figure ypsiliforme. L'axe organique de
l'œuf, suivant lequel la figure devenue superficielle se trouvait
reliée au zoosperme par une série d'éléments tels que la tige
du bilboquet, le corps pédieux, le corps intermédiaire et les
filaments qui s'y rattachent, cet axe reste indiqué par des
traces peu distinctes, mais dans lesquelles je crois reconnaître
encore, dans certains cas, le corps pédieux et le corps intermédiaire (pl. XVI, fig. 5). Autour du pôle occupé par l'hyalosome pourvu de ses corpuscules chromatiques se voient
des cercles concentriques; d'habitude on en distingue trois.
Le plus interne marque probablement l'ancienne limite du
disque; le plus externe la limite que nous avons signalée
plus haut entre la portion du vitellus qui se rattache au
zoosperme et celle qui se développe autour de la portion
profonde de la figure ypsiliforme; l'intermédiaire provient
je pense de l'extension, vers la surface du vitellus, de la
ligne qui sépare la portion superficielle de la figure ypsiliforme de la partie profonde engagée dans le vitellus granuleux
(voir fig. 7 et 8 de la pl. XV). Les figures 16 et 22 de la
planche XV sont instructives pour l'étude de l'origine de ces
cercles concentriques.

Tant que le disque reste distinct on retrouve des indices
manifestes de sa division en deux moitiés, suivant le plan
équatorial de l'ancienne figure (pl. XVI, fig. 3); sur tout
le pourtour du corps clair une fente assez large se montre
et il semble que suivant cette fente le corps clair soit à nu.

Nous en sommes arrivés au moment où le premier globule
polaire va être expulsé; mais avant de décrire ce phénomène
nous devons revenir un instant sur nos pas. Il n'a été ques-

tion jusqu'ici que des modifications que subit la portion achromatique périphérique de la figure ypsiliforme. Nous avons vu qu'au moment où la figure vient de se constituer aux dépens des restes de la vésicule germinative, la coupe du bilboquet renferme une sphère claire et que dans cette sphère il existe deux disques chromatiques généralement formés chacun de quatre corpuscules agglutinés. Ce corps n'est que le prothyalosome de la vésicule germinative et les éléments chromatiques qu'elle renferme ne sont autre chose que le corpuscule germinatif dédoublé. Avant la copulation de l'œuf et du zoosperme le nucléole se montrait déjà constitué de deux disques adjacents (pl. XIV, fig. 8) et si l'on compare la figure 13 de la planche XVI aux figures 10, 11, 12, 13 et 9 de la planche XIV ou même à la figure 8 de la même planche on verra que la figure chromatique ne subit guère de modifications dans le cours des métamorphoses de la vésicule germinative. C'est ce que montre encore bien une comparaison entre les figures 3 et 4 de la planche XVI et les figures 16 et 17 de la planche XIV qui représentent la même figure chromatique différemment orientée.

L'image de la figure chromatique dans la figure 1 (pl. XVI) qui montre les deux disques superposés vus obliquement est très semblable aux images que nous avons représentées planche XIV, figures 14 et 15. Les éléments chromatiques se maintiennent sans subir aucun changement depuis le moment où la vésicule germinative disparait, jusqu'au moment où le globule polaire va être expulsé. D'habitude l'on voit quatre corpuscules dans chaque disque chromatique; quelquefois cependant leur nombre est manifestement plus considérable.

A tous les stades du développement la figure chromatique se trouve entourée d'une substance claire, comme c'est déjà le cas dans la vésicule germinative avant sa transformation. Cependant le volume du prothyalosome de la vésicule germinative est plus considérable que celui du corps clair qui renferme la figure chromatique au moment où le globule

polaire est sur le point de se former. Je ne suis pas en mesure
de dire comment se fait cette réduction. Des images comme
celle que j'ai représentée planche XVI, figure 9 semblent
indiquer une expulsion d'une partie de la masse claire préalablement à la formation de l'une des branches transversales de
la figure cruciale. A voir des images comme celle que j'ai
représentée planche XIV, figure 16 l'on serait porté à croire
que la partie centrale de la masse claire se différencie à un
moment donné; peut-être la zone corticale est elle ensuite
éliminée, (pl. XVI, fig. 9, pl. XV, fig. 3, 6, 7 et 8). Peut-
être aussi la réduction se fait-elle par exosmose. Mais ce qui
n'est pas douteux, c'est qu'une partie de la masse claire se
maintient, à tous les stades du développement autour de la
figure chromatique.

*Le premier globule polaire se forme aux dépens du prothya-
losome réduit et aux dépens des éléments chromatiques qu'il
renferme. Chacun des deux disques chromatiques fournit au
globule polaire la moitié de sa substance et le prothyalosome
se divise tangentiellement; ce n'est pas l'un des pôles du fuseau
qui est éliminé; mais dans le plan équatorial que se fait
l'élimination.*

Le corps clair est encore indivis dans les figures 3, 4 et 21
de la planche XVI. On y distingue les deux disques chromatiques se regardant par leurs faces. Dans la figure 2 (pl. XVI)
les deux disques chromatiques se sont allongés dans le sens
du rayon de l'œuf et le corps clair montre un commencement
d'étranglement. Cet étranglement est beaucoup plus marqué
dans la figure 15 de la même planche; cette figure montre
une ligne transversale très nette entre les deux moitiés de la
masse claire et les figures 16, 17, 18 et 20 de la même
planche montrent la moitié externe de la masse claire complètement séparée par étranglement progressif de la moitié
interne; la première semble sortir par la fente qui sépare le
disque en deux moitiés.

La figure chromatique est bien reconnaissable dans les

figures 15, 16, 17, 18 et 20. Il ressort clairement de l'examen comparatif de ces figures que chaque disque chromatique, après s'être transformé en un bâtonnet renflé à ses deux bouts, fortement étranglé à son milieu, se divise en deux parties dont l'une reste dans la moitié externe, l'autre dans la portion interne du corps clair en voie de se dédoubler. Que la constriction qui amène la séparation complète des deux moitiés du corps clair agit sur les bâtonnets de façon à les rapprocher l'un de l'autre au niveau de leur portion étranglée en un filament, c'est ce qui me parait résulter d'images comme celle que nous avons représentée figure 20, où les deux filaments fortement étirés en longueur relient encore l'un à l'autre les deux renflements terminaux. On distingue parfois un petit bouton vers le milieu du filament (fig. 20). Il semble même que par suite de la constriction de plus en plus prononcée les filaments peuvent se rapprocher au point de se toucher et même de se confondre. Je ne puis m'expliquer autrement des images comme celle de la figure 16 où les portions externes des deux disques chromatiques sont réunies entre elles par leur bout effilé. Ce qui est moins douteux encore c'est qu'à un moment donné la continuité entre les renflements terminaux externes et internes des bâtonnets s'interrompt, par suite de la rupture des filaments qui les réunissaient entre eux (fig. 18).

La moitié externe du prothyalosome avec ses deux éléments chromatiques, constitue certainement la plus grande partie du globule polaire. Constitue-t-elle à elle seule ce corpuscule? Une ligne très nette dirigée perpendiculairement aux bâtonnets chromatiques apparait dans l'épaisseur du disque achromatique et divise la substance de ce dernier en deux portions inégales dont l'une se rattache au globule polaire soulevé au dessus de la surface du vitellus, et dont l'autre renferme le corps clair interne que je propose de désigner sous le nom de *deuthyalosome*. Cette ligne apparait au niveau de l'étranglement qui amène la division du prothyalosome en deux moitiés. L'on pourrait croire que c'est suivant cette ligne que se fait la séparation du globule polaire. Le globule se constituerait dans ce cas du corps clair externe pourvu de ses deux éléments chromatiques et de la portion externe du disque achromatique. (Voir les fig. 16, 17, 18 et 20 de la planche XVI.) Mais je ne suis nullement convaincu de l'intervention d'une portion quelconque du disque dans la constitution du globule polaire et des images comme celles que j'ai représentées planche XVII, figures 1 et 3 sont de nature à justifier mes doutes à cet égard. Les figures 16 et 20 de la planche XVI montrent une véritable expulsion du globule polaire par une sorte d'orifice, par une déchirure circulaire du centre du disque. S'il entre dans la constitution du globule polaire autre chose que la masse claire dérivée du prothyalosome et les deux éléments chromatiques qui descendent directement du corpuscule germinatif de l'œuf, ce ne peut être qu'un très mince revêtement superficiel, dont l'origine doit être cherchée dans les éléments constitutifs du disque achromatique.

Aussitôt libéré le premier globule polaire s'applatit à la face interne de la première couche périvitelline et, aux stades suivants, on le trouve toujours adjacent à la face interne de cette zone. Dans les préparations à l'acide nitrique il se présente d'habitude sous la forme d'un petit disque très réfringent souvent un peu irrégulier. L'alcool détermine un léger gonflement du disque; souvent il devient irrégulier, bosselé à sa face interne et montre constamment un certain nombre de corpuscules vivement colorés. Leur nombre et leur forme varient d'un œuf à l'autre. Parfois on observe des indices de fragmentation (pl. XVIII, fig. 2); mais c'est là un fait très accidentel et je n'ai jamais vu le corpuscule complètement dédoublé. Cependant la substance chromatique du globule forme fréquemment deux amas qui eux même sont composés chacun de deux éléments accolés.

Ce qui paraît ressortir de ce long exposé difficile à comprendre et relatant une série de détails dont je ne puis saisir la portée, c'est 1° que le premier globule polaire est principalement et peut être même exclusivement formé d'éléments dérivés de la vésicule germinative de l'œuf. Ces éléments sont en partie chromatiques, en partie achromatiques. Les globules chromatiques constituent dans le globule polaire deux amas distincts; ceux-ci dérivent de la subdivision en deux moitiés de chacun des deux disques chromatiques qui formaient le corpuscule germinatif (nucléole de l'œuf). La substance achromatique du globule polaire est une partie du corps clair ou prothyalosome de l'œuf.

2° La seconde moitié du prothyalosome, avec les deux amas chromatiques qu'elle renferme, reste dans l'intérieur de l'œuf. Cette partie qui reste dans l'œuf est de tous points semblable au globule polaire éliminé. Je l'appelle deuthyalosome.

3° La division du prothyalosome ne se fait pas perpendiculairement à l'axe du fuseau de direction, mais suivant l'axe réunissant les pôles de la figure. Les deux disques chromatiques, que l'on serait tenté de comparer aux deux moitiés chromatiques d'un noyau en voie de division, ne peuvent être comparés aux deux moitiés d'une plaque équatoriale divisée; l'un ne passe pas dans le globule polaire, l'autre dans le deuthyalosome, auquel cas la formation du globule polaire pourrait être comparée à une division cellulaire; chacun des disques chromatiques se segmente, lors de la formation de ce globule, suivant un plan passant par l'axe du fuseau.

L'on ne peut donc pas comparer la génèse du premier globule polaire à une division cellulaire indirecte. Il ne s'accomplit d'ailleurs ici rien qui rappelle les transformations bien connues des filaments chromatiques d'un noyau de cellule au moment de la division et le corps protoplasmique de l'œuf paraît n'intervenir en rien dans la constitution du globule polaire.

L'apparition, au voisinage du prothyalosome, lorsque la vésicule germinative commence la série de ses métamorphoses, de deux centres d'attraction, certaines analogies entre la figure ypsiliforme et un fuseau achromatique pourraient faire songer à une division karyokinétique. Mais il n'en est rien. La raison d'être des détails de structure que révèle l'étude de la figure ypsiliforme, les changements multiples et compliqués qui se produisent dans sa constitution sont inexplicables à l'heure qu'il est. Mais en tous cas ils semblent bien plutôt avoir pour but de donner au vitellus une structure appropriée à la fonction que l'œuf doit accomplir, le dédoublement du prothyalosome et l'expulsion d'une de ses moitiés, que de former le globule.

Le soit disant fuseau de direction s'est déjà confondu avec le protoplasme de l'œuf au moment où le globule se constitue et les fibrilles achromatiques n'interviennent nullement dans la composition de cet élément.

III. — Des modifications du vitellus pendant la période de formation du premier globule polaire.

Dans la description que j'ai faite de l'œuf tel qu'il est constitué avant l'imprégnation j'ai dit que le vitellus se constitue : 1° de sphères hyalines se colorant en rose dans le picrocarmin, après l'action de l'acide osmique; 2° de gouttelettes homogènes claires et transparentes difficiles à distinguer sur le frais des sphères hyalines, mais que l'on ne peut confondre avec ces dernières dans les préparations au picrocarmin; 3° d'un réseau protoplasmique comprenant une mince couche superficielle ininterrompue, d'une couche enveloppant la vésicule germinative et d'un système de lames réticulées remplissant tous les espaces, d'ailleurs forts réduits, que laissent entre elles les sphères et les gouttelettes; 4° de corpuscules réfringents disséminés dans la substance protoplasmique. Suivant la méthode que l'on emploie pour durcir et pour colorer les œufs, suivant que l'on monte dans la glycérine ou dans le baume, tantôt certains éléments deviennent plus apparents, tantôt ces mêmes éléments deviennent peu distincts et d'autres se montrent avec une parfaite netteté.

Dans les préparations d'œufs traités par l'alcool et colorés par le carmin boracique les corpuscules réfringents disparaissent, les sphères hyalines se confondent avec les gouttelettes homogènes et le réticulum protoplasmique devient très apparent. Dans les préparations à l'acide nitrique au contraire les corpuscules réfringents conservent tous les caractères qu'ils présentent sur le vivant; il en est de même des gouttelettes homogènes et des sphères hyalines, et le réseau protoplasmique est bien distinct.

L'acide osmique et le picrocarmin rendent de grands services, quand il s'agit d'étudier les éléments formés du vitellus; mais le réseau protoplasmique est difficile à voir dans des œufs traités par cette méthode. Si elle mérite d'être recommandée pour l'examen de l'œuf avant l'imprégnation et même pour l'étude de la pénétration du zoosperme, elle doit être écartée pour l'analyse des changements consécutifs à la copulation de l'œuf avec le spermatozoïde et cela pour cette raison qu'aussitôt que la zone périvitelline a commencé à se former, il n'est plus possible de faire pénétrer le carmin : tout l'œuf prend une couleur jaune uniforme. Or, comme cette méthode est la seule qui permette de distinguer les sphères hyalines, il est difficile de se rendre compte de ce que deviennent ces éléments. Cependant j'ai réussi à résoudre partiellement cette question en recourant à des préparations d'œufs traités par l'acide osmique. Les sphères hyalines disparaissent très probablement sans laisser de traces, peu après l'entrée du zoosperme et les gouttelettes homogènes prennent au contraire une importance croissante; elles deviennent plus nombreuses et surtout plus volumineuses. C'est exclusivement à leur présence que le vitellus est redevable de son apparence réticulée, peu après la copulation. Je renvoie pour l'exposé des faits relatifs à la disparition des sphères hyalines à l'exposé que j'en ai fait dans le premier chapitre de ce mémoire. Comme l'aspect que présente le vitellus varie, suivant la méthode que l'on emploie, il est nécessaire, si l'on veut étudier les modifications successives du corps ovulaire, pendant la seconde période de sa maturation, de recourir à des séries d'œufs préparés en suivant une seule et même méthode. Je recommande tout particulièrement, pour l'étude de ces changements, l'emploi de l'acide nitrique à 3 %. L'uterus traité en entier par la solution acide

est placé dans l'alcool au tiers, puis dans l'alcool à 70, coloré
par le carmin boracique ou la fuchsine et les œufs sont montés
dans la glycérine. L'étude de séries d'œufs traités par l'alcool
colorés par le carmin boracique et montés dans la glycérine
rend aussi de bons services. Il est nécessaire de controler sur
le vivant les résultats de l'examen des œufs traités par les
méthodes que je viens d'indiquer.

Pendant la copulation des produits sexuels, tant que le
zoosperme proémine à l'extérieur de l'œuf, et que la vésicule
germinative conserve encore ses caractères de vésicule, de
nombreux corpuscules réfringents, disséminés dans le protoplasme, se voient distinctement dans toute l'étendue du
vitellus (pl. XIII, fig. 77 et 78). Mais à peine la trace
du micropyle a-t-elle disparu, le spermatozoïde se trouve-t-il
engagé dans l'intérieur de l'œuf, la figure ypsiliforme est-elle
en voie de formation, que les corpuscules réfringents se
concentrent dans la couche superficielle du vitellus, d'une
part, autour de la vésicule en voie de transformation et
particulièrement autour des amas polaires de la figure ypsiliforme de l'autre. Bientôt il ne s'en montre plus un seul
dans le réticulum protoplasmique qui s'étend dans la plus
grande partie du corps ovulaire (pl. XIV, fig. 9). Les corpuscules fort nombreux dans la couche superficielle et aussi
au voisinage de la figure ypsiliforme en voie de formation
présentent les mêmes caractères que précédemment : ils sont
de volume et de forme très variables; ils sont très réfringents
et si on les examine, en se servant de forts grossissements, ils
se montrent constitués de granules agglomérés, comme s'ils
n'étaient autre chose que des grumeaux de petits éléments
réfringents agglutinés entre eux. Au fur et à mesure que la
zone périvitelline s'épaissit le nombre des corpuscules réfringents diminue dans la couche superficielle du vitellus et
aussi autour de la figure ypsiliforme. Il arrive bientôt un
moment où toute trace de ces corpuscules a disparu et où
l'on ne distingue plus, dans le vitellus, que des gouttelettes

homogènes remplissant complètement les mailles fort inégales
d'ailleurs d'un réseau formé par le protoplasme de l'œuf.
Tout l'œuf est alors d'une transparence parfaite et le protoplasme qui forme le reticulum est devenu notablement plus
abondant. Ce fait joint à la circonstance que le contour
des corpuscules réfringents devient de moins en moins foncé
me font croire que les corpuscules réfringents ne sont pas
résorbés, mais que la substance ponctuée qui les constitue se
confond peu à peu avec le protoplasme et contribue directement à augmenter la masse protoplasmique réticulée. Les
figures 17 de la planche XIV, 1, 3 et 4 de la planche XV
représentent l'aspect du vitellus au stade que nous considérons.

La structure radiaire du vitellus si apparente avant l'imprégnation n'est plus guère visible maintenant.

A ce moment le zoosperme et la figure ypsiliforme changent
de place : la spermatozoïde qui était resté pendant un certain
temps adhérent à la membrane de l'œuf par l'extrémité de sa
queue et qui, dans beaucoup si non dans tous les œufs, s'était, si
je puis ainsi m'exprimer, couché sous la membrane, son axe étant
dirigé non pas normalement, mais plutôt tangentiellement à la
surface du vitellus (pl. XIV, fig. 9, 10, 14, 15), se rapproche
progressivement du centre de l'œuf. La figure ypsiliforme
au contraire qui occupait d'abord une position plutôt centrale
gagne peu à peu la surface. Il semble même que le déplace-
ment centrifuge de cette dernière commence avant le mouvement centripède du zoosperme. A peine ces changements
de position se sont-ils accomplis que l'aspect du vitellus se
modifie au contact du zoosperme d'une part, de la figure
ypsiliforme de l'autre. Tout autour du zoosperme le vitellus
devient granuleux et partant il perd de sa transparence; les
gouttelettes homogènes disparaissent et la place qu'elles
occupaient est envahie par une masse granuleuse. Les granulations vitellines prennent naissance, non pas dans les
gouttelettes, mais dans les trabécules protoplasmiques qui
augmentent rapidement de volume et cela aux dépens des

gouttelettes qui finissent par être complètement résorbées.
Cette même transformation du vitellus s'opère autour de la
portion profonde de la figure ypsiliforme (pl. XV, fig. 5 et 6).
De là la formation dans l'œuf de deux amas granuleux : l'un,
beaucoup plus considérable, renferme à son intérieur le zoosperme, l'autre excentriquement placé se rattache à la figure
ypsiliforme. On distingue alors dans le vitellus deux parties
l'une granuleuse et plus sombre, l'autre réticulée et transparente. Les deux amas granuleux primitivement distincts
s'étendent aux dépens de la partie réticulée et bientôt se
confondent en un seul. Il semble, à première vue, comme le
zoosperme occupe le centre de cet amas, que celui-ci s'est
formé exclusivement autour du zoosperme; mais en y regardant de près on distingue d'habitude l'existence d'une ligne de
séparation entre les deux portions d'origine distincte qui, en se
juxtaposant, ont donné lieu à une masse en apparence unique,
qui occupe toute la partie médiane de l'œuf (pl. XV, fig. 7).
On distingue parfois vaguement, dans la masse granuleuse, une
striation radiaire autour du zoosperme comme centre. La marche
du phénomène et l'aspect de l'œuf semblent indiquer que le
zoosperme d'une part, la figure ypsiliforme de l'autre attirent
à eux une partie du vitellus et se partagent en quelque sorte
le corps ovulaire, dans lequel ils sont plongés l'un et l'autre.
Les préparations d'œufs traités par l'alcool sont au moins
aussi instructives à cet égard que ceux qui ont été durcis
par l'acide nitrique, et les radiations que l'on observe autour
du zoosperme y sont même plus apparentes (pl. XIV, fig. 16,
pl. XV, fig. 2 et 15).

La couche périphérique réticulée bien distincte sur tous les
œufs quelque soit le traitement auquel ils ont été soumis,
qu'on les observe frais, dans la glycérine ou dans le baume,
diminue peu à peu d'épaisseur. Elle se transforme peu à peu
en substance granuleuse sombre et, au moment de la formation
du premier globule polaire, elle a disparu. Tout le vitellus est
granuleux. (pl. XVI, fig. 3. ac. nitr. fig. 5 et 6 alcool).

On distingue néanmoins encore dans ces œufs une zone

corticale et une masse médullaire; l'axe organique de l'œuf reste distinct et sur le pourtour du pôle, où se forme le globule polaire, on distingue divers cercles concentriques. J'ai donné dans le paragraphe précédent l'explication de ces particularités, en rendant compte de leur origine. J'ai représenté (pl. XVI, fig. 19) divers détails de structure que j'ai observés sur plusieurs œufs. Le globule polaire est entièrement constitué. Les éléments chromatiques qui restent dans le vitellus se sont déjà dédoublés; ils reposent sur un corps circulaire. Au milieu de cet espace se trouve un autre élément circulaire renfermant un corpuscule d'où partent des radiations. Plus profondément se voit un autre corps arrondi; de ce corps partent des lignes l'une axiale, les autres obliques. Ces dernières aboutissent à des sillons circulaires qui règnent à la surface du vitellus. La figure montre d'autres détails de structure dont j'ignore aussi la signification, mais que j'ai figurés tels que je les ai vus, parce qu'ils indiquent d'une manière évidente la symétrie de l'œuf.

IV. — Formation de la première couche périvitelline.

J'ai fait plus haut l'histoire de la membrane vitelline; elle se forme peu à peu aux dépens de la couche superficielle du protoplasme ovulaire pendant la première période de la maturation de l'œuf. Au moment où l'œuf est prêt à recevoir le zoosperme, cette membrane peut être isolée. Elle présente à ce moment une solution de continuité au pôle d'imprégnation et, au moment de la copulation, la membrane du zoosperme vient se mettre en continuité par son bord libre avec le bord libre de la membrane vitelline. Il en résulte la formation d'une membrane unique qui s'étend d'une part sur tout le pourtour du vitellus, abstraction faite du bouchon d'imprégnation, et d'autre part autour de la partie du zoosperme qui s'élève, sous la forme d'une papille conique, au dessus de la surface de l'œuf. Cette membrane unique je l'ai appelée la membrane ovo-spermatique. Dès le moment où cette

membrane se constitue, le micropyle se trouve fermé et le
zoosperme, aussi bien que le corps protoplasmique de l'œuf,
sont renfermés dans la cavité circonscrite par la membrane.
Cependant la saillie formée par le zoosperme ne s'affaisse
que peu à peu et il faut un certain temps avant que cet
élément ait pénétré tout entier dans l'intérieur du vitellus.
L'œuf reprend alors sa forme régulière et uniformément
arrondie. La membrane ovo-spermatique est partout intimement unie à la surface du vitellus et sur l'œuf vivant il est
difficile de s'assurer de sa présence.

Il faut pour la décéler exercer sur l'œuf une pression suffisante
pour déterminer la rupture de la membrane ou bien encore le
soumettre à l'action de certains réactifs, qui passent facilement
à travers la membrane et donnent lieu à la formation d'un ou
de plusieurs espaces périvitellins artificiels. L'acide acétique
en solution faible fait gonfler considérablement la membrane,
la détache du vitellus sur tout le pourtour de l'œuf et donne
lieu à la formation d'un large espace entre le vitellus et la
membrane soulevée. Le zoosperme reste pendant quelque
temps fixé par l'extrémité de sa queue à la face interne de
la membrane en un point qui correspond au milieu de la
portion de la membrane qui vient du spermatozoïde lui-même.
Mais bientôt il se détache et gagne progressivement le centre
du vitellus.

Peu après la pénétration du spermatozoïde on voit apparaître autour du vitellus une zone homogène qui donne lieu
tout d'abord à un double contour; (pl. XIV, fig. 14, pl. XV,
fig. 1); la zone s'épaissit rapidement (pl. XIV, fig. 15, 16, 17,
pl. XV, fig. 2, 3, 4, 5, 6, 7, 8, 9, 15 et suivantes); elle atteint
son maximum d'épaisseur quelque temps avant l'élimination
du premier globule polaire. Aussitôt formé, celui-ci s'applatit
à la face interne de la couche et s'accole à elle. A partir de ce
moment la zone n'augmente plus en épaisseur et on la retrouve
au moment de la ponte de l'œuf, telle qu'elle était lors de la
formation du premier globule polaire. Quand l'œuf affecte
dans le vagin une forme ovoïde, le globule polaire de forme

discoïde se trouve toujours appliqué à la face interne de la couche périvitelline, tout près de l'un des pôles géométriques de l'œuf (pl. XIX, fig. 10).

Des deux contours de la zône l'externe est toujours, et cela dès le moment de son apparition, beaucoup plus foncé que l'interne. Cela se voit surtout bien nettement quand, par l'action des réactifs employés, le vitellus légèrement rétracté s'est décolé de la zone. Quand l'œuf est vivant ce décollement ne se produit jamais : la couche homogène est toujours exactement moulée sur la surface du vitellus.

La couche est formée d'une substance parfaitement homogène; je n'ai pu y distinguer ni striation radiée, ni stries concentriques. Cette substance paraît être assez molle, au moins au début; car j'ai observé plusieurs fois que le globule polaire, au moment où il est expulsé, produit dans la substance de la couche une empreinte qui peut être rendue permanente en traitant les œufs par l'acide nitrique à 3 %. Le globule polaire refoule pour ainsi dire la zone et une légère saillie externe répond parfois à l'empreinte laissée par le globule polaire (pl. XVI, fig. 18).

L'on pourrait croire qu'il s'agit là d'un épaississement progressif de la membrane ovo-spermatique, soit par intussusception, soit par apposition de couches successives se faisant de dedans en dehors aux dépens du vitellus, ou de dehors en dedans aux dépens de la substance hyaline qui entoure les œufs.

Mais il n'en est pas ainsi; la membrane ovo-spermatique ne s'épaissit pas, elle persiste à l'état de pellicule très mince à l'extérieur de la couche périvitelline qui se forme par conséquent à l'intérieur de la membrane et indépendamment de cette membrane. L'on peut s'assurer de ce fait avec la plus grande facilité. Il suffit de comprimer très légèrement des œufs montés dans la glycérine, pour voir cette membrane se décoler par places de la zone sous-jacente, se plisser, quelquefois même se déchirer dès le moment où l'on cesse la compression. Cette compression on l'exerce souvent sans le vouloir

quand on se sert du 1/18 à immension homogène de Zeiss
(pl. XV, fig. 16). En traitant par l'acide acétique faible on
produit aussi le soulèvement de la membrane ovo-spermatique.
Il ne peut donc y avoir de doute sur l'origine de la substance
qui forme la zone périvitelline; cette substance vient du
vitellus de l'œuf.

Des mensurations exactes du globe vitellin viennent confirmer cette conclusion; le globe vitellin diminue de volume au
fur et à mesure que la zone s'épaissit.

Il se fait donc pendant cette période de la maturation de
l'œuf qui se caractérise par la série des phénomènes préalables
à l'expulsion du premier globule polaire, un dépôt progressif
de substance hyaline à la face interne de la membrane ovo-
spermatique. Le corps protoplasmique de l'œuf est l'agent
formateur de cette substance qui est peu à peu éliminée par le
vitellus, pendant que la vésicule germinative, qui a donné lieu
à la formation de la figure ypsiliforme, se prépare elle même
à rejeter sans la forme de globule polaire, une partie de sa
substance.

Je propose de désigner ce dépôt hyalin sous le nom de
première couche ou de *première zone périvitelline*, afin d'indiquer par là le rapprochement que je crois pouvoir établir entre
cette substance et le *liquide périvitellin* qui, chez une foule
d'animaux, est expulsé par le corps ovulaire, lors du *retrait
du vitellus*.

L'on trouvera plus loin la justification de cette manière de
voir.

V. — Changements que subit le zoosperme pendant la génèse du premier globule polaire.

Au moment où il vient de pénétrer dans le vitellus le
zoosperme présente encore la même forme et à peu près la
même constitution que le zoosperme libre (pl. XIV, fig. 9, 10,
13, 14, 15, pl. XV, fig. 1). Les différences que l'on constate
entre œufs d'un même stade dépendent de ce que, au moment

de la copulation, les zoospermes n'ont pas tous la même forme ni la même constitution : tantôt ils renferment un corps réfringent, tantôt ils en sont dépourvus; la forme et les dimensions du corps réfringent sont éminemment variables; bref les zoospermes affectent indifféremment les formes que nous avons décrites plus haut sous les noms de type pyriforme, type campanuliforme et type conoïde.

Mais tout spermatozoïde dès qu'il a pénétré dans le vitellus diffère d'un spermatozoïde libre par les caractères suivants :

1° Son corps protoplasmique se colore tout entier en rose sous l'action du picrocarmin ou du carmin boracique, tandis que les zoospermes libres traités de la même manière et que l'on trouve entre les œufs, sur les mêmes préparations, sont absolument incolores.

2° Tandis que dans les zoospermes libres le protoplasme de l'hémisphère céphalique se constitue de grosses granulations régulièrement espacées et reliées entre elles par des filaments grêles, que l'on y distingue des systèmes de lignes régulières les unes radiaires, les autres concentriques, dans le zoosperme, après son entrée, l'hémisphère céphalique paraît formé d'une substance homogène ou finement ponctuée. L'on y distingue plus nettement que dans le zoosperme libre une zone périnucléaire très pâle et une masse corticale plus foncée. Cette dernière est d'ordinaire fortement épaissie en un bourrelet entourant la zone périnucléaire, amincie, au contraire, au voisinage du pôle d'imprégnation du zoosperme. Il en résulte qu'à la coupe optique on distingue d'habitude trois lobes dans l'hémisphère céphalique : un lobe médian principalement formé par la zone périnucléaire et deux lobes latéraux constitués par la substance corticale seule (pl. XIV, fig. 13 et 17).

3° Le contour de la queue n'est pas marqué par une ligne régulière, mais au contraire inégal et comme denticulé. Les stries transversales de la queue, résultant de la structure du protoplasme, sont souvent plus apparentes que dans le zoosperme libre; elles sont formées par des séries régulières de granulations assez volumineuses et qui font saillie à la surface.

4° Le corps réfringent de la queue commence à diminuer
de volume, aussitôt après la pénétration et, par contre, son
revêtement protoplasmique s'épaissit d'autant (fig. 10, 13 et
14 de la pl. XIV, fig. 1 de la pl. XV).

Les changements ultérieurs que subit le zoosperme peuvent
être énumérés en peu de mots.

Le corps réfringent diminue rapidement de volume : il perd
sa forme conoïde, et devient globulaire. Sa réfringence reste
la même. Le globule devient de plus en plus petit et, parfois,
il finit par se fondre complètement. Les derniers vestiges
du corps réfringent ne disparaissent d'habitude que lorsque le
zoosperme est déjà devenu central. Cette circonstance est très
précieuse en ce qu'elle permet de reconnaître, avec une parfaite évidence, que l'élément coloré qui occupe le centre de
l'œuf n'est pas la vésicule germinative, qui occupait cette
place avant l'imprégnation, mais bien le zoosperme. D'habitude toute trace de corps réfringent a déjà disparu bien avant
la formation du disque achromatique qui se constitue aux
dépens des éléments de la figure ypsiliforme. Mais il n'en est
pas toujours ainsi. L'on retrouve parfois le résidu du corps
réfringent sous la forme d'un globule réfringent arrondi au
moment de la formation du premier globule polaire et même
encore après. Ces différences dépendent probablement de ce
que le volume du corps réfringent des zoospermes est éminemment variable au moment de l'imprégnation.

Le contour du corps réfringent, quelque soit sa réduction,
reste toujours très net et bien régulier, de sorte que l'on
pourrait croire à une dissolution progressive de sa substance.
Mais je ne pense pas qu'il s'agisse là d'un phénomène de
dissolution ou de résorption : au fur et à mesure que le corps
réfringent diminue de volume la queue du zoosperme se
remplit d'une substance claire et finement granulée, qui présente l'apparence du protoplasme. Je pense que cette substance est un produit de transformation du corps réfringent.

L'on constate dans les œufs de certaines femelles une persistance remarquable du corps réfringent. Chez l'une d'entre

elles, j'ai retrouvé le résidu de ce corps, dans presque tous les œufs, alors que le second globule polaire était déjà éliminé. Ces œufs occupaient la portion tout à fait inférieure de l'uterus. Ce qui est bien remarquable, c'est que dans tous ces œufs, ce résidu, sous la forme d'un corpuscule arrondi, de volume variable, mais toujours bien reconnaissable à sa réfringence particulière, se trouvait non plus dans le zoosperme, mais au contraire librement suspendu dans le corps vitellin de l'œuf. Il avait été expulsé par le zoosperme. Dans les œufs, qui avaient déjà éliminé leur second globule polaire, le corpuscule réfringent se trouvait invariablement tout près de la surface du vitellus, souvent, mais non toujours, dans le voisinage du globule polaire. Dans les œufs pourvus de deux pronucleus le corpuscule avait été rejeté par le vitellus et se trouvait dans le liquide périvitellin. En examinant des œufs de moins en moins avancés dans leur développement, j'ai vu le corpuscule réfringent de plus en plus rapproché du zoosperme et enfin logé dans le corps de cet élément. Il n'y a pas le moindre doute ni sur l'origine ni sur le rejet définitif de ce corpuscule par le vitellus en voie de rétraction. Après qu'il est arrivé dans le liquide périvitellin il se dissout et disparait. *Certains éléments qui entrent dans la composition du spermatozoïde peuvent donc, pendant la maturation de l'œuf, être éliminés d'abord par le zoosperme copulé puis par le corps protoplasmique de l'œuf lui-même.* Mais, dans la plupart des œufs, l'on n'observe rien de semblable : l'élément expulsé dans certains cas, subit des changements dans ses propriétés qui font qu'il se soustrait à la vue.

Il semble extraordinaire qu'un phénomène semblable puisse se présenter chez certaines femelles et faire défaut chez d'autres. Je pense que ces différences dépendant uniquement du volume que présente, au moment de la copulation, le corps réfringent du zoosperme. J'ai dit plus haut que chez certaines femelles presque tous les zoospermes, aussi bien ceux qui sont libres que ceux que l'on observe soit en copulation, soit après leur entrée dans le vitellus, sont dépourvus de corps réfringent, tandis, que chez d'autres, presque tous affectent le type conoïde; d'autre part le volume moyen du corps réfringent varie beaucoup d'une femelle à l'autre. Il est probable que ce n'est que dans les cas où ce corps est exceptionnellement développé que sa résolution ne se fait qu'incomplètement. Dans ces cas là seulement l'élimination peut-être observée. Peut-être l'expulsion se fait-elle dans tous les cas; mais la substance expulsée, n'affectant pas la forme d'un corps visible, échappe-t-elle à l'observation.

De même que les corpuscules réfringents du vitellus disparaissent peu à peu et se transforment en protoplasme ovulaire, de même le corps réfringent du zoosperme contribue à augmenter la matière protoplasmique du spermatozoïde. Dans l'œuf comme dans le zoosperme cette résolution des éléments réfringents commence aussitôt après la copulation des produits sexuels. A certains points de vue le corps réfringent du zoosperme peut être comparé aux corpuscules deutoplasmiques du vitellus. Les uns et les autres ont une raison d'être d'ordre physiologique; mais ils n'ont aucune importance morphologique.

La forme générale du spermatozoïde change; elle est éminemment variable d'un œuf à l'autre; mais on peut dire cependant qu'en règle générale cette forme tend à devenir irrégulièrement globuleuse. En même temps le contour du zoosperme devient de moins en moins distinct et, n'étaient les matières colorantes, il serait fort difficile de le retrouver au milieu du vitellus. Souvent le reste du corps réfringent se retrouve dans la portion terminale de la queue qui tend à se séparer par un étranglement du reste du spermatozoïde. (pl. XV, fig. 14, 8 et 9). Mais il n'en est pas toujours ainsi : (pl. XV, fig. 12 et 13).

Le protoplasme de la queue perd peu à peu son affinité pour les matières colorantes et, de toutes les parties du zoosperme, celle qui perd le plus vite et le plus complètement cette affinité, c'est la portion du corps protoplasmique qui héberge le reste du corps réfringent (pl. XV, fig. 8 et 9). La plus grande partie de la queue se résout en une substance granuleuse qui devient très difficile à distinguer du protoplasme ovulaire avec lequel elle paraît se confondre.

La masse corticale du protoplasme céphalique conserve au contraire, en tout ou en partie, son affinité pour le carmin; elle se concentre autour de la masse claire périnucléaire, à laquelle elle constitue une auréole formée de gros globules chromophiles, dont les dimensions sont parfois très considérables (pl. XVI, fig. 3). Cette auréole a un contour très irrégulier et son apparence est éminemment variable. Je ne pense pas que toute la substance corticale de l'hémisphère céphalique soit employée à la formation de cette auréole colorée; mais le protoplasme de la queue intervient lui aussi dans sa génèse. L'examen d'un grand nombre de préparations m'a donné la conviction que le protoplasme du zoosperme, abstraction faite de la masse périnucléaire qui conserve pendant toute cette période les mêmes caractères, se divise en deux parties : une portion chromophile qui se concentre autour de la masse périnucléaire pour lui former son auréole de globules réfringents et colorés, et une portion achromophile qui occupe, relativement à la première, une position périphérique. La limite de cette dernière, formant le contour du spermatozoïde, est souvent difficile à distinguer.

La substance de l'auréole est beaucoup plus avide de carmin que la substance protoplasmique du zoosperme primitif; elle se colore vivement en rouge dans les préparations au carmin boracique et à la fuchsine et souvent même cette coloration est si intense, qu'il est difficile de distinguer le noyau chromatique, logé dans la masse périnucléaire, de l'un des gros granules constitutifs de l'auréole.

Le noyau ne subit guère de changements; il n'augmente probablement pas de volume; les différences que l'on constate à cet égard d'un œuf à l'autre peuvent être attribuées à ce que les zoospermes libres présentent, au point de vue des dimensions de leur noyau, des différences individuelles considérables. Tantôt le noyau, pendant la période que nous considérons, affecte une forme sphéroïdale et il est indivis; d'autres fois il parait bosselé à sa surface, ou bien encore il ressemble à une petite rosace; souvent l'on voit de sa surface partir des filaments d'épaisseur variable, dont la direction est d'ordinaire radiaire. J'ai trouvé des noyaux fragmentés. Dans un noyau exceptionnellement volumineux j'ai observé des granules plus vivements colorés, reliés entre eux par une substance plus claire; il semblait que ces granules étaient situés aux extrémités de tractus ou de boudins formés par une substance plus pâle. Le noyau de ce zoosperme ressemblait beaucoup à la figure chromatique de la figure ypsiliforme (pl. XVI. fig. 1). Peut-être ces différences d'aspect sont-elles dues à ce que la substance nucléaire est capable de mouvements amœboïdes; car je n'ai jamais pu trouver une relation entre la forme du noyau et le degré de développement de l'œuf.

La masse périnucléaire est d'ordinaire sphéroïdale. Son contour est marqué par une ligne bien régulière; son volume est très variable d'un œuf à l'autre.

Ce qui ressort clairement de ce qui précède, c'est que le zoosperme ne parait pas subir pendant la période que nous venons de considérer de changements bien importants : il ne se confond pas avec le vitellus; dans certains cas ses limites deviennent difficiles à voir; mais il n'est pas douteux qu'autour de son noyau chromatique, logé dans sa zone périnucléaire claire, il reste une couche protoplasmique d'origine spermatique. Non seulement au moment de la copulation il ne se produit aucune fusion comparable à celle qui s'opère lorsque deux ou plusieurs cellules se confondent pour donner naissance à un syncytium; mais, au moment où le premier globule polaire est expulsé, le spermatozoïde parfaitement reconnaissable, dans toutes ses parties, est encore distinct du corps vitellin qui l'enveloppe de toutes parts.

Il semble cependant, d'après les indices signalés plus haut, que le zoosperme expulse certains éléments qui dépendent de son corps protoplasmique, qu'il les transmet au vitellus et que celui-ci les rejette à son tour dans le liquide périvitellin. L'on peut constater d'autre part que les éléments chromophiles du protoplasme spermatique se concentrent peu à peu autour de la zone périnucléaire, de façon à lui former une auréole colorée, tandis que la portion achromophile du protoplasme se porte vers la périphérie, où elle devient difficile à distinguer du vitellus ambiant.

§ II. DE LA FORMATION DU SECOND GLOBULE POLAIRE
ET DES CHANGEMENTS CONCOMMITANTS DE L'ŒUF.

Comme je l'ai fait dans le chapitre précédent je décrirai successivement :

1° la formation du second globule polaire;

2° les changements que subit le vitellus pendant cette période et la formation de la seconde couche périvitelline;

3° les modifications que subit le zoosperme pendant cette période.

I. — Formation du second globule polaire.

Aussitôt après l'élimination du premier globule polaire il apparaît dans le vitellus, au voisinage immédiat de sa surface, une nouvelle figure très compliquée qui, dans son ensemble, représente bien certainement le second fuseau de direction ou le second amphiaster de rebut.

Des éléments de trois catégories distinctes interviennent dans la génèse de la figure :

1° la masse claire du deuthyalosome;

2° les éléments chromatiques qui dérivent du corpuscule germinatif;

3° le protoplasme ambiant.

La première question qui se présente est celle-ci : où se forme le second fuseau de direction? Est-ce au pôle organique de l'œuf, où siégeait, aux stades précédents, la figure ypsiliforme? Est-ce en un autre point de la surface du vitel-

lus? Ce lieu de formation est-il toujours le même ou bien
est-il indifférent?

Au moment de la formation du premier globule polaire
l'axe organique de l'œuf était facile à reconnaître; il n'en est
pas ainsi plus tard. Cependant si l'on admet, ce qui me paraît
fort plausible, que le globule polaire accolé à la face interne
de la première couche périvitelline ne change pas de place
ce globule devient un point de repère, qui permet de distinguer le point des enveloppes ovulaires par où passait l'axe de
l'œuf au moment de l'expulsion du globule.

Or, il se fait que dans beaucoup de cas le globule est situé
à une assez grande distance du second fuseau de direction;
parfois même ils se trouvent écartés l'un de l'autre d'un quart
de grand cercle (pl. XVII, fig. 19). Est-ce à dire que le second
fuseau ne se forme pas dans l'axe organique de l'œuf?
évidemment non; le globe vitellin, grâce à des mouvements
amœboïdes qui paraissent très actifs au moment de l'expulsion
du premier globule, peut se déplacer à l'intérieur de ses enveloppes et y exécuter une rotation. Ce qui tend à prouver qu'il
en est bien ainsi, c'est que dans la plupart les œufs qui montrent
le fuseau à son début, celui-ci se trouve immédiatement sous-
jacent au premier globule polaire et son axe se confond avec
l'axe organique de l'œuf (pl. XVII, fig. 1). De plus chaque fois
que le vitellus laisse apercevoir encore les traces, soit de
différentiations axiales, soit des cercles circonpolaires précédemment décrits, l'on peut constater que le centre de l'aster
périphérique du fuseau répond au centre de figure des
cercles (pl. XVII, fig. 9). Il est donc probable qu'aussitôt
après la formation du premier globule polaire, le vitellus
exécute une rotation et que l'axe organique de l'œuf forme
avec l'axe passant par le premier globule polaire un angle
dont la valeur varie; aigu d'ordinaire, il peut devenir presque
droit (fig. 19).

Il semble cependant qu'après s'être écarté de sa position
primitive l'axe du vitellus revient à sa direction première
ou à peu près; car dans la plupart des œufs le second globule

polaire se trouve extrêmement rapproché du premier; dans
l'œuf représenté d'après le vivant planche XIX, figure 10, le
centre du vitellus et les deux globules polaires se trouvaient
sur une même droite. Il est à remarquer cependant qu'il n'en
est pas toujours ainsi.

Aussitôt après l'expulsion du premier globule polaire, la
moitié interne du prothyalosome, restée dans le vitellus, augmente notablement de volume. On y distingue nettement, à
la coupe optique, deux groupes d'éléments chromatiques; de
chacun de ceux-ci part un filament qui se dirige vers la
surface du vitellus (pl. XVII, fig. 2). Les deux filaments
convergent l'un vers l'autre. Ce sont les restes de la portion
étranglée des bâtonnets qui réunissaient entre eux les renflements terminaux de ces derniers (pl. XVI, fig. 17 et 20).
J'ai vu quelquefois (pl. XVI, fig. 20) des filaments
semblables partir des extrémités internes des éléments chromatiques et se rendre au pôle opposé du deuthyalosome.
Dans des figures comme celles que nous avons représentées
(pl. XVI, fig. 15, 17 et 18) les renflements terminaux des
bâtonnets chromatiques atteignent les pôles opposés du prothyalosome. Dans beaucoup de cas l'on voit les renflements
chromatiques se terminer en pointes à leurs deux extrémités
(pl. XVI, fig. 18 et surtout 15). Il semble alors que les
renflements chromatiques sont des grains enfilés sur un filament s'étendant d'un pôle à l'autre du prothyalosome en voie
de dédoublement (fig. 15). Dans la figure 20 les corps chromatiques se sont écartés des pôles du deuthyalosome; ils ont gagné
le centre de ces corps; mais ils restent reliés aux pôles par les
filaments. Dans beaucoup de cas il est impossible de distinguer ces filaments. Sont-ils formés de substance chromatique
ou de substance achromatique? Il ne m'a pas été possible de
me faire une conviction à cet égard. La seule chose que je
veuille affirmer, c'est que, dans beaucoup d'œufs, les éléments
chromatiques sont rattachés aux pôles du deuthyalosome par
des filaments qui paraissent dériver des bâtonnets chromatiques du prothyalosome. Si l'on compare aux figures précé-

dentes les images représentées planche XVII, figures 1, 2, 8, 13, 10 et 11 l'on ne pourra se défendre de l'idée que les fibrilles axiales du second fuseau de direction dérivent des filaments qui reliaient entre eux les renflements chromatiques terminaux du prothyalosome et qui unissaient ces éléments aux pôles de ce corps clair.

Dans les stades représentés figures 8, 13, 10 et 11 les fibrilles axiales du fuseau sont bien achromatiques; mais il n'en résulte pas qu'elles ne puissent dériver de ce que j'ai appelé les bâtonnets chromatiques du prothyalosome. Rien ne prouve que dans ce que nous appelons les éléments chromatiques d'un noyau il n'existe pas deux substances, l'une chromophyle, l'autre achromophyle. Je pense, pour ma part, qu'en ce qui concerne l'objet dont je m'occupe, la substance constitutive des fibrilles axiales achromatiques, se trouvait à un moment donné confondue avec la substance chromophyle des éléments chromatiques. Au début il ne parait exister que deux fibrilles axiales (pl. XVII, fig. 1, 2, 7, 8, 13). Plus tard leur nombre parait être devenu plus considérable; elles forment un véritable fuseau (fig. 10, 11, 12).

Je ne puis donner aucun renseignement en ce qui concerne le mode de formation des nouvelles fibrilles; je ne sais si elles résultent du redoublement des fibrilles primitives, ou si elles sont des émanations nouvelles des éléments chromatiques devenus eux mêmes plus nombreux.

Les éléments chromatiques proprement dits subissent dans le cours du développement une sorte de fragmentation comparable à celle que nous avons observée pour le nucléole de l'œuf non copulé. Au début il n'en existe que deux (pl. XVI, fig. 16, 17 et 18, pl. XVII, fig. 2 et 4). Dans certains œufs cette fragmentation parait se faire longitudinalement (pl. XVI, fig. 20) dans d'autres transversalement (pl. XVI, fig. 19, pl. XVII, fig. 1); de même aussi dans certains œufs les éléments chromatiques ou leurs dérivés sont juxtaposés, (pl. XVII, fig. 2) dans d'autres ils sont superposés (pl. XVII, fig. 4). Je ne me rends pas compte de ces diffé-

rences, pas plus que je ne m'explique comment il se fait que
le nombre des fragments varie beaucoup d'un œuf à l'autre
(voir fig. 1 à 14 de la pl. XVII). Mais ce qui ressort clairement de l'examen d'un grand nombre d'œufs durcis par l'acide
nitrique, c'est que les fragments des deux éléments chromatiques primitifs, quelque soit d'ailleurs leur nombre, se
groupent en deux disques adjacents, dans des plans perpendiculaires à l'axe du fuseau, au voisinage de son équateur
(pl. XVII, fig. 10, 12 et 6).

Dès que le deuthyalosome a atteint un certain volume,
souvent même avant la fragmentation des éléments chromatiques, il apparaît, en deux points opposés de sa surface, des
étoiles. Dans chacune d'elles on distingue un amas central
formé par une agglomération de granules et un grand nombre de
radiations qui paraissent formées par des fibrilles moniliformes.
Les amas centraux aussi bien que les rayons qui en partent
résultent de l'arrangement régulier des éléments constitutifs
du protoplasme ambiant. Au début tous les rayons ont même
longueur dans une même étoile. Des deux étoiles l'une est périphérique, l'autre centrale; leurs centres se trouvent situés l'un
et l'autre suivant un même rayon de l'œuf, comme le montre
clairement la figure 1 de la planche XVII. Ici le doute n'est
pas possible, les éléments chromatiques du globule polaire et
ceux du deuthyalosome se trouvent encore reliés entre eux
et l'amas central de l'étoile périphérique s'est formé tout
autour des filaments convergents vers le centre de l'étoile.
Aussitôt après la libération complète du globule polaire la
rotation du vitellus commence et alors les rapports changent.
J'ai dit plus haut que les deux asters se forment aux dépens
du protoplasme. Il ne faut pas oublier cependant que les
éléments constitutifs de l'ancienne figure ypsiliforme, qui déri-
vaient, tout au moins en partie, de la substance achromatique
de la vésicule germinative, ont été amenés au pôle de l'œuf
où s'est formé le globule polaire. Il est donc possible qu'ils
interviennent dans la formation du second fuseau de direction;
mais il n'est pas permis de rien affirmer à cet égard. Je ne

sais pas davantage si les éléments différentiés du vitellus, tels
que je les ai représentés notamment figure 19 (pl. XVI) ont
un rôle quelconque à jouer dans la génèse du second fuseau
de direction. J'ai cru observer que les deux asters ne naissent
pas simultanément, mais successivement. Les deux astres ne
sont pas non plus parfaitement semblables : cela résulte de ce
que l'amas central de l'étoile périphérique se forme à la
surface même du vitellus, tandis que l'amas central de l'autre
étoile, siégeant au milieu du vitellus, peut s'entourer de rayons
de tous côtés. L'étoile centrale a la forme d'une sphère, tandis
que l'étoile périphérique est tout au plus hémisphérique.

En installant le foyer de façon à voir la surface du vitellus,
on distingue bien la forme de l'étoile périphérique (pl. XVII,
fig. 9). Son contour n'est pas circulaire, mais bien plutôt quadrilatère : elle se constitue de quatre lobes bien séparés.

Les rayons des asters, d'abord tous semblables entre eux,
présentent bientôt des différences importantes. Les rayons
immédiatement adjacents au deuthyalosome et même ceux qui
avoisinent de moins près le corps clair deviennent homogènes
et plus apparents; ils s'allongent considérablement et en
même temps ils s'incurvent de façon à décrire des courbes à
concavité dirigée en dehors. En même temps tous les autres
rayons des asters deviennent moins visibles et notablement
plus courts. Il en résulte qu'à la coupe optique on distingue
quatre faisceaux de fibrilles formant ensemble une figure
quadrilatère (pl. XVII, fig. 2) en forme de losange. Le deuthyalosome occupe le milieu de la figure; les amas centraux
des asters répondent aux angles obtus du losange; aux angles
aigus se produirait un entrecroisement de fibrilles, n'était
que les rayons des asters en s'approchant du plan équatorial
de la figure tendent à fuir parallèlement à l'équateur. Cependant, aux stades suivants, l'entrecroisement se produit manifestement (pl. XVII, fig. 5, 6, 7, 11 et 12). Les fibrilles d'abord
moniliformes sont devenues homogènes. Les figures 3 et 4
représentent en relief le même stade que j'ai représenté en
coupe figure 2. La figure 3 montre l'image de profil, la figure 4

obliquement. Les figures 5, 6, 7, 8, 10, 11 et 12 représentent des stades ultérieurs du développement du second fuseau de direction, d'après des œufs traités par l'acide nitrique. On remarque que les amas centraux des asters deviennent tout à fait clairs, homogènes et transparents, et qu'en même temps il se constitue, à la périphérie des amas, des plaques incurvées d'où partent les faisseaux de filaments.

Ces plaques sont formés d'une substance très réfringente, se colorant légèrement en rouge par le carmin boracique et la fuchsine; elles sont constituées de corpuscules adjacents qui paraissent en continuité de substance avec les fibrilles. Ces plaques sont concaves suivant leur face dirigée vers le centre de l'étoile (pl. XVII, fig. 8, 10, 11 et 12). Je ne sais si ces plaques se constituent aux dépens des granules qui remplissent d'abord les espaces centraux, où si elles résultent d'une confluence des fibrilles.

Les quatre faisseaux de fibrilles périphériques principales (nous donnons ce nom aux rayons des asters adjacents au deuthyalosome) sont parfois très nettement délimités (pl. XVII, fig. 11). Ils sont surtout bien distincts au voisinage des plaques stellaires, beaucoup moins apparentes au contraire près de l'équateur de la figure; dans certains cas il est même impossible de les poursuivre au delà d'une certaine distance des pôles où elles paraissent s'arrêter toutes suivant une ligne concave vers le pôle correspondant de la figure (pl. XVII, fig. 8). Cependant les angles aigus du losange sont toujours bien dessinés et ils se prolongent dans le plan équatorial par une trainée granuleuse qui s'étend parfois jusqu'à la surface du vitellus (pl. XVII, fig. 8). Mais il s'est formé maintenant aux angles aigus du losange, probablement aux dépens des entrecroisements de fibrilles, des amas de granulations de forme triangulaire et dans lesquels apparait parfois un corpuscule central d'où partent des filaments radiés.

Les rayons périphériques accessoires sont encore visibles; mais souvent peu distincts. Dans quelques œufs, j'ai vu les rayons accessoires de l'aster interne nettement divisés en trois faisseaux, un médian et deux latéraux. Le faisceau médian enveloppait partiellement un corps clair, adjacent au spermatozoïde et qui n'est peut être que le corps intermédiaire de la figure ypsiliforme (pl. XVII, fig. 10). Les deux faisseaux latéraux étaient en rapport avec deux amas sphéroïdaux de substance claire, au milieu de chacun desquels se voyait une figure stellaire bien manifeste (pl. XVII, fig. 10).

L'ensemble de la figure compliquée que je viens de décrire et qui répond à ce que l'on a appelé le second fuseau de direction est d'abord bien symétrique. Mais bientôt les caractères primitifs de l'image se modifient profondément : la figure s'applatit d'un côté, comme si les éléments constitutifs de l'une des moitiés du losange étaient résorbés (pl. XVII, fig. 13). La forme générale devient alors triangulaire : deux des angles du triangle répondent aux angles obtus du losange primitif, ou, si l'on veut, aux pôles du fuseau; le troisième, qui dérive de l'un des angles aigus du losange, aboutit à une formation sphéroïdale particulière : son centre occupé par un corpuscule assez volumineux est entouré de radiations. Nous avons vu apparaitre cette formation au stade précédent (pl. XVII, fig. 10). On ne distingue plus du second angle aigu du losange que des vestiges peu apparents (pl. XVII, fig. 13). L'image que présente à ce moment le fuseau de direction n'est pas sans analogie avec certains stades de la figure ypsiliforme (voir pl. XVI, fig. 7). L'un des pôles est toujours dirigé vers la surface, l'autre vers la profondeur de l'œuf. Néanmoins on constate une tendance manifeste à un changement dans la direction de l'axe du fuseau.

Au stade suivant (pl. XVII, fig. 14) l'axe du fuseau s'est brisé et les deux moitiés, au lieu de se retrouver sur la prolongation l'une de l'autre, forment ensemble un V ouvert vers la surface du vitellus. Des deux pôles du fuseau l'un est immédiatement adjacent à la surface, l'autre voisin de cette surface. Sur une préparation montrant des centaines d'œufs au stade que nous avons représenté figure 14 (pl. XVII), on en trouve d'autres dans lesquels les plaques stellaires, qui répondent aux deux pôles de la figure, sont l'une et l'autre adjacentes à la surface du vitellus. Ils donnent lieu à des images que l'on pourrait confondre avec celles que nous avons représentées (pl. XV, fig. 15).

Il en résulte que les deux pôles du second fuseau de direction se tournent l'un et l'autre vers l'extérieur, qu'ils deviennent tous deux superficiels, préalablement à la formation du second globule polaire, tout comme nous l'avons vu se produire, lorsqu'il s'agissait de la génèse du premier de ces éléments. Le second globule, pas plus que le premier, ne se forme aux dépens de l'un des pôles du fuseau, mais bien aux dépens de l'hyalosome pourvu de ses éléments chromatiques et, comme nous allons le voir, l'expulsion se fait dans le plan équatorial du fuseau et non pas par une de ses extrémités.

Toute la description qui précède est fondée sur la considération des images que présentent les œufs durcis par l'acide nitrique. Les œufs durcis par l'alcool et colorés par le carmin boracique fournissent de fort belles préparations; mais les images sont assez différentes dans les deux cas, comme on peut s'en assurer en comparant la série des figures 15 à 19 de la planche XVII, 1 à 8 de la planche XVIII, 1 à 6 de la planche XVIII*bis*, 1 à 3 de la planche XIX, aux figures 1 à 14 de la planche XVII. Ce qui frappe tout d'abord ce sont les différences considérables dans le volume, la forme et la disposition des éléments chromatiques dans les deux séries de préparations. Je ne puis me rendre compte de ces différences et, comme il n'est pas possible de distinguer sur le vivant les détails de structure dont il s'agit, je ne pourrais dire si les préparations à l'alcool ou bien les préparations à l'acide nitrique expriment plus exactement la constitution réelle du fuseau.

Mais, avant d'aborder l'examen des faits que révèle l'étude des préparations alcooliques, je ferai remarquer combien les images que présente le second fuseau de direction diffèrent de celles que nous avons décrites en les rattachant à ce que nous avons appelé la figure ypsiliforme. Les figures 7, 8, 9, 15 à 23

de la planche XV, 1 à 6 de la planche XVI et les figures 15
à 18 de la planche XVII, 1 à 8 de la planche XVIII ont été
toutes dessinées au même grossissement (Obj. D de Zeiss.
Chambre claire), d'après des préparations traitées exactement
de la même manière. Il en résulte clairement que les phénomènes préalables à la formation du premier globule polaire ne
peuvent être complètement identifiés à ceux qui précèdent
l'élimination du second de ces éléments et l'on pourrait
supposer d'après cela que les deux globules polaires n'ont pas
exactement la même valeur.

Le second fuseau de direction présente, dans les préparations à l'alcool, un tel degré de complication qu'il est extrêmement difficile, malgré la netteté des images, d'interpréter
tous les détails de structure que l'on distingue. Il est tout
aussi difficile de se rendre un compte exact de la succession
des phénomènes. J'ai représenté aussi exactement que possible les principales figures que j'ai observées, et je me bornerai à donner sur chacune d'elles quelques mots d'explication.

Figure 15. Les deux amas centraux des asters sont fort
étendus et il en est de même des plaques stellaires qui les
délimitent. Celles-ci sont très apparentes et assez fortement
teintées en rose dans toutes ces préparations. L'on distingue
assez bien les limites de l'hyalosome, qui renferme deux
paires de plaques chromatiques situées tout près du plan
équatorial de la figure et, en apparence, soudées deux à deux
en une plaque unique. Le volume des deux plaques n'est pas le
même. L'hyalosome paraît divisé, suivant l'axe de la figure, en
deux moitiés; chacun d'elles renferme un groupe chromatique.
Dans le plan équatorial, à la place répondant à l'un des angles
aigus du losange, se voit une formation claire arrondie, dans
laquelle se distingue une petite étoile achromatique, peu éloignée de la surface du vitellus, et que je désigne sous le nom de
micraster. L'axe de l'ensemble de la figure est nettement
indiqué par une ligne brisée, divisant l'ensemble de l'image
en deux moitiés à peu près semblables. Cette figure est analogue à celles que j'ai représentées planche XIX, figure 1 et 2

(Obj. 1/18 à Imm. hom. de Zeiss, chambre claire). Les différences proviennent probablement en grande partie de ce que l'orientation n'est pas la même : dans ces figures l'image n'est pas vue exactement en coupe : l'aster externe, qui n'est en définitive qu'un hémiaster, ne se trouve pas exactement dans la coupe optique de l'œuf.

Les amas centraux des asters, les plaques stellaires et les deux systèmes de radiations sont très apparents. Il y a, dans chacune de ces figures, deux groupes d'éléments chromatiques, répondant aux deux plaques de la figure 15 (pl. XVII). Dans chacun d'eux on distingue quatre éléments (fig. 2); mais ils sont autrement groupés que dans les plaques décrites plus haut. Il y en avait quatre aussi dans les objets représentés figures 1 et 3; mais ils ne se trouvaient pas dans un même plan. Les deux groupes d'éléments chromatiques sont assez éloignés de l'axe de la figure. L'hyalosome est subdivisé en deux moitiés, renfermant chacune un groupe d'éléments chromatiques. Les figures 1 et 3 montrent chacune deux micrasters équatoriaux. L'un des deux, dans la figure 1, est beaucoup plus rapproché de la surface du vitellus que l'autre. Ils siègent dans des masses sphéroïdales claires, auxquelles aboutissent des groupes de filaments périphériques. Les trois figures montrent une tendance manifeste à la subdivision de l'ensemble de l'image en deux moitiés. Cette division est déjà accomplie, en tout ou en partie, dans les systèmes de radiations, dans les plaques stellaires et dans le deuthyalosome.

La figure 16 (planche XVII) est surtout remarquable par l'obliquité de l'axe de fuseau, qui tend à se placer parallèlement à la surface du vitellus, après avoir été, au début, normal à cette surface (fig. 15). La plaque stellaire interne est complètement subdivisée. Chaque groupe chromatique se constitue de deux petites plaques adjacentes, renfermant chacune 4 globules chromatiques. Dans le plan équatorial se voit distinctement un micraster; il occupe le centre d'une zone claire délimité par un cercle de granulations.

L'œuf représenté figure 17, montre que la plaque stellaire

17

interne peut s'étendre considérablement en surface et devenir presque plane. Dans ce cas, l'amas polaire moulé sur la plaque est lui même fort applati.

La figure 19 montre le dédoublement complet du fuseau primitif en deux fuseaux secondaires. Dans chacun de ceux-ci l'on distingue deux groupes d'éléments chromatiques, l'un à droite, l'autre à gauche de l'axe du fuseau. Chaque groupe se constitue de deux plaques chromatiques et chacune de celles-ci comprend au moins deux globules.

La figure 1 de la planche XVIII représente encore les deux fuseaux jumeaux, mais dans une position différente. Les plaques stellaires sont divisées en deux sous-plaques, dont l'une donne insertion aux filaments périphériques accessoires. Les axes des deux fuseaux dérivés sont encore à peu près parallèles l'un à l'autre et normaux à la surface du vitellus.

Les figures 2, 3, 4, 5, 6 et 7 montrent la réduction progressive des éléments fibrillaires des fuseaux. Pendant cette réduction la position relative des deux fuseaux change; après avoir été complètement séparés l'un de l'autre, les deux fuseaux tendent à se confondre de nouveau; cependant les deux moitiés du deuthyalosome restent constamment bien distinctes; il arrive un moment où la droite qui réunit les deux corps clairs, pourvus de leurs éléments chromatiques ou, ce qui revient au même, le plan équatorial du fuseau primitif, se trouve dirigé normalement à la surface du vitellus (fig. 6 et 7). L'axe de l'ensemble de la figure a subi une rotation de 90° et les figures 6 et 7 de la planche XVIII, comparées aux figures précédentes, ne peuvent laisser aucune doute sur la réalité de cette rotation. Des deux corps clairs, l'un est maintenant dirigé vers l'extérieur, l'autre vers le centre de l'œuf et l'on voit, entre eux, une plaque formée par les résidus des éléments fibrillaires et des plaques stellaires des fuseaux.

Le corps clair externe, avec les éléments chromatiques qu'il renferme, va être éliminé pour donner naissance au second globule polaire; le corps clair interne reste dans le vitellus (pl. XVIII, fig. 8).

De tout le fuseau de direction il ne reste, au moment de l'expulsion du second globule, que les éléments que nous avons représentés planche XVIII, figure 8.

Trois faits importants se dégagent de l'exposé qui précède :

1° Le deuthyalosome pourvu, au moment de sa naissance, de deux éléments chromatiques se divise en deux parties, dont l'une est expulsée pour constituer le second globule polaire, tandis que l'autre reste dans le vitellus.

2° A peine le deuthyalosome a-t-il pris naissance, qu'il se forme autour de lui, aux dépens du protoplasme ambiant, une figure très compliquée qui rappelle, à certains égards, les figures karyokinétiques. Elle paraît avoir pour point de départ l'apparition, en deux points opposés du deuthyalosome, situés l'un et l'autre dans un rayon de l'œuf, de deux centres d'attraction. Des asters se forment autour de ces points comme centres. L'externe est adjacent à la surface du vitellus. Mais les éléments qui entrent dans la constitution de cette figure complexe ne sont pas employés à former le globule polaire : ils ont en grande partie disparu au moment de l'expulsion du globule.

3° La figure exécute, dans le vitellus, une rotation de 90° et le plan de séparation entre les deux moitiés du deuthyalosome ne répond pas à l'équateur du fuseau de direction, mais à l'axe du fuseau. A la suite de sa rotation, l'axe du fuseau, qui se confondait au début avec l'axe de l'œuf, est venu se placer perpendiculairement à cette direction radiaire. La raison d'être et la signification des détails de structure que j'ai figurés et partiellement décrits nous échappe totalement pour le moment.

Les phénomènes préalables à l'élimination du second globule polaire diffèrent, en beaucoup de points, de ceux qui préparent la genèse du premier globule. Mais les trois conclusions que je viens de formuler s'appliquent aussi bien à la formation du premier globule qu'à celle du second. S'agit-il dans l'un ou dans l'autre cas d'un division cellulaire? les globules polaires sont-ils des cellules nées par voie

de division aux dépens de la cellule œuf? Je ne le pense
pas : les phénomènes préalables à l'expulsion des globules ne
laissent pas que de présenter une certaine analogie avec les
figures karyokinétiques; mais, dans toute division cellulaire
indirecte, les extrémités du fuseau achromatique sont les lieux
de formation des noyaux dérivés; les éléments chromatiques
du noyau en voie de division se portent vers ces centres. Les
globules polaires, au contraire, ne se forment non aux pôles
de la figure dicentrique; ils ne répondent pas aux centres des
asters : l'expulsion se fait dans le plan équatorial qui, primitivement tangentiel, devient plus tard radiaire, tandis que la
ligne des pôles, qui était d'abord normale à la surface, devient
secondairement tangentielle.

Depuis l'époque où les lignes précédentes ont été écrites
et où la planche XVIII a été exécutée j'ai réussi à obtenir
d'excellentes préparations colorées qui m'ont permis de pousser
beaucoup plus loin l'étude de la constitution et de la conjugaison des pronucleus. Les résultats auxquels je suis arrivé
m'ont engagé à reprendre l'étude de la formation du pronucleus femelle, à laquelle se lie intimement celle du second
globule polaire. J'ai donné dans la planche XVIII*bis* quelques figures complémentaires relatives à ces phénomènes.
Elles confirment pleinement les conclusions formulées ci-
dessus; mais elles me permettent de préciser davantage
quelques détails. Ces préparations ont été obtenues en
traitant par le carmin boracique les uterus de femelles
jetées vivantes dans de l'alcool à 40° et préparées après
six mois de séjour dans ce liquide. Les œufs de la partie
inférieure des uterus ont continué à vivre et se sont normalement développés dans l'alcool. L'alcool ne traverse qu'avec une
extrême lenteur les enveloppes ovulaires et il n'arrive en
contact avec le vitellus qu'après des semaines. Pendant ce
temps le vitellus se segmente. l'embryon se forme peu à peu
et l'on trouve. en remontant l'uterus à partir de son embouchure. tous les stades du développement de l'embryon depuis
la formation du second globule polaire.

La figure 1 (pl. XVIII*bis*) représente à peu près le stade que j'ai dessiné planche XVIII, fig. 4. L'ensemble de l'image, qui répond au second fuseau de direction, au second amphiaster de rebut des auteurs, ne peut pas être assimilé au fuseau qui prend naissance quand un noyau se divise. On peut en dire autant de la figure ypsiliforme, qui précède la formation du premier globule polaire. Cependant, et c'est là certes l'un des caractères les plus apparents de l'une et l'autre image, lors de la formation des globules polaires aux dépens des résidus de la vésicule germinative, comme lors de la division d'une cellule par voie indirecte, il apparait, dans le protoplasme cellulaire, au contact de l'élément nucléaire, et cela en deux points opposés pris comme centres, des images stellaires que l'on ne peut interpréter qu'en admettant qu'ils revèlent l'existence de deux centres d'attraction. De là une certaine analogie d'aspect entre les images qui caractérisent une division cellulaire indirecte ou karyokinétique et celles qui apparaissent dans l'œuf lors de la formation des globules polaires. Les noms employés tant par Bütschli que par Fol, pour désigner ces dernières images, reposent sur le rapprochement que ces auteurs ont cru pouvoir faire entre les phénomènes préalables à la formation des globules polaires et ceux qui caractérisent une vraie division cellulaire. D'après mes observations ce rapprochement ne repose que sur des apparences trompeuses. C'est pourquoi je propose de substituer aux dénominations de fuseaux de direction et d'amphiaster de rebut le nom de " figures pseudokaryokinétiques. „ Chez l'ascaride du cheval la première figure pseudokaryokinétique est ypsiliforme; la seconde, celle qui donne naissance au second globule polaire a une tout autre forme.

La figure 1 (pl. XVIII*bis*) est à peu près symétrique; elle est divisée par une véritable plaque médiane, réunissant entre eux les deux poles, c'est-à-dire les amas centraux des deux asters. Cette plaque, qui répond à l'axe de la figure, est radiairement dirigée. L'amas central de l'aster externe confine à la surface du vitellus, où il donne lieu à une légère saillie. Il repose sur la plaque stellaire externe, contournée en demi cercle. De celle-ci partent les rayons divergents de l'étoile. La plaque stellaire interne est brisée, de façon à forme un V ouvert en dedans. Le sommet du V se continue dans la plaque médiane, comme c'était aussi le cas dans les œufs que nous avons représentés planche XVIII, fig. 4, 5 et 7. Dans chaque moitié de la figure, à une certaine distance de la plaque médiane, se trouve un corps clair, arrondi, dans lequel s'observent deux plaques chromatiques formées chacune de quatre globules allongés, très avides de carmin, réunis entre eux par une substance moins chromophile. Ces globules sont groupés deux par deux. Cette composition des éléments chromatiques de la figure, à ce stade et à tous les stades subséquents, est très constante; seulement les globules sont plus ou moins nettement séparés les uns des autres : dans certains cas les quatre globules d'une même plaque chromatique paraissent soudés en un seul; d'autres fois la plaque semble constituée de deux parties; et alors on reconnait nettement, dans certains cas, que chacune de ces dernières est manifestement composée de deux globules.

La figure 2 ne diffère de la précédente que par l'inclinaison de la plaque médiane de la figure pseudokaryokinétique. Au lieu d'être dirigée radiairement, c'est-à-dire normale à la surface de l'œuf, la plaque médiane est oblique. L'amas central de l'aster externe est moins distinct; il ne fait plus guère saillie à la surface. Les plaques stellaires tendent à se confondre avec la plaque médiane. Un faisceau de fibrilles rattache à la surface l'un des deux corps clairs. Le point vers lequel converge le faisseau se trouve au centre d'une saillie vitelline très claire et nettement circonscrite par un sillon. Je donnerai à cette saillie du vitellus, limitée par un sillon circulaire, le nom de saillie périglobulaire.

La figure 3 montre la plaque médiane de la figure pseudokaryokinétique beaucoup plus obliquement dirigée qu'au stade précédent. Elle est devenue presque tangentielle. La plaque médiane se confond avec les plaques stellaires en un disque unique qui, à la coupe, présente l'apparence d'une bande

foncée. Celle-ci est fixée à la surface en un point qui répond
au centre de l'ancien aster externe, dont on ne distingue plus
les rayons. A son extrémité profonde la plaque se divise en
deux branches divergentes, comme aux stades précédents. La
biffurcation répond à l'aster interne de la figure pseudokaryokinétique primitive. La plaque règne suivant la ligne des
poles de cette figure; mais de radiaire qu'elle était, elle est
devenue à peu près tangentielle. La saillie périglobulaire est
moins considérable; la plaque médiane se trouve dans un plan
mené par le sillon périglobulaire.

En même temps la position des corps clairs pourvus
de leurs éléments chromatiques a complètement changé.
L'un des deux est devenu externe; il confine à la surface
du vitellus; il se trouve toujours à quelque distance de la
plaque médiane; mais cette distance est beaucoup moins
grande que dans la figure 1. Complètement plongé dans le
vitellus aux stades précédents, il n'est plus maintenant
entouré par le corps vitellin que sur les côtés et suivant sa
face profonde. Le corps clair interne se trouve à la face
interne de la plaque médiane. Il a notablement augmenté
de volume et se montre constitué de deux portions, pourvues l'une et l'autre d'une masse chromatique, dans laquelle
on distingue tantôt deux, tantôt quatre parties. Je crois
qu'il y en a toujours quatre; mais j'ai déjà dit plus haut que
les quatre éléments sont intimement unis deux à deux, au
moyen d'une substance unissante moins chromophile que la
matière qui constitue les globules proprement dits. Le corps
clair interne n'est autre chose que le pronucleus femelle.
Toujours il se constitue, au moment de sa formation, de deux
moitiés adjacentes, parfois même complètement séparées et
écartées l'une de l'autre. Chaque moitié a sa plaque chromatique propre. L'on remarque que la zone claire qui entoure
les éléments chromatiques et qui dérive du deuthyalosome est
maintenant délimitée par une ligne de granules punctiformes.
De semblables granules se voient aussi dans l'épaisseur de la
zone claire; ils sont souvent rangés en lignes régulières,

parmi lesquelles quelques-unes, radiairement dirigées, relient les éléments chromatiques au contour du pronucleus. Ces granules punctiformes paraissent reliés entre eux par des fibrilles d'une extrême ténuité. Granules et fibrilles sont parfaitement achromatiques.

Le corps clair externe est le second globule polaire; lui aussi renferme deux plaques chromatiques formées chacune de quatre globules groupés deux par deux. Les éléments chromatiques sont adjacents au contour du globule, du côté externe. Chacun d'eux se prolonge en un filament achromatique très distinct, qui se dirige vers la plaque médiane. De semblables filaments, également achromatiques, relient à la plaque médiane les éléments chromatiques du pronucleus, qui eux aussi sont souvent marginalement placés (pl. XVIII*bis*, fig. 5).

La figure 4 montre un stade un peu plus avancé : le globule polaire et le pronucleus se trouvent l'un et l'autre dans un même rayon de l'œuf, tandis que la plaque médiane, fort réduite, est dirigée perpendiculairement à ce rayon. Cette plaque, qui se confond avec le plan limite de la saillie périglobulaire, se reconnait encore, à mi distance, entre les deux corps clairs. Le globule polaire est à nu suivant une grande partie de sa surface. Il fait plus fortement saillie. L'éminence périglobulaire est plus réduite. Les fibrilles achromatiques, qui réunissent le globule polaire et le pronucleus à la plaque médiane, sont bien visibles.

La figure 5 représente un stade plus avancé. Le globule polaire est complètement à nu par suite de la disparition de la saillie périglobulaire. Je pense que la substance de l'éminence rentre dans le vitellus. Le globule polaire se trouve appliqué par une assez large surface contre le vitellus, au fond d'une légère dépression, suivant laquelle l'on distingue encore très nettement la plaque médiane dédoublée. Mais tandis qu'aux stades précédents le corps clair était écarté de la plaque, (fig. 1, 2. 3) il est maintenant adjacent à cet élément. Les fibrilles achromatiques qui relient à la plaque médiane les éléments chromatiques marginaux du globule polaire et du pronucleus présentent, à ce stade, leur plus grande netteté. Je pense que ces fibrilles ne sont autre chose que les fibrilles axiales qui, lors de la formation de la seconde figure pseudo-karyokinétique rattachaient les éléments chromatiques aux pôles de la figure. Ces pôles confondus dans la plaque médiane se trouvent, par suite de la réduction progressive de cette plaque, interposés entre les deux corps clairs et occupent par conséquent le milieu de la figure pseudokaryokinétique trans-formée.

L'identité de composition et l'équivalence du globule polaire et du pronucleus femelle sautent aux yeux dans la figure 5. Les seules différences que l'on puisse signaler sont les suivantes : le pronucleus est un peu plus volumineux que le globule polaire. Tandis que le contour du globule polaire est marqué par une ligne très nette, continue et brillante, le contour du pronucleus est punctué. Le pronucleus n'est pas immédiatement adjacent à la plaque médiane; la portion interne des filaments achromatiques est donc en partie intra-nucléaire, en partie extranucléaire. Il n'en est pas ainsi pour le globule polaire.

La figure 6 montre une réduction plus complète de la plaque médiane. Les fibrilles achromatiques, qui se dirigent vers cette plaque et s'y insèrent, parallèles entre elles au stade précé-dent, convergent maintenant vers le point de la surface du vitellus où siège le dernier vestige de la plaque médiane. Le globule polaire est toujours intimement uni au vitellus par toute sa face profonde applatie. Il présente d'ailleurs la même composition qu'au stade précédent. Le pronucleus femelle est déjà plus éloigné de la plaque médiane; le faisceau de fibrilles achromatiques qui le relie à cette plaque s'est allongé. Le pronucleus se constitue manifestement de deux lobes; il montre un contour ponctué et une zone corticale claire et achromatique; les éléments chromatiques ont augmenté de volume; ils sont moins homogènes qu'au stade précédent.

La figure 1 de la planche XIX*bis* montre le pronucleus femelle encore relié au globule polaire par un cordon homo-

gène, qui n'est autre chose que le faisceau des fibrilles achromatiques agglutinées entre elles. Il aboutit à un point de la
surface du vitellus qui répond à l'ancienne plaque médiane.
L'on voit le cordon homogène se prolonger au delà de ce
point et se continuer, à travers le globule polaire, jusques entre
les éléments chromatiques de ce globule. Du côté du pronucleus, composé de deux moitiés semblables, il s'insère dans
l'échancrure qui délimite ces deux moitiés; mais on ne peut le
poursuivre à l'intérieur de l'élément nucléaire. C'est ce même
cordon que j'avais déjà aperçu antérieurement à mes dernières
observations et que j'ai représenté planche XVIII, figure 8
et planche XIX, figure 4, 5 et 6. Bientôt toute trace de ce
cordon disparaît et le pronucleus femelle cesse d'être relié au
globule polaire.

Les conclusions formulés plus haut, en ce qui concerne la
genèse du second globule polaire, se trouvent donc pleinement
confirmées par mes observations plus récentes, qui m'ont
permis de préciser plus exactement la marche du phénomène.

Que le globule polaire est l'équivalent du pronucleus femelle
et qu'on ne peut lui attribuer la valeur d'une cellule, cela ressort
clairement, non seulement de l'étude du mode de formation
des deux éléments, mais aussi de la similitude de leur constitution, au moment de l'expulsion du globule. Le second globule
polaire se constitue, comme le pronucleus femelle à son début,
d'une masse claire, qui n'est autre chose que l'une des moitiés
du deuthyalosome; il est délimitée par un contour achromatique, auquel on ne peut attribuer la valeur d'une couche cellulaire. Il ressort clairement de l'examen des figures 3, 4 et 5
(pl. XVIII*bis*) qu'il se produit dans le protoplasme de l'éminence périglobulaire une véritable solution de continuité. Le
globule polaire présente déjà son contour net, avant d'être
expulsé par ce trou. Les fig. 3 et 4 (pl. XVIII*bis*) sont tout à
fait démonstratives à cet égard, et l'identité de constitution
du globule polaire et du pronucleus femelle ressort avec évidence d'images comme celle que j'ai représentée figure 5
(même planche). Le globule polaire renferme 2 amas chroma-

tiques marginaux et externes, comme le pronucleus femelle.
Chacun de ces amas se constitue de deux petits masses chromatiques, se colorant vivement en rouge par le carmin, reliées
entre elles par un cordon de substance moins chromophile.
Les deux masses sont manifestement formées, dans certains
cas, de deux globules distincts plus ou moins intimement unis
l'un à l'autre. Il n'est pas douteux qu'ils n'existent dans tous
les cas; mais parfois ils ne sont pas reconnaissables.

La constitution du premier globule polaire, que l'on trouve
dans tous les œufs, applati à la face interne de la première
couche périvitelline, est la même. L'on peut s'en assurer
facilement quand les globules sont vus, non pas de profil,
à la coupe optique de l'œuf, mais de face; ils se projettent
alors sur le vitellus et comme tous les éléments chromatiques se trouvent à peu près dans un même plan, il est
beaucoup plus aisé de les compter et d'analyser leur groupement. Tandis que le premier globule polaire se détache du
vitellus et se fixe à la face interne de la première couche périvitelline, aussitôt après sa formation, le second reste adhèrent
au vitellus où on le retrouve à tous les stades subséquents.

II. Des changements que subit le vitellus pendant cette période; formation de la seconde couche périvitelline.

Au moment de la formation du premier globule polaire
le vitellus remplit complètement la cavité délimitée par la
couche périvitelline. Les espaces plus ou moins étendus que
l'on observe entre cette couche et la surface du vitellus,
que j'ai représentés sur un grand nombre d'œufs, sont un
produit artificiel résultant de ce que les réactifs employés
déterminent une rétraction du corps ovulaire. Ce retrait
ne s'observe jamais sur les œufs vivants. Cette remarque
s'applique également aux stades ultérieurs du développement.
Un retrait physiologique du vitellus ne commence qu'après
l'achèvement de la seconde couche périvitelline et après l'expulsion du second globule polaire (Voir pl. XIX, fig. 10).

J'ai dit plus haut qu'au moment de l'élimination du premier globule polaire tout le vitellus devient obscur et granuleux; les gouttelettes hyalines et les réticulations du protoplasme ont disparu (pl. XVII, fig. 3, 5 et 6). Cependant, indépendamment des cercles concentriques que l'on observe autour du pôle et des particularités de structure, qui permettent d'affirmer qu'il existe à ce moment un axe de structure et des indices évidents d'une symétrie bilatérale de l'œuf, on constate que la couche corticale du vitellus a un autre aspect que celle qui entoure le spermatozoïde (pl. XVI, fig. 5 et 6). Dès que la seconde figure pseudokaryokinétique s'est constituée, toute la partie corticale du vitellus redevient claire (pl. XVII, fig. 15). L'emploi de forts grossissements permet de reconnaître que cette couche corticale plus transparente reprend une structure réticulée bien manifeste (pl. XVII, fig. 5 et 7). On remarque bientôt l'apparition, dans la couche corticale claire, d'un contour circulaire vaguement indiqué, divisant cette couche périvitelline en une zone interne qui passe insensiblement à la masse granuleuse du vitellus (pl. XVII, fig. 16, 17, 18, pl. XVIII, fig. 1, 3, 6 et 7). Ce contour devient de plus en plus net, et, au moment de l'expulsion du second globule polaire, la zone externe s'est complètement séparée de la zone interne. Celle-là a donné lieu à la formation d'une membrane épaisse, la seconde couche ou zone périvitelline; celle-ci est devenue la couche périphérique du globe vitellin. Le globule polaire se forme à la limite entre les deux zones.

Dans les préparations à l'alcool, la seconde couche périvitelline en voie de formation, alors qu'elle commence seulement à se séparer du vitellus, montre déjà des stries irrégulièrement concentriques (pl. XVII, fig. 16, pl. XVIII, fig. 1); elle est rarement homogène; au contraire, dans les préparations à l'acide nitrique ou à l'acide acétique glacial, elle ne montre pas ces lignes concentriques, elle paraît parfaitement homogène et hyaline, au moment où elle devient isolable (pl. XVIII, fig. 8). Sur le vivant elle est partout accolée à la face interne de la première couche vitelline; mais sous l'action des acides les deux couches se décolent par places et s'écartent plus ou moins l'une de l'autre (pl. XVIII, fig. 8). Quand cette couche a atteint son complet développement elle présente, sur le frais, un aspect bien particulier : il semble qu'elle soit composée de fibrilles s'entrecroisant entre elles et fortement enchevêtrées; l'on peut même y distinguer deux assises, l'une externe plus granuleuse, l'autre interne d'apparence fibrillaire. J'ai essayé de représenter planche XIX, figure 10, l'apparence que présente cette couche sur le frais. Le premier globule polaire se trouve toujours interposé entre les deux couches périvitellines. Le second globule n'est éliminé qu'après la formation de la seconde couche.

Aussitôt après l'achèvement de la seconde couche périvitelline et la formation du second globule polaire, le vitellus commence à se rétracter : il prend invariablement une forme sphéroïdale; une espace périvitellin apparaît entre les couches périvitellines et le vitellus et le second globule polaire suit le corps ovulaire dans son retrait : il reste appliqué contre le globe vitellin rétracté. En cela le second globule paraît, à première vue, se comporter tout autrement que le premier : celui-ci reste adhérent à la face interne de la première couche périvitelline : on le trouve invariablement placé, au stade que nous considérons, entre les deux couches (pl. XIX, fig. 7, 8 et 10).

Les caractères de la seconde couche périvitelline ne s'observent bien que sur les œufs frais. Si l'on soumet à l'action de l'alcool des œufs comme celui que j'ai représenté, d'après le vivant, planche XIX, figure 10, les membranes ovulaires opposent pendant des semaines entières un obstacle infranchissable à l'alcool. Mais il arrive un moment où l'œuf meurt, et où l'alcool pénètre. Il se produit aussitôt des altérations profondes dans les caractères de la seconde couche périvitelline; le feutrage fibrillaire si particulier et si caractéristique de cette couche disparait; il devient impossible de distinguer la seconde couche périvitelline; elle se confond avec le liquide qui occupe l'espace périvitellin proprement dit.

Il semble que la seconde couche périvitelline se liquéfie complètement; car dans beaucoup d'œufs le globe vitellin rétracté et durci se montre immédiatement adjacent au contour interne de la première couche périvitelline; celle-ci ne subit aucune altération. Dans beaucoup d'œufs traités par l'alcool et montés dans la glycérine, tout l'espace qui s'étend entre la première couche périvitelline et le vitellus se montre strié radiairement. Les stries, très nettes sont tantôt droites, tantôt incurvées toutes dans le même sens (pl. XIX*bis*, fig. 1); mais en tous cas une même strie peut se poursuivre aisément dans toute son étendue : elle semble s'insérer d'une part à la face interne de la première couche périvitelline, d'autre part au vitellus. Plus la moindre trace de la seconde couche si distincte, pendant la vie, du liquide périvitellin. Il semble donc que la substance constitutive de la seconde couche périvitelline ait des propriétés fort semblables à celles du liquide périvitellin et, à mon avis, il faut considérer la seconde couche périvitelline et le liquide vitellin comme une seule et même formation légèrement différentiée dans sa portion externe.

Mais quoiqu'il en soit de cette manière de voir, il ressort de ce qui précède, que le vitellus se débarrasse, pendant la seconde période de sa maturation, d'une partie notable de sa substance; cette élimination se fait en deux poussées; l'une précède l'expulsion du premier globule polaire, qui se rattache à la première couche périvitelline; l'autre prélude au rejet du second globule polaire et se continue après la formation de cet élément. Les couches périvitellines sont-elles un produit de tranformation de la couche superficielle du corps ovulaire ou bien sont-elles un produit de secrétion rejeté par le vitellus? Si l'on va au fond des choses l'on reconnaitra que ces questions n'ont aucune portée, en ce sens, qu'une secrétion s'accomplissant uniformément suivant toute l'étendue de la surface d'un élément cellulaire ne peut être distinguée d'une transformation superficielle. Tout ce que l'on peut constater par l'observation c'est que les matériaux qui doivent servir à l'élaboration des couches périvitellines s'amassent à la péri-

phérie du vitellus où ils forment une couche continue. Au
début il n'est pas possible de décider la question de savoir
s'il faut voir dans le contour externe ou dans le contour
interne de la couche la limite du globe vitellin; couche
périvitelline et vitellus ne font qu'un; mais plus tard il
devient évident que le contour interne de la couche répond à
la surface du vitellus; les deux choses sont bien séparées. La
question de savoir s'il faut donner à ce phénomène de génèse
le nom de transformation ou de secrétion est oiseuse. Il en
est de ces couches périvitellines de l'œuf comme des substances intercellulaires en général. Elles sont engendrées par le
protoplasme cellulaire à la périphérie de la cellule.

Pendant la seconde période de la maturation ovulaire, il se
dépose, à l'extérieur de chaque œuf, à la face externe de la
membrane vitelline, une couche granuleuse qui se colore vivement en rouge par le carmin, en bleu foncé par l'hématoxyline,
alors même que l'œuf est encore parfaitement vivant et que
les enveloppes ovulaires proprement dites s'opposent au
passage de la moindre trace de matières colorantes. Si on
examine cette couche granuleuse avec des grossissements
suffisants, on remarque qu'elle se constitue de petits corpuscules ou de bâtonnets, allongés dans le sens du rayon de l'œuf,
rangés les uns à côté des autres. Ils donnent à la couche une
apparence striée, les stries étant toutes radiairement dirigées.
Au début les corpuscules sont plutôt arrondis, comme je l'ai
représenté pl. XIX, fig. 3.

Les œufs utérins sont agglutinés les uns aux autres au
moyen d'une substance visqueuse, homogène ou granulée, qui
gonfle beaucoup sous l'action de l'acide acétique; elle se
coagule par l'alcool et se teinte en rose par les matières
carminées. Cette substance est probablement un produit de
secrétion de l'épithélium de l'uterus. Je pense que la couche
à bâtonnets, qui revêt les œufs utérins, est un produit de
différentiation de cette substance : par l'acide acétique les
bâtonnets gonflent, s'allongent considérablement et tendent à
se confondre avec la substance agglutinative interovulaire.

Les œufs renfermés dans la partie inférieure de l'uterus présentent donc de dehors en dedans les enveloppes suivantes :

1° Une couche, formée de bâtonnets, dont l'origine est extra-ovulaire : c'est une enveloppe formée par apposition.

2° Une membrane ovo-spermatique très mince. C'est la membrane vitelline complètée, au niveau du micropyle, par la membrane d'un zoosperme.

3° Une première couche périvitelline.

4° Une seconde couche périvitelline, à laquelle il faut rattacher le liquide périvitellin qui baigne immédiatement le globe vitellin rétracté.

Au moment de la libération du second globule polaire le vitellus se constitue manifestement de deux couches : une couche périphérique claire et reticulée et une masse médullaire granuleuse et plus sombre. Celle-ci se trouve déprimée, du côté où elle fait face au pronucleus femelle en voie de formation, par un espace clair assez volumineux, adjacent au noyau femelle (pl. XIX, fig. 4, 5 et 6). Celui-ci a une forme arrondie; il est délimité par un cercle de granules particuliers.

Les figures 13 et 14 de la planche XVII permettent de supposer qu'il s'agit là d'une formation qui, par son origine, se rattache au plan équatorial du fuseau; le corps clair est venu s'interposer entre le pronucleus femelle et le centre de figure de l'œuf, après que le fuseau a subi sa rotation. A la surface du vitellus l'on distingue parfois très nettement un ou même deux cercles concentriques au pôle (pl. XIX, fig. 5 et 6). L'interne, plus petit, plus voisin du pôle supérieur de l'ovule, est marqué par un sillon circulaire. Le globule polaire occupe le centre du cercle ou, tout au moins, un point voisin de ce centre. Le second, bien reconnaissable dans l'œuf représenté figure 4, semble indiquer une division de la masse vitelline en deux portions, dont l'une renferme les restes du zoosperme, tandis que l'autre se rattache au pronucleus femelle dérivé de la vésicule germinative (pl. XIX, fig. 4). Il semble reproduire une limite que nous avons souvent observée à des stades moins avancés du développement de l'œuf et que nous avons signalée plus haut.

Ces particularités ne s'observent pas dans les œufs traités par l'alcool et si l'on distingue chez eux une couche corticale et une masse médullaire, ces couches présentent d'autres caractères que dans les œufs traités par l'acide nitrique. Le spermatozoïde et le pronucleus mâle qui en provient sont entourés d'une masse médullaire plus claire; puis vient une zone intermédiaire chargée de globules arrondis, enfin la péririphérie du vitellus est dépourvue de ces globules. (Voir pl. XVIII et XVIII*bis*).

Après la formation des pronucleus, quand les deux éléments nucléaires se sont rapprochés l'un de l'autre, le vitellus montre une striation radiaire manifeste. Elle s'observe bien sur le vivant (pl. XIX, fig. 10) et mieux encore dans les œufs traités par l'acide acétique glacial (pl. XIX, fig. 9).

III. — Changements que subit le zoosperme pendant la seconde période de la maturation de l'œuf.

Le spermatozoïde, modifié comme je l'ai exposé plus haut, occupe pendant toute la période qui se termine par l'expulsion du second globule polaire et la libération de la seconde couche périvitelline le centre géométrique de l'œuf. Dans toutes les préparations bien colorées l'on distingue nettement son noyau chromatique au milieu d'un corps sphéroïdal faiblement teinté en rose et entouré lui-même, soit totalement soit partiellement, d'une auréole formée de gros globules chromophiles. L'amas coloré qui se constitue de ces divers éléments occupe le milieu d'une portion claire et peu granuleuse du vitellus. (Préparations alcooliques pl. XVII, fig. 15 à 18, pl. XVIII, fig. 1 à 7.) La forme, le volume et la constitution du noyau varient d'un œuf à l'autre; mais les différences individuelles que l'on constate sont de même ordre que celles que nous avons constatées pendant la période qui précède l'expulsion du premier globule; ils ne sont nullement en rapport avec le degré de maturation de l'ovule. Le noyau chromatique se montre parfois constitué, comme au début, de granules plus avides

18

de matières colorantes, reliés entre eux par une substance
moins chromophile. Ces globules paraissent pouvoir s'écarter
ou se rapprocher plus ou moins les uns des autres, peut-être
même s'étendre en prolongements. Il semble même qu'une
vacuole claire peut se montrer dans la substance nucléaire
(pl. XVII. fig. 15). Mais il s'agit là de changements éphémères qui n'indiquent nullement une évolution du noyau du
zoosperme. Ce petit nucleus chromatique présente encore,
vers le moment de l'expulsion du second globule polaire les
mêmes caractères que dans les zoospermes non copulés et les
variations que l'on constate dans son aspect ne dépassent pas
les limites de celles que l'on observe chez les spermatozoïdes
libres.

Le corps ou, si l'on veut, la couche périnucléaire est formé
d'une substance claire, présentant peu d'affinité pour les
matières colorantes. La forme de ce corps est toujours
arrondie; ses dimensions varient légèrement d'un œuf à
l'autre. Il est habituellement délimité par un contour bien
net; parfois même on distingue manifestement un double
contour dans les préparations à l'acide nitrique; la ligne
externe est alors plus foncée et bien régulière; l'interne est
plus pâle et sinueuse (pl. XVII, fig. 11). Mais il n'est pas
toujours possible, tant s'en faut, de distinguer ce double
contour (pl. XVIII*bis*, préparations à l'alcool).

L'auréole est constituée comme précédemment d'éléments
globuleux très réfringents, parfois très volumineux et fort
avides de matières colorantes (pl. XVII, fig. 11). Le contour
externe de l'auréole est tout à fait irrégulier. Tantôt elle
parait entourer de toutes parts la couche périnucléaire, tantôt
elle semble former une calotte unilatérale, dont l'extension est
variable. Je crois qu'il existe sous ce rapport des différences
réelles entre les œufs. Mais il est possible aussi que si, dans certains cas. l'enveloppement du corps sphéroïdal parait complet,
il ne l'est pas en réalité, et que cette apparence dépende seulement de l'orientation de l'objet par rapport à l'observateur.

L'aspect de l'auréole varie autant que son étendue; la masse réfringente et chromophile qui la constitue est formée le plus souvent de globules dont le volume et le nombre varient considérablement d'un œuf à l'autre. Cette substance paraît douée d'une propriété commune à tous les liquides : quand deux gouttelettes se touchent elles peuvent se confondre en une seule. La limite de l'auréole, assez nettement marquée dans certains œufs (pl. XVII, fig. 11), est tout à fait indécise dans l'immense majorité des cas; les globules constitutifs de l'auréole passent insensiblement alors au vitellus ambiant.

J'ai montré au chapitre précédent qu'une partie du corps du zoosperme, comprenant l'ensemble des éléments achromophiles du protoplasme, se sépare des éléments chromophiles du protoplasme et tandis que ceux-ci se concentrent autour du corps périnucléaire pour donner naissance à l'auréole, ceux-là tendent à se confondre avec le vitellus ambiant. Cependant cette fusion n'est probablement pas encore complète aux stades que nous avons décrits : car dans certains œufs, montrant la seconde figure pseudokaryokinétique déjà constituée, voire même au moment de l'expulsion du second globule polaire, j'ai cru observer encore le contour vaguement indiqué de la portion achromatique du zoosperme (pl. XVII, fig. 10, 11, 16, pl. XVIII, fig. 4, 5, 7 et 8).

Pendant la période de formation du second globule polaire on distingue tout autour du zoosperme, au milieu de la masse granuleuse du vitellus, une zone plus pâle, dans laquelle on observe parfois une disposition radiaire (pl. XVII, fig. 16 et 19, pl. XVIII, fig. 6). Ces radiations siègent aussi bien dans le protoplasme d'origine zoospermique (pl. XVII, fig. 11, pl. XVIII, fig. 5) que dans le protoplasme ovulaire qui entoure le zoosperme transformé.

Dans certaines femelles presque tous les œufs montrent encore, à ce moment de leur évolution, un résidu du corps réfringent du zoosperme, soit à la périphérie du vitellus, (pl. XVIII*bis*, fig. 3 et 6) soit rejeté dans l'espace périvitellin (même planche, fig. 5).

CHAPITRE IV.

De la formation des pronucleus mâle et femelle, de la fécondation et de la division de la première cellule de l'embryon.

Jusqu'ici nous avons vu l'œuf et le zoosperme en présence l'un de l'autre à l'intérieur de la membrane vitelline. L'œuf a subi des changements importants, qui consistent essentiellement dans l'expulsion successive des deux globules polaires et dans la diminution de volume du vitellus, par suite de l'élimination d'une partie de sa substance. Cette élimination s'accomplit en deux phases; l'on peut dire qu'elle est le résultat de deux poussées successives : c'est d'abord la première, puis la seconde couche périvitelline qui se séparent. La formation de la première couche précède l'expulsion du premier globule polaire; celui-ci reste adhérent à la face interne de la couche et s'aplatit contre elle. Nous avons vu que la seconde couche prend naissance pendant la génèse du second globule. Le liquide périvitellin proprement dit se rattache a cette seconde couche, avec laquelle il se confond partiellement : l'on doit considérer la seconde couche périvitelline comme une simple différenciation de la portion corticale du liquide périvitellin. Les fibrilles entrecroisées que l'on observe dans la seconde couche périvitelline disparaissent sous l'action de l'alcool et aussitôt toute trace de séparation entre la couche et le liquide sous-jacent disparait. Le second globule polaire qui reste appliqué à la surface du globule vitellin rétracté affecte, par rapport au liquide périvitellin, ou, si l'on veut, avec la substance constitutive de la seconde formation périvitelline, les mêmes rapports de position que ceux qui rattachent le premier globule polaire à la première couche périvitelline.

Le globe vitellin rétracté affecte toujours une forme sphéroïdale régulière, quelle que soit d'ailleurs la forme extérieure de l'œuf, qu'il soit sphérique ou ovoïde (pl. XIX, fig. 10).

La génèse des globules polaires et le retrait du vitellus s'accomplissent chez beaucoup d'animaux avant l'entrée du zoosperme et par conséquent indépendamment de toute influence du mâle.

Chez le Lapin, un premier globule polaire se forme normalement dans l'ovaire; une membrane, dont j'ai démontré l'existence et que j'ai désignée sous le nom de membrane vitelline, se constitue aux dépens de la couche corticale du vitellus. Pour des raisons qui seront développées dans un prochain travail, je crois devoir considérer cette membrane qui se forme au moment où l'œuf subit les phénomènes de maturation, comme une première couche périvitelline, comparable à la formation que j'ai décrite sous ce nom chez l'ascaride du cheval. Après la rupture du follicule de de Graaf et la chute de l'œuf, se produit un second globule polaire et le phénomène du retrait, résultant de l'expulsion du liquide périvitellin, accompagne la génèse de ce second globule.

Tous ces phénomènes sont absolument indépendants de l'action des spermatozoïdes; ils s'accomplissent de la même manière et au bout du même temps chez des femelles chez lesquelles on a fait la ligature des oviductes. Voici comment il faut opérer. L'on fait couvrir une femelle et aussitôt après on lie les deux oviductes, près de leur extrémité utérine. On referme la plaie avec soin et l'on sacrifie la femelle un certain nombre d'heures après. L'on réussit aussi, sans aucune difficulté, à faire piquer des femelles en chaleur chez lesquelles on vient de pratiquer l'opération et cela immédiatement après la fermeture de la cavité abdominale. Je me suis assuré de cette manière que la rupture des follicules de de Graaf s'accomplit invariablement chez les femelles en chaleur de 8 à 11 heures après le coït et que les zoospermes n'interviennent en rien dans cette rupture, ni directement, ni indirectement. C'est l'excitation des organes sexuels lors du coït qui détermine par voie reflexe la congestion des ovaires et la chute des ovules; il n'est pas nécessaire que les zoospermes soient introduits, ni dans l'oviducte, ni dans la matrice, pour que la

rupture des follicules se produise. Je publierai prochainement
le détail des expériences que j'ai faites pour établir ce point
important.

Je me borne à dire ici, qu'à la suite de la rupture des
follicules les œufs tombés dans les oviductes produisent leur
second globule polaire et subissent le phénomène du retrait,
alors même qu'aucun zoosperme n'a pu arriver jusqu'à eux.
Si l'on sacrifie les lapines de 12 à 24 heures après la ligature
on trouve invariablement les deux globules polaires expulsés
et le vitellus rétracté dans la zone pellucide. Celle-ci est déjà
débarrassée, quelques heures après la chute, des cellules
granuleuses qui, au moment de la chute recouvraient sa
surface.

L'on sait d'ailleurs aujourd'hui que chez les Echinides les
globules polaires sont éliminés longtemps avant que l'œuf
quitte l'ovaire et tout récemment Fol a fait connaître les
recherches qu'il a entreprises pour établir, qu'à ce point de
vue, les Ascidiens se comportent comme les Echinides. Fol et
Hertwig ont montré d'autre part que chez les étoiles de mer
la génèse des globules polaires peut indifféremment précéder
ou suivre la pénétration du zoosperme.

S'il en est ainsi chez les Mammifères, les Echinides et les
Ascidiens, pour ne citer que ces animaux, si l'expulsion des
globules polaires et celle du liquide périvitellin précèdent chez
eux la pénétration du zoosperme, l'on ne peut douter que la série
des phénomènes que je viens de décrire, comme s'accomplissant
chez l'ascaride du cheval, postérieurement à la copulation des
produits sexuels, ne soient aussi des phénomènes de maturation. Il s'écoule, chez ce nématode, après l'entrée du zoosperme
dans l'œuf, une longue période pendant laquelle l'œuf et le
zoosperme restent en présence l'un de l'autre, sans se confondre; l'œuf murit comme si le spermatozoïde n'avait pas
pénétré; tant que cette maturation n'est pas accomplie il n'est
pas apte à s'unifier avec l'élément spermatique. Le zoosperme
subit bien pendant cette période quelques modifications; mais
les seules parties qui se modifient sont celles qui paraissent

n'avoir aucun rôle à jouer dans la fécondation : celles qui interviennent essentiellement dans la formation de la première cellule embryonnaire restent invariables pendant cette période.

Que parmi les parties du zoosperme qui se modifient pendant la seconde période de maturation de l'œuf, il en est qui n'ont aucun rôle à jouer dans la génèse de l'embryon unicellulaire, le corps réfringent par exemple, c'est ce qui résulte de ce fait que chez certaines femelles les résidus de ce corps sont éliminés et rejetés dans le liquide périvitellin (pl. XVIII*bis*).

Toutes les parties constitutives du spermatozoïde sont encore bien reconnaissables dans l'œuf que j'ai représenté planche XVIII, figure 7; et cependant cet œuf est bien près d'expulser son second globule polaire.

Le corps protoplasmique du zoosperme s'est, il est vrai, notablement modifié; il y a des raisons de croire qu'une partie du protoplasme se détache et s'éloigne du reste du zoosperme, emportant avec elle le résidu du corps réfringent, qui peut être rejeté dans le liquide périvitellin (voyez pl. XV, fig. 14 et pl. XVIII*bis*, fig. 5). Une autre partie du corps protoplasmique du zoosperme reste autour du noyau chromatique de l'élément : elle forme d'un part la couche périnucléaire, d'autre part l'auréole. Quand au noyau du zoosperme et à la couche claire, achromatique ou tout au moins peu chromophile qui l'entoure, ils sont encore, au moment où le second globule polaire va être expulsé, ce qu'ils étaient dans le zoosperme libre : pendant toute la seconde période de la maturation il ne se produit dans le zoosperme aucun changement que l'on puisse considérer comme un acheminement vers la genèse du pronucleus mâle.

Mais à peine cette expulsion a-t-elle eu lieu que tout à coup le tableau change : le zoosperme subit brusquement une transformation complète : l'activité a succédé à un long repos et le moment où la scène change et où le zoosperme commence à jouer son rôle coïncide avec l'élimination du second globule. Tout se passe donc comme si l'œuf, avant l'élimina-

tion des globules polaires et la formation des couches périvitellines était incapable d'influencer le zoosperme, de le faire
entrer en activité, comme si le vitellus constituait pour le
zoosperme un milieu indifférent, comme si le caractère sexuel
de l'œuf, son aptitude à être fécondé, prenait naissance seulement au moment de la maturation achevée. Jusqu'à ce moment
l'œuf était incapable de déterminer la métamorphose de ces
parties du zoosperme qui interviennent dans la génèse du
pronucleus mâle et le zoosperme n'empêchait nullement par sa
présence dans le vitellus le cours normal des phénomènes de
maturation tels qu'ils s'accomplissent dans un œuf non fécondé.
Il ressort clairement delà que l'œuf n'est pas fécondé dès le
moment où le zoosperme a pénétré dans le vitellus; cette
pénétration n'est pas la fécondation, mais un phénomène
préalable à la fécondation au même titre que les phénomènes
de maturation. C'est pourquoi nous avons distingué la copulation des éléments sexuels de l'unification de ces éléments.
C'est cette unification qui constitue la fécondation proprement
dite; c'est-à-dire la génèse de la cellule, capable de division,
qui représente virtuellement le nouvel individu. La formation
des pronucleus, le rapprochement de ces deux éléments, leur
participation à la formation de la première figure karyokinétique, tels sont les phénomènes essentiels de la fécondation et
ses conséquences immédiates. Ce sont ces phénomènes que nous
allons exposer.

I. – Formation du pronucleus femelle.

La génèse du pronucleus femelle marche parallèlement avec
celle du second globule polaire. Il ressort clairement des faits
exposés dans le chapitre précédent, que le pronucleus femelle
et le second globule polaire sont deux éléments équivalents,
ayant même origine et même constitution morphologique. L'un
et l'autre sont formés de deux parties essentielles : une masse
claire, délimitée par un contour ordinairement très net, et des
éléments chromatiques. La masse claire provient de la sub-

stance hyaline du deuthyalosome; le contour ordinairement marqué par une ligne nette, mais très pâle et simple, même aux plus forts grossissements, apparaît double dans beaucoup d'œufs que l'on a réussi à tuer par un séjour prolongé dans l'acide acétique glacial ou dans l'acide nitrique et que l'on a ensuite montés dans la glycérine. Je n'ai réussi à faire pénétrer ces acides qu'en laissant agir ces réactifs pendants plusieurs jours à basse température. Des œufs maintenus dans l'acide acétique glacial pendant trois jours et placés ensuite dans de l'alcool à 40° ont continué à vivre et à se développer. Mais j'ai réussi à faire pénétrer les acides et à tuer les œufs en laissant agir l'acide acétique glacial ou l'acide nitrique à 3 °/₀ pendant huit à dix jours au moins. Si l'on opère pendant l'hiver et si on laisse agir les réactifs dans des appartements non chauffés, l'on réussit à obtenir la coagulation du vitellus par les acides, avant que la segmentation ait commencé à se produire. Pendant l'été au contraire le développement progresse notablement pendant cette même période de huit à dix jours. Si l'on monte ensuite dans la glycérine, on obtient des préparations analogues à celles qui m'ont permis de constater les particularités que j'ai représentées (pl. XIX, fig. 4 à 9).

A l'époque où j'ai envoyé à l'exécution la planche XIX et où j'ai commencé à imprimer le présent mémoire je n'avais pas réussi à obtenir de bonnes préparations coloriées des stades dont je m'occupe en ce moment. J'avais en vain essayé de faire pénétrer les matières colorantes dans des œufs arrivés à cet état de développement. D'autre part, comme j'avais constamment eu recours à des vers frais, aussi frais que possible, je n'avais pas réussi à observer la conjugaison des pronucleus ni à plus forte raison les phénomènes ultérieures du développement. Jamais, dans une femelle vivante, on ne trouve dans le vagin autre chose que des œufs pourvus de deux pronucleus et le temps m'avait manqué pour chercher à faire des cultures d'œufs que je supposais alors devoir présenter certaines difficultés.

Les préparations qui m'ont servi à faire les dessins repré-

sentés planche XIX, tout en donnant des résultats importants
en ce qui concerne la génèse des pronucleus, ne permettaient
pas de trancher bien des questions relatives à la constitution
de ces éléments; l'équivalence du pronucleus femelle et du
second globule polaire ressort clairement d'images comme
celles que j'ai représentées planches XVII, XVIII, XIX et
particulièrement des figures 8 (pl. XVIII), et 4 (pl. XIX).
Mais quelle est la part qui revient aux éléments chromatiques
d'une part aux éléments achromatiques de l'autre dans l'édification des pronucleus tels que nous les avons représentés
planche XIX, figures 8 et 9? Quelle est la constitution
réelle de ces éléments? Il était impossible de trancher ces
questions sans recourir aux matières colorantes.

Il y a deux mois environ, à la fin d'octobre 1883 j'ai constaté que les femelles jetées vivantes dans de l'alcool faible
(40° à 50°) et conservées dans ce liquide pendant des mois,
fournissent un matériel admirable pour l'étude des problèmes
dont il me reste à m'occuper pour terminer ce mémoire. Les
œufs continuent à se développer pendant quelques temps dans
l'alcool; ils se segmentent et si l'on examine le contenu du
vagin ou de la partie inférieure des utérus l'on trouve côte
à côte des milliers d'œufs, montrant tous les stades du développement depuis la formation du second globule polaire,
jusques bien avant dans la segmentation. Après un temps dont
la durée parait varier d'un œuf à l'autre, l'alcool finit par
traverser les couches périvitellines; il arrive au contact du
vitellus; le développement est arrêté et le vitellus se coagule.
Ces œufs se colorent admirablement alors par le carmin boracique et, à la condition de décolorer convenablement, on
obtient dans la glycérine diluée des préparations admirables,
qui permettent d'étudier à fond chacun des phénomènes que je
vais décrire. L'étude de semblables préparations m'a permis
de donner quelques renseignements complémentaires sur la
formation du second globule polaire (voir page 476). Voici ce
qu'elles m'ont appris sur la constitution du pronucleus femelle
au moment de sa naissance.

Le pronucleus femelle est tout d'abord formé, comme les globules polaires, d'une portion achromatique et d'éléments chromatiques.

Eléments chromatiques. Ils apparaissent dans les œufs traités par les acides et montés dans la glycérine sans coloration préalable sous forme de corpuscules très réfringents (pl. XVIII, fig. 8. pl. XIX, fig. 4, 5 et 6). Mais, comme je l'ai dit plus haut, ces préparations se prêtent mal à l'analyse de la constitution du pronucleus. Bien au contraire les œufs tués par l'alcool, coloriés par le carmin boracique et montés dans la glycérine diluée, après décoloration préalable, montrent les éléments chromatiques vivement colorés en rouge dans le reste du corps nucléaire totalement dépourvu de toute trace de matière colorante. On peut constater avec certitude que le contour du pronucleus, très pâle quoique bien net, ne présente au début aucune coloration, toute membrane chromatique fait certainement défaut. La substance chromatique du pronucleus se trouve condensée dans les deux amas que je vais décrire (pl. XVIII*bis*, fig. 2 à 6, pl. XIX*bis*, fig. 1 à 4). Dans les préparations à l'acide acétique et à l'acide nitrique le pronucleus est délimité par un double contour, qui a l'apparence d'une membrane formée d'une substance assez réfringente (pl. XIX, fig. 4, 5 et 6); n'étaient les préparations bien coloriées l'on serait en droit de supposer que ce double contour assez brillant est dû à l'existence autour du pronucleus d'une enveloppe chromatique.

Il existe invariablement, dans le pronucleus récemment constitué, deux amas chromatiques bien délimités, logés dans un corps achromatique arrondi (pl. XIX*bis,* fig. 1 à 4). Au début ces deux amas sont marginaux; ils adhèrent au contour externe de l'élément nucléaire du côté de sa face profonde (pl. XVIII*bis*, fig. 5).

Les deux amas sont assez écartés l'un de l'autre. Leur forme apparente varie considérablement; souvent ils sont allongés en bandelettes (pl. XIX*bis*, fig. 1 et 3); d'autres fois ils ont une apparence polygonale irrégulière. Ces différences dépendent probablement de l'orientation de l'œuf par rapport à l'observateur.

Le contour est toujours anguleux; mais souvent les angles saillants de la masse chromatique sont arrondis.

Dans certains œufs, surtout quand les amas chromatiques affectent une forme polygonale (pl. XIX*bis*, fig. 2) l'aspect de ces amas est relativement homogène et très sombre. Au contraire, quand ils se présentent sous la forme de bandelettes, on reconnait manifestement qu'ils se constituent de deux substances, l'une beaucoup plus fortement chromophile que l'autre. La substance la plus vivement colorée occupe principalement les extrémités des bandelettes, la moins chromophile se trouve au milieu. Chacune des masses terminales vivement colorées se décompose encore, dans beaucoup de cas et probablement dans tous, en deux petits bâtonnets à peu près adjacents (pl. XIX*bis*, fig. 3), composés eux-mêmes d'un nombre variable de granules arrondis, de volume variable, agglutinés entre eux (pl. XIX*bis*, fig. 1 et 3). La substance moins chromophile qui réunit entre eux les boutons terminaux est aussi constituée de granules, et l'on remarque, si l'on se sert des objectifs homogènes, que ces granules sont réunis entre eux par des fibrilles très tenues. Ces fibrilles courent parallèlement entre elles ou à peu près (pl. XIX*bis*, fig. 1). Il est impossible de trancher la question de savoir si les fibrilles et les granules de la substance moins chromophile sont chromatiques, au même titre que les globules des extrémités de la bandelette, dont ils ne différeraient que par leurs moindres dimensions; mais il me paraît qu'il en est ainsi : chaque masse chromatique semble formée dans toutes ses parties de deux substances, l'une affectant la forme de globules, de granules et de fibrilles, l'autre interposée entre ces éléments. Cette dernière me paraît aussi posséder une certaine affinité pour le carmin; mais bien certainement à un bien moindre degré que la substance qui constitue les globules, les granules et les fibrilles.

Cette constitution des amas chromatiques du pronucleus

femelle se retrouve à tous les stades de la maturation de
l'œuf, dans ce que j'ai appelé les plaques chromatiques et
jusques dans le corpuscule germinatif dont elles proviennent.
J'ai signalé fréquemment plus haut, aussi bien dans le nucléole
de l'œuf que dans les plaques chromatiques des figures pseudokaryokinétiques l'existence de deux substances l'une plus avide
de carmin, l'autre moins chromophile. La substance qui se
colore le plus vivement occupe toujours dans les éléments
chromatiques une position corticale. Dans le corpuscule germinatif il existe deux plaques formées chacune de quatre
éléments très avides de carmin, agglutinés entre eux par une
substance qui se colore en rose. Souvent celle-ci constitue
des sortes de boudins roses portant à leurs extrémités des
globules d'un rouge vif. Dans les éléments constitutifs des
plaques chromatiques, soit de la figure ypsiliforme, soit de la
seconde figure pseudokaryokinétique on constate, si l'on se
sert de forts grossissements, l'existence de granules très vivement colorés, réunis entre eux par une substance rose. Les
granules règnent surtout à la périphérie (pl. XIX, fig. 1 et 3).

Quelle est la source de la substance chromatique que nous
trouvons sous la forme de deux amas distincts dans le pronucleus femelle? Il n'y a pas de doute sur ce point : elle dérive
en dernière analyse du corpuscule germinatif de l'œuf, de
cet élément chromatique de la vésicule germinative que l'on
appelle d'ordinaire le nucléole de l'œuf ovarien.

Nous avons vu que, déjà avant la pénétration du zoosperme,
ce nucléole se montre constitué de deux plaques ou disques
chromatiques, composés l'un et l'autre de quatre éléments très
avides de carmin, agglutinés au moyen d'un ciment moins
chromophile. Dans la figure ypsiliforme ces deux disques se
disposent symétriquement par rapport à l'équateur et lors de
la formation du premier globule polaire ils participent l'un et
l'autre à la formation de ce globule. Une partie de chacun des
disques est éliminée (pl. XVI, fig. 15 à 18). Une autre partie
de chacun de ces disques reste dans le deuthyalosome. Dans

ce dernier élément on trouve les deux amas chromatiques, d'abord juxtaposés entre eux dans le plan équatorial de la seconde figure pseudokaryokinétique (pl. XVI, fig. 15 à 20, pl. XVII, fig. 2), puis superposés entre eux, c'est-à-dire situés l'un d'un côté, l'autre de l'autre côté de l'équateur, dans la direction d'un rayon de l'œuf, répondant à l'axe de la figure (pl. XVII, fig. 4). A tous les stades subséquents l'on trouve chaque amas fragmenté en deux ou plusieurs portions plus ou moins bien alignées dans deux plans parallèles à l'équateur (pl. XVII, fig. 5 à 14 d'après des préparations à l'acide nitrique). Si nous appelons a et b les deux amas chromatiques primitifs du deuthyalosome tels qu'ils sont représentés, juxtaposés entre eux dans les figures 15 à 18 de la planche XVI et dans la figure 2 de la planche XVII, a' et b' les deux éléments chromatiques superposés de la figure 4 (pl. XVII) nous devons nous poser la question de savoir si $a = a'$ et si $b = b'$, ou bien si $a' = 1/2\, a + 1/2\, b$ auquel cas b' serait égal aussi à $1/2\, a + 1/2\, b$. Je ne puis pas résoudre la question d'une manière certaine; mais des images comme celle que j'ai représentée planche XVI, figure 6, où les deux amas chromatiques occupent une position intermédiaire, semblent plaider en faveur d'un changement de position dans le deuthyalosome et par conséquent en faveur de la première hypothèse, d'après laquelle a serait égal à a' et b égal à b'.

L'analogie avec la figure ypsiliforme tend encore à confirmer cette conclusion.

Si l'hypothèse est exacte, les deux amas chromatiques, symétriquement placés par rapport à l'équateur, dans la seconde figure pseudokaryokinétique, seraient dérivés l'un de l'un des disques chromatiques du nucléole de l'œuf, l'autre du second de ces disques.

J'ai montré d'autre part, que les deux amas parallèles de la seconde figure pseudokaryokinétique se divisent, suivant l'axe de la figure, et cela en même temps que le corps du deuthyalosome, en deux moitiés collatérales, dont l'une répond au second globule polaire, l'autre au pronucleus femelle (pl. XVII, fig. 15 à 18, XVIII et XVIII*bis*).

En partant de l'hypothèse très plausible $a = a'$ et $b = b'$ (pl. XVII, fig. 2 et 4) et tenant compte de l'ensemble des faits établis par l'étude des phases ultérieures du développement, nous arrivons donc à cette conclusion que des deux amas chromatiques du second globule polaire l'un dérive de l'un des disques du nucléole de l'œuf, l'autre de l'autre disque et qu'il en est de même pour les amas chromatiques du pronucleus femelle. Ces disques auraient subi un premier dédoublement lors de la formation du premier globule polaire, un second dédoublement dans la seconde figure pseudokaryokinétique ; sans jamais se confondre ces disques fournissent chacun une portion de leur substance à chacun des globules polaires et ils se retrouvent, réduits au quart, dans les amas chromatiques du pronucleus femelle.

Je ne puis pas négliger de faire observer cependant que la quantité de substance chromatique parait augmenter pendant la période d'évolution de l'œuf que nous avons considérée ; la source de cet accroissement ne peut se trouver que dans le protoplasme ambiant. Le même fait s'observe dans la multiplication cellulaire. Le but de l'élimination qui se fait dans les globules polaires ne peut donc pas être de diminuer la quantité de substance chromatique du nucléole de l'œuf ; cette expulsion ne peut être conçue que comme une épuration.

Je veux encore attirer l'attention sur la composition numérique, si je puis ainsi m'exprimer, des éléments chromatiques de l'œuf aux moments successifs de l'histoire de sa maturation.

A tous les stades du développement nous trouvons la masse chromatique du noyau ovulaire divisée en deux portions, composées chacune de quatre éléments. Parfois ces derniers sont agglutinés deux à deux.

Dans le corpuscule germinatif il existe deux plaques nucléolaires composées chacune de quatre globules chromatiques.

Il en est de même dans la figure ypsiliforme.

Dans le premier globule polaire nous trouvons deux corps chromatiques, composés chacun de deux et peut être de quatre parties plus ou moins nettement séparées.

Dans le deuthyalosome nous trouvons deux résidus chromatiques qui se décomposent en 2 groupes d'éléments (pl. XVII, fig. 18, pl. XIX, fig. 2 et 3).

Dans le second globule polaire il existe deux corps chromatiques, composés chacun de deux parties et chacune de celles-ci se constitue encore de deux éléments agglutinés.

Dans le pronucleus femelle il y a deux amas chromatiques. Chacun d'eux se constitue de deux petites masses plus chromatiques composées l'une et l'autre de deux bâtonnets vivement colorés (pl. XIX*bis*, fig. 3).

Dans beaucoup d'œufs, à raison de l'orientation par rapport à l'observateur, la numération des éléments est difficile et parfois même impossible; d'autre part il se produit fréquemment des soudures que je ne puis m'expliquer qu'en admettant que le réactif que l'on emploie pour coaguler les œufs agit tantôt plus rapidement, tantôt plus lentement. A certains stades d'ailleurs il parait se produire des soudures normales, au moment de la formation des globules polaires par exemple; mais à presque tous les stades du développement un grand nombre d'œufs se présentent de façon à montrer clairement les éléments chromatiques assez écartés les uns des autres pour permettre une numération exacte, et il n'y a pas de doute que les chiffres que je viens d'indiquer ne soient bien réels. Si un grand nombre de mes dessins ne représentent pas le nombre voulu d'éléments chromatiques, c'est que si tous ont été faits à la chambre claire, ils représentent toujours des coupes optiques réelles, que j'ai évité, autant que possible d'interpréter en confondant en une seule figure les images fournies par différents œufs et que j'ai eu souvent en vue de représenter autre chose que les détails relatifs à la composition des éléments chromatiques. Ce n'est d'ailleurs que dans ces derniers temps que mon attention a été plus particulièrement attirée sur cette numération. J'ai revu toute la série de mes préparations et j'ai pu m'assurer de la façon la plus positive que la constitution des disques nucléolaires se retrouve à tous les stades du développement, non-seulement dans la

figure ypsiliforme et dans la seconde figure pseudokaryokinétique, mais dans chacun des globules polaires et jusques dans
le pronucleus femelle. Les deux disques restent constamment
distincts l'un de l'autre, sans jamais se confondre et l'épuration
des disques, par la formation des globules polaires, semble
intéresser chacun des éléments qui entrent dans la composition de chacun d'eux. Chaque disque se constitue de deux
éléments de premier ordre, composés chacun de deux éléments
de second ordre et peut être ceux-ci sont ils encore décompo-
sables chacun en deux éléments de 3e ordre. L'union entre les
éléments est d'autant plus intime que ces éléments appartiennent à un ordre plus élevé, en ce sens que si les éléments de
premier ordre sont presque toujours bien distincts, à tous les
stades du développement, il est souvent difficile de distinguer l'un de l'autre deux éléments de second ordre et plus
encore de reconnaître la composition dualistique de ces derniers. Parfois tous les éléments d'un même disque paraissent
confondus. Mais tout porte à croire que cette confusion n'est
qu'apparente.

Corps achromatique du pronucleus. — Le corps achromatique du pronucleus, au moment de la formation de cet élément
nucléaire, se montre manifestement constitué, comme la partie
chromatique, de deux portions distinctes. Les deux portions
sont d'habitude non-seulement adjacentes, mais en partie
confondues entre elles (pl. XIX*bis*, fig. 1 à 4). Une échancrure plus ou moins marquée, qui règne sur tout le pourtour
du pronucleus, marque la limite des deux portions. Parfois il
est impossible de voir, à la coupe optique de l'élément, une
ligne de séparation dans la prolongation du sommet de l'échancrure (pl. XIX*bis*, fig. 2); mais le plus souvent l'on peut
observer très nettement qu'il existe, entre les deux portions,
une véritable cloison de séparation, qui présente la même
apparence que le contour externe du noyau (même pl., fig. 3
et 4, pl. XVIII*bis*, fig. 3). Dans un certain nombre de cas
les deux parties sont complètement séparées l'une de l'autre;

entre elles règne une couche de protoplasme; chacune d'elles renferme une masse chromatique et il semble qu'il existe deux pronucleus femelles; mais il est évident qu'il ne s'agit, dans ces cas, que de deux demi pronucleus. Quand les masses chromatiques se présentent sous la forme de bandelettes ou de biscuits, le contour externe de chaque demi pronucleus reproduit parfois cette forme et il semble alors que ce noyau se constitue de quatre lobes (pl. XIX*bis*, fig. 1); mais il n'en est pas toujours ainsi (même pl., fig. 3).

La ligne de contour du pronucleus, toujours très pâle, mais cependant très nette, est achromatique, au moment de la naissance du pronucleus. Ce contour est marqué, aux stades représentés (pl. XIX*bis*, fig. 1 à 4), par une rangée de granules punctiformes très pâles, probablement réunis entre eux par des fibrilles très tenues. J'ai vu parfois très nettement ces fibrilles, en me servant du 1/18ᵉ homogène de Zeiss et de l'appareil d'éclairage de Abbe. Les granules achromatiques, formant ensemble ce que je considère comme la membrane achromatique du pronucleus, deviennent plus distincts et paraissent augmenter de volume en même temps que le noyau croît (voir pl. XIX*bis*, fig. 2, 3 et 4).

Entre la membrane et la masse chromatique se trouve une substance claire, totalement achromatique, qui est manifestement ponctuée. Si l'on examine avec soin, en se servant du 1/18ᵉ homogène, on constate que ces ponctuations, très semblables à celles de la membrane achromatique, mais plus petites, sont réunies entre elles au moyen de fibrilles très fines, de façon à constituer avec ces dernières des filaments moniliformes. Les plus apparents de ces filaments ont une direction irrégulièrement radiaire; ils relient la membrane du pronucleus à la masse chromatique. Il paraît exister un rapport entre le volume d'un semblable filament et le volume des éléments, soit chromatiques, soit achromatiques, auxquels il aboutit. Là où la masse chromatique montre une saillie vivement colorée, formée par un globule plus considérable, s'insère presque toujours un filament achromatique plus apparent, et

celui-ci aboutit, à la membrane, à un granule achromatique
plus volumineux. Parfois même ce filament et le granule
périphérique auquel il aboutit sont beaucoup plus foncés que
tous les autres et l'on peut se trouver dans le doute sur la
question de savoir s'ils sont formés d'une substance incolore
ou d'une matière chromatique (pl. XIX*bis*, fig. 3).

Si les filaments les plus apparents ont d'habitude une
direction radiaire, il n'en est cependant pas toujours ainsi et
çà et là on voit des lignes s'insérer obliquement sur le contour
externe du pronucleus.

Çà et là on voit deux, trois ou un plus grand nombre de
filaments peu écartés les uns des autres couvrir parallèlement
les uns aux autres et présenter leurs renflements moniliformes
régulièrement juxtaposés (pl. XIX, fig. 3). Les grains de ces
filaments sont certainement réunis entre eux, aussi bien transversalement que longitudinalement. De là des lignes plus ou
moins régulièrement concentriques au contour externe et
l'apparence treillissée de la substance achromatique. Cette
substance est certainement constituée, à la façon du protoplasme ovulaire et du protoplasme des zoospermes (voir plus
haut) de fibrilles moniliformes anastomosées entre elles au
niveau de leurs renflements et d'une substance interfibrillaire
hyaline. Le treillis qui en résulte est à mailles irrégulières et
les filaments treillissés sont plus ou moins volumineux; non seulement les grains, mais aussi les parties des fibrilles qui réunissent ces grains entre eux sont d'épaisseur variable. Je n'ai
figuré planche XIX*bis*, figure 1 à 4 que les fibrilles les plus
apparentes et j'ai cherché à les reproduire une à une, telles
que je les voyais. A raison des inégalités que présente le
treillis, dans la direction et le volume des fibrilles, les mailles
du treillis sont très inégales; de forme régulière quand les
fibrilles courent parallèlement les uns aux autres, elles sont
alors prismatiques, elles sont irrégulières quand ce parallélisme
fait défaut. Le treillis nucléaire achromatique met en continuité de substance la masse chromatique et la membrane
achromatique du pronucleus.

J'ai vu dans un grand nombre de cas les granules constitutifs de cette membrane donner insertion à des fibrilles
moniliformes du protoplasme et se continuer, d'une part avec
ces dernières, d'autre part avec des fibrilles intranucléaires.
Il semble bien que le protoplasme et la substance achromatique du pronucleus sont des parties d'une seule et même
formation et que le treillage nucléaire se continue dans le
treillage protoplasmique. Le contour achromatique du pronucleus résulte de ce que, suivant une direction déterminée,
suivant une surface incurvée, dont les amas chromatiques
occupent le centre, règne une couche de granules moniliformes plus volumineux, très rapprochés les uns des autres
et intimement unis entre eux transversalement. Plusieurs
figures de la planche XIX*bis* représentent ces fibrilles extra-
nucléaires en continuité avec la membrane du pronucleus.
J'ai constaté qu'il en est pour les fibrilles protoplasmiques
comme pour les fibrilles nucléaires : elles sont plus ou moins
volumineuses et leur volume est en rapport direct avec les
dimensions du granule de la membrane auquel ils aboutissent
(pl. XIX*bis*. fig. 3).

Quelle est l'origine de la portion achromatique du pronucleus femelle?

Il ressort de toute l'étude que j'ai faite de la génèse des
globules polaires, telle que je l'ai exposée dans le chapitre III
du présent mémoire, que la partie claire du pronucleus
femelle dérive, au même titre que la partie achromatique de
ces globules, du prothyalosome de la vésicule germinative
de l'œuf.

Ce corps clair qui n'est qu'une partie de la substance
achromatique du noyau de l'œuf se dédouble, lors de la formation du premier globule polaire; la partie de ce corps qui
reste dans le vitellus devient le deuthyalosome. Celui-ci finit
par se diviser à son tour et nous avons vu l'une de ses moitiés
être expulsée avec les éléments chromatiques qu'elle renferme, tandis que l'autre reste dans le vitellus pour devenir
le pronucleus femelle. L'existence d'une couche claire bien

délimitée, autour des amas chromatiques du pronucleus, bien avant l'expulsion du second globule polaire et, alors que la seconde figure pseudokaryokinétique est encore bien reconnaissable, ressort clairement des figures que j'ai représentées planche XVIII et XVIII*bis*. Au moment de l'élimination du globule polaire le contour du pronucleus est marqué par une ligne très nette comme celui du globule polaire. Mais, de même qu'aux stades plus reculés ce contour est plus pâle, il devient aussi moins apparent aux phases subséquentes. Il semble en être des membranes achromatiques comme des filaments constitutifs du protoplasme. J'ai signalé plusieurs fois, dans le cours de ce travail, la transformation de fibrilles moniliformes en fibrilles homogènes également épaisses dans tous les points de leur longueur (voir l'histoire de la figure ypsiliforme et de la seconde figure pseudokaryokinétique).

Je pense que de même une couche treillissée composée de grains réunis entre eux par des fibrilles peut se transformer en une membrane achromatique, partout également épaisse et montrant, à la coupe, même aux plus forts grossissements, l'apparence d'une ligne régulière et continue. (pl. XVIII*bis*, fig. 5). Le contraire peut aussi se produire. Nous avons vu la membrane de la vésicule germinative se transformer en une substance granuleuse formée de grains réunis entre eux par des fibrilles très tenues. Le même fait se présente quand le pronucleus femelle, d'abord petit, (pl. XVIII*bis*, fig. 5) commence à s'accroître (pl. XIX*bis*, fig. 1 à 4). La résolution d'une membrane homogène en granules réunis entre eux par des fibrilles diminue la netteté de son contour qui, au lieu d'une ligne continue, ne montre plus qu'une série de points juxtaposés. Tandis que le globule polaire conserve dans son contour ses caractères primitifs, le pronucleus femelle se modifie : sa membrane homogène se résoud en granules reliés entre eux par des fibrilles.

Je dois à la vérité de faire observer que dans les œufs qui montrent la figure ypsiliforme, aussi bien que dans ceux dans lesquels la seconde figure pseudokaryokinétique est constituée,

il n'est pas toujours possible de distinguer nettement le contour de l'hyalosome. Ce contour, toujours très net dans l'hyalosome non divisé, toujours parfaitement marqué au moment de
l'élimination du globule polaire, devient souvent très peu distinct
dans les figures pseudokaryokinétiques complètement constituées. Néanmoins l'on trouve sans difficulté des œufs, à n'importe quel stade de l'évolution, qui montrent manifestement
l'hyalosome. De sorte que la persistance, autour des éléments
chromatiques, d'une substance claire dérivée du prothyalosome
de la vésicule germinative ne peut être douteuse.

Ce que j'ai dit, en ce qui concerne les variations qui se
présentent dans la constitution de la membrane des hyalo-
somes et de leurs dérivés, s'applique tout aussi bien à la
substance achromatique interne de ces corps. Cette substance
parait homogène jusqu'au moment où le pronucleus femelle
commence à grandir et où sa membrane achromatique devient
granuleuse : mais à ce moment le contenu est lui-même formé
de fibrilles. Dans les globules polaires elle reste homogène,
ou tout au moins n'y distingue-t-on pas la structure treillissée
si apparente dans le pronucleus.

Le faisceau fibrillaire qui réunit le pronucleus femelle au
second globule polaire persiste pendant quelque temps sous la
forme d'un cordon qui, à de faibles grossissements, parait
homogène et assez brillant, tandis que, à de forts grossissements, on reconnait qu'il est formé de fibrilles courant
parallèlement les unes aux autres (pl. XIX*bis*, fig. 1 à 4).
Il s'insère toujours au pronucleus entre les deux lobes dont il
se constitue, parfois suivant une surface arrondie qui intéresse
à la fois les deux lobes (pl. XIX*bis*, fig. 4). La substance
fibrillaire de ce faisceau finit probablement par se confondre
avec le protoplasme. Je n'ai pas pu suivre les phases successives de sa résolution.

Au début les fibrilles constitutives du cordon dont il vient
d'être question s'étendent manifestement à travers la substance claire du pronucleus jusqu'aux éléments chromatiques
(pl. XVIII*bis*, fig. 5 et 6). Il est donc éminemment probable

que la portion intranucléaire de ces fibrilles intervient dans la formation du treillis achromatique du pronucleus, tandis que la portion extranucléaire des mêmes fibrilles devient protoplasme ovulaire. C'est une preuve de plus de l'identité fondamentale de la substance protoplasmique et de la substance nucléaire achromatique.

Je passe maintenant à l'exposé des modifications que subit le pronucleus femelle jusqu'au moment de son complet développement. On pourrait donner à l'ensemble de ces changements le nom de maturation du pronucleus femelle.

Il est assez difficile de déterminer à quel moment le pronucleus femelle est arrivé à son complet développement et l'on peut en dire autant pour le pronucleus mâle, dont il sera question plus loin. Dès que ces éléments ont atteint leur maximum de volume, variable du reste d'un œuf à l'autre, ils deviennent l'un et l'autre le siège d'une série nouvelle de changements, de tous points comparables à ceux qui s'accomplissent, dans un noyau de cellule, au moment où celle-ci se prépare à se diviser. Dans la plupart des cas ces transformations s'opèrent dans les pronucleus, alors qu'ils sont encore éloignés l'un de l'autre. C'est ce qu'établira suffisamment un coup d'œil jeté sur les figures de la planche XIX*bis*. Il ressort clairement de l'étude que j'ai faite de la division du globe vitellin et de la formation des deux premiers blastomères, que ces derniers changements se rattachent à la première segmentation et que, pour amener cette première division cellulaire, les deux pronucleus se conduisent, tout comme le fait un noyau unique, dans le cas d'une division cellulaire ordinaire. Les deux pronucleus quoiqu'entièrement indépendants l'un de l'autre se comportent comme s'ils n'en formaient qu'un et ils interviennent concurremment, au même titre et de la même manière, dans la génèse de la première figure karyokinétique. Je rattacherai donc à la division de la première cellule embryonnaire la série des changements qui préludent à la division et qui débutent par la formation de filaments chromatiques pelotonnés dans chacun des pronucleus (pl. XIX*bis*, fig. 9 et suivantes). Je considère comme arrivés à complète maturité, les pronucleus dans lesquels la substance chromatique a atteint la périphérie des éléments nucléaires, d'où résulte, pour chacun d'eux, la formation d'une membrane chromatique (pl. XIX*bis*, fig. 8 et pl. XIX, fig. 8 et 9). Les phases successives de la maturation du pronucleus, je les ai représentées par la série des figures 4 à 8 de la planche XIX*bis*.

Deux phénomènes semblent caractériser essentiellement la maturation du pronucleus femelle : 1º C'est d'une part le gonflement progressif des amas chromatiques, si je puis ainsi m'exprimer : ils augmentent rapidement de volume, au point de remplir bientôt tout l'espace délimité par la membrane achromatique primitive. Pendant cette expansion de la masse chromatique, que l'on pourrait comparer au gonflement d'une éponge au moment où elle s'imbibe de liquide, le corps achromatique lui aussi s'étend peu à peu et tout le pronucleus s'accroit. La substance chromatique qui, au début, siégeait au milieu du pronucleus, se rapproche peu à peu de la périphérie et finit par délaisser à peu près complètement l'intérieur du pronucleus.

2º Pendant ce boursoufflement les amas chromatiques se résolvent en granules très avides de carmin, qui se répandent dans une substance de moins en moins chromophile au fur et à mesure que le pronucleus grandit. A tous les stades ils forment à la périphérie de l'amas chromatique, en voie d'expansion, une couche corticale à peu près continue; mais on en trouve aussi à l'intérieur de la substance chromophile groupés en grumeaux, alignés de façon à constituer des cordons noueux à direction variable, ou bien encore isolés et disséminés le long d'autres filaments très tenus et moniliformes, dont il est difficile de dire. s'ils sont chromatiques ou achromatiques (pl. XIX*bis*, fig. 5. 6 et 7).

Dans la figure 4 l'on voit le commencement de cette résolution des deux amas chromatiques en granules très avides de carmin, réunis entre eux par un ciment moins coloré. Le contour achromatique du noyau, la cloison de séparation entre les deux portions du pronucleus, les fibrilles achromatiques, tous ces détails sont très nets. Les masses achromatiques du pronucleus sont moins sombres, moins homogènes, moins réfringentes, mais plus granuleuses qu'aux stades précédents et le contour du pronucleus est devenu beaucoup plus apparent.

Dans la figure 5, les deux masses chromatiques, considérablement agrandies, ont pris un tout autre aspect. La dualité primitive du pronucleus se reconnaît encore, non-seulement dans sa forme extérieure, qui montre des indices bien évidents de l'échancrure circulaire, mais aussi dans la portion chromatique, formée de deux amas distincts, quoique adjacents. La plus grande partie de l'espace délimité par le contour chromatique primitif se trouve envahie par les amas distendus et il ne reste plus de cet espace qu'une étroite bande marginale. Une substance claire paraît s'être accumulée entre les deux amas chromatiques et avoir refoulé ces derniers, de façon à en former deux croissants se regardant par leur concavité. L'espace ovalaire délimité par les concavités des deux croissants est occupé par cette substance plus claire. Le pronucleus est divisé, suivant l'ancienne cloison, par une double rangée de globules chromatiques. Il semble donc que le croissant est fermé suivant cette cloison et que chaque masse chromatique renferme une vacuole, aplatie d'un côté, et excentriquement placée. Les deux vacuoles réunies forment ensemble l'espace ovalaire clair que je signalais plus haut. Suivant le contour externe de chaque masse chromatique règne une rangée de globules vivement colorés et une semblable couche délimite de toutes parts les vacuoles. Ces globules ont des dimensions fort inégales. Des rangées de granules allignés relient la couche chromatique corticale à celle qui délimite la vacuole. La substance qui remplit la vacuole est finement ponctuée et peut-être fibrillaire.

Il existe une grande analogie entre la figure 5 et la suivante ; mais ici nous voyons tout l'espace délimité par l'ancien

contour achromatique envahi par les amas chromatiques;
ceux-ci se sont confondus en un seul et c'est à peine si l'on
distingue encore une trace de l'échancrure circulaire primitive.
Mais l'existence de deux vacuoles et des indices manifestes
de l'ancienne cloison révèlent encore la dualité primitive du
pronucleus. Il n'est plus possible de distinguer l'ancienne
membrane achromatique du pronucleus; le contour du noyau
est marqué par une membrane chromatique très nette, constituée de globules, surtout saillants vers l'intérieur du noyau,
tandis que la surface externe parait beaucoup moins irrégulière. Les vacuoles sont aussi délimitées par un cercle de
globules chromatiques; mais ces éléments sont beaucoup plus
petits qu'au stade précédent et ça et là la couche chromatique
parait interrompue, en ce sens, que les globules ne sont plus
adjacents, tant s'en faut; ils sont reliés entre eux par des
fibrilles d'une grande tenuité, sur le trajet desquelles s'observent de petits renflements, dont on ne peut dire s'ils sont
chromatiques ou non. Entre les deux vacuoles la cloison est
formée d'une rangée discontinue de globules chromatiques;
cette rangée parait simple et formée de globules plus volumineux vers la périphérie. Les filaments qui traversent le
corps du pronucleus présentent les mêmes caractères que la
couche qui délimite les vacuoles: ils présentent sur leur trajet
des nodosités qui, suivant leur volume, paraissent chromatiques
ou achromatiques. Dans les vacuoles se voient aussi de très
fins filaments réticulés.

Figure 7. Les deux vacuoles paraissent s'être confondues
en une seule. La discontinuité dans les éléments chromatiques
est encore plus marquée; l'on voit ça et là un globule chromatique isolé ou une série de globules colorés sur le trajet de
filaments incolores. La substance interfibrillaire est encore
légèrement chromophile dans la couche corticale du pronucleus, moins cependant qu'au stade représenté figure 5. La
substance de la vacuole est tout à fait incolore. La membrane
chromatique du pronucleus est constituée comme au stade
précédent; mais elle parait plus épaisse. Cette épaisseur varie

d'un point à l'autre avec le volume des globules constitutifs
de la couche. Plus de trace de la cloison; mais une légère
échancrure encore visible à l'insertion du cordon de réunion.

Au stade suivant (fig. 8) le pronucleus montre la vacuole
centrale unique considérablement étendue. Il n'existe plus de
substance chromatique qu'à la périphérie. La couche chromatique marginale, que j'ai appelée plus haut la membrane
chromatique, s'est amincie; elle est encore formée de points
colorés adjacents; mais, sauf en quelque rares points, ces
globules ont considérablement diminué de volume. Sous la
membrane, dans la couche corticale du pronucleus, se voient
quelques amas de globules chromatiques volumineux et, en
un point, un filament noueux brisé, formé de semblables
globules allignés et réunis entre eux. Indépendamment de ces
groupes formés de gros globules chromatiques on distingue,
dans cette même couche corticale, qui présente encore une
teinte rosée, mais plus pâle que dans les stades précédents, des
filaments moniliformes d'épaisseur variable, anastomosés entre
eux. Il est difficile de dire s'ils sont ou non chromatiques;
les uns le sont certainement, les autres pas; d'autres sont
douteux. L'espace central clair, que nous avons appelé la
vacuole, est traversé par des filaments beaucoup plus fins,
anastomosés entre eux en un réticulum à mailles polygonales.
L'on ne distingue plus aucun indice de la dualité primitive
du pronucleus; mais l'on ne pourrait affirmer cependant, si
l'on tient compte des stades subséquents, que l'unification du
pronucleus soit complète.

Nous devons examiner maintenant la question de savoir à
quoi sont dus ces changements successifs que subit le pronucleus, ce que devient la substance achromatique et aux dépens
de quels éléments se constituent les diverses parties que l'on
distingue dans le pronucleus arrivé à maturité.

Et tout d'abord, aux dépens de quoi se fait l'accroissement
des masses chromatiques primitives? L'on constate qu'au fur
et à mesure que ces masses augmentent de volume le corps
achromatique du noyau diminue et, qu'en peu de temps, tout

l'espace délimité par la membrane achromatique primitive se trouve envahi par les masses chromatiques distendues et en même temps modifiées dans leur constitution. Ces masses s'éclaircissent, comme si elles s'imbibaient d'une substance achromophile; en même temps elles subissent la désagrégation que j'ai caractérisée plus haut. Il semble naturel d'admettre que la substance achromatique, d'abord bien nettement séparée de la substance chromatique, s'unit peu à peu à cette dernière, qu'elle pénètre les masses chromatiques et intervient, en même temps que ces dernières, dans la formation du pronucleus. Mais comment concevoir cette pénétration? Dans le corps achromatique du pronucleus primitif il faut distinguer une charpente treillissée, formée par des fibrilles achromatiques moniliformes, et une substance interfibrillaire probablement liquide. Je pense que le liquide pénètre dans la masse chromatique, de façon à s'interposer entre les granules et les fibrilles unissantes dont celle-ci se constitue; en s'accumulant entre ces éléments elles les écarte les uns des autres. La substance unissante des éléments chromatiques était elle même chromophile. La substance interfibrillaire achromatique s'unit à cette dernière qui devient de moins en moins apte à fixer les matières colorantes.

Mais il se produit en un point de chacune des masses, du côté de la cloison, une accumulation plus abondante de liquide achromatique; il en résulte la formation d'une tâche claire que nous avons appelée la vacuole. Les fibrilles étirées considérablement en longueur deviennent, dans les limites de cet espace, excessivement minces et les mailles du treillis, considérablement distendues, deviennent polyédriques. A la périphérie de la masse chromatique l'imbibition se fait plus lentement.

Mais que devient la charpente treillissée du corps achromatique du pronucleus primitif? Que devient la membrane achromatique? J'ai dit plus haut qu'il n'existe aucun doute quant à l'existence d'une continuité entre les fibrilles moniliformes de la substance achromatique et les éléments chromatiques du pronucleus. Des fibrilles achromatiques, la plupart radiairement dirigées, s'insèrent aux globules chromatiques marginaux. J'ai acquis la conviction, par toutes les recherches dont les résultats sont consignés dans le présent travail, et notamment par l'examen minutieux du pronucleus, qu'il n'existe pas une différence essentielle entre les fibrilles achromatiques et les éléments chromatiques d'un noyau et que, comme l'a affirmé Pfitzner, comme le pensent aussi Flemming et Strasburger, dans un filament chromatique il existe un substratum achromatique et, en outre, une substance avide de carmin. Un filament chromatique peut perdre sa substance chromatique lorsque celle-ci, qui était à un moment donné répandue dans tout le filament, se concentre en un point pour donner lieu en ce point à la formation d'un globule chromatique. Il reste alors de ce filament un résidu achromatique présentant sur son trajet un globule coloré. Le contraire peut se produire; la substance constitutive d'un globule peut se répandre le long d'un filament achromatique, ou même imprégner les fibrilles constitutives d'une portion plus ou moins étendue du treillis. Suivant le degré d'imprégnation d'une fibrille achromatique, suivant son volume, elle apparaîtra plus ou moins colorée.

Ce qui peut se produire pour les fibrilles achromatiques peut avoir lieu pour une membrane achromatique, qui d'ailleurs est constituée au début, à la façon des fibrilles, de granules réunies entre eux par des filaments très tenus et très courts. Elle peut s'imprégner de substance chromatique et d'achromatique qu'elle était devenir chromatique. Telle est à mon avis la seule manière de voir qui puisse rendre compte des phénomènes de structure et de coloration que révèle l'étude des pronucleus, des noyaux renfermés dans les sphères de segmentation et des faits relatifs à la karyokinèse.

Sous quelle forme la substance chromatique existe-t-elle dans son substratum incolore? Est-ce à l'état de granules extrêmement tenus pouvant cheminer dans une substance amorphe? Est-ce sous la forme d'une substance chimique

chromophile, imbibant véritablement un substratum achromatique? C'est cette dernière hypothèse qui me parait la plus
probable. Un globule chromatique, se présentant sous la forme
d'un renflement moniliforme de fibrille, n'est pas un agrégat
de granules accumulés en ce point de la fibrille achromatique;
c'est un renflement moniliforme préformé dans la fibrille
achromatique, gonflé par imbibition.

Lorsque se produit l'expansion des masses chromatiques
dans le jeune pronucleus, le treillis achromatique est incorporé
peu à peu dans la masse chromatique en ce sens, qu'il se
produit une imprégnation progressant dans une direction centrifuge du treillis achromatique par la substance chromophile des
masses chromatiques. Les éléments constitutifs de la membrane
achromatique finissent par s'imbiber à leur tour et d'achromatique qu'elle était elle devient chromatique. Toutes les variations qui se manifestent dans la constitution de la couche
corticale du pronucleus doivent être attribuées à des transformations de filaments chromatiques en un stroma achromatique,
à des accumulations de substance chromatique en certains
points, et à des déplacements pouvant se produire le long
des filaments.

L'on constate que l'accumulation de la substance chromatique en un point, en un filament, en une région plus ou moins
étendue de la membrane, aux dépens des portions avoisinantes
du treillis, s'accompagne toujours de la formation de globules
colorés volumineux en ce point, le long de ce filament ou dans
cette portion de membrane. Il découle de tout ce que je viens
de dire que l'on doit trouver dans le treillage du pronucleus
toutes les transitions possibles entre un filament totalement
achromatique et un filament nettement chromatique. C'est ce
que l'on observe en réalité.

Pendant la maturation du pronucleus femelle nous voyons
la substance chromatique d'abord centrale gagner graduellement la périphérie et un treillage achromatique, caractérisé
par la forme polyédrique du réseau, la ténuité de ses fibrilles
et l'étendue de ses mailles, abandonné par la substance chro-

matique remplir la cavité du pronucleus. La substance chromatique du pronucleus, assez uniformement répandue, pendant un instant, dans la membrane achromatique, va bientôt se localiser en certains points de la couche corticale de l'élément nucléaire, y donner lieu à la formation de filaments chromatiques fragmentés, contournés, anguleux, et laisser après elles un stroma achromatique. De chromatique qu'elle était la membrane va redevenir en grande partie achromatique et les filaments chromatiques fragmentés qu'elle renferme seront réunis entre eux par des filaments achromatiques partant, soit de leurs bouts libres, soit de leurs bords, soit des angles ou des courbes qu'ils décrivent. Le pronucleus se prépare déja à jouer le rôle qui lui revient dans la segmentation du globe vitellin (pl. XIX*bis*, fig. 9).

II. — De la formation du pronucleus mâle.

La formation du pronucleus mâle, aux dépens de certains éléments du zoosperme, coïncide pour ainsi dire exactement avec l'expulsion du second globule polaire et par conséquent avec la naissance du pronucleus femelle. Jusqu'à ce moment certains éléments, que nous trouvons déjà dans le zoosperme libre, n'ont subi aucun changement : pendant toute la seconde période de la maturation de l'oeuf le petit corps chromatique, que j'ai appelé le noyau du zoosperme et la couche claire qui l'enveloppe, et à laquelle j'ai donné le nom de couche ou de zone périnucléaire, se maintiennent sans subir aucune modification. Mais dès le moment où la seconde figure pseudokaryokinétique a exécuté sa rotation, où sa plaque médiane d'abord radiairement dirigée est devenue tangentielle, où le second globule polaire commence à sortir du vitellus et où le pronucleus femelle se constitue, la scène change tout à coup. Pronucleus femelle et pronucleus mâle naissent en même temps et leur développement progresse parallèlement et marche de la même manière. Cette coïncidence est des plus remarquables : il semble que tant que le vitellus ne s'est pas débarrassé de

ses globules polaires et des substances périvitellines il constitue pour le zoosperme un milieu indifférent; le caractère
sexuel de l'œuf n'apparait qu'après cette expulsion. Toujours
est-il que le changement intervenu dans la constitution du
globe vitellin, à la suite de ces éliminations, retentit immédiatement sur le zoosperme qui, aussitôt, se prépare à donner lui
aussi naissance à un pronucleus.

Les faits sur lesquels s'appuie la conclusion que je viens
de formuler ressortent clairement de l'examen des planches
XVIII, XVIII*bis*, XIX et XIX*bis*.

Le pronucleus mâle ne se développe pas seulement aux
dépens du noyau du zoosperme, mais aussi de la couche périnucléaire qui l'entoure. L'auréole, qui n'est qu'un résidu du
corps protoplasmique du zoosperme, ne participe pas à la
formation du pronucleus; cet élément nucléaire, qui prend
naissance dans la concavité de l'auréole, se débarrasse de son
auréole comme d'un vêtement; on la retrouve pendant quelque
temps, dans le corps vitellin, à côté du pronucleus, sous la
forme d'une masse réfringente irrégulière, excavée d'un côté.
Elle se trouve d'abord appliquée par sa concavité sur le
pronucleus en voie de formation; mais bientôt les deux
parties se séparent l'une de l'autre. C'est ce que montrent, avec une parfaite netteté, les œufs traités, soit par
l'acide acétique, soit par l'acide nitrique et montés dans la
glycérine (pl. XVII, fig. 11, pl. XIX, fig. 4, 5, 6, 7, 8 et 9).
Dans certains cas l'on trouve encore à ce moment des indices
manifestes, non pas seulement de la substance chromophile
du protoplasme spermatique, condensée dans l'auréole, mais
aussi de la portion achromophile du zoosperme (pl. XIX,
fig. 6 et 9).

Les préparations alcooliques permettent de constater aussi
le fait important du rejet, par le pronucleus, du revêtement
protoplasmique qui l'entourait jusqu'ici; mais elles donnent à
cet égard des images moins nettes que les œufs traités par les
acides, ce qui dépend probablement de ce que la substance de
l'auréole n'y présente pas, tant s'en faut, la même réfringence,

et de ce qu'elle a perdu en grande partie, au stade que nous considérons, son affinité pour les matières colorantes. Peut-être l'auréole subit-elle à la fin la dégénérescence graisseuse et la différence entre les deux genres de préparations dépend-elle de ce que l'alcool dissoud en grande partie l'auréole dégénérée.

L'on peut se demander si le corps protoplasmique du zoosperme intervient, à titre essentiel, dans la fécondation. Il n'est pas possible de résoudre positivement la question ; je n'ai pu observer ni ce que devient l'auréole, ni comment elle disparait. Ce que l'on peut affirmer c'est que le protoplasme de l'œuf et celui du zoosperme ne se comportent nullement l'un vis-à-vis de l'autre comme les corps de deux cellules, s'unifiant pour donner naissance à un syncytium. Le corps protoplasmique du zoosperme se modifie peu à peu, sans se confondre avec celui de l'œuf; certaines parties du corps spermatique sont rejetées dans le liquide périvitellin, et il semble, que si la substance de l'auréole participe à la formation du corps cellulaire de l'ovule fécondé, ce ne soit qu'à la suite d'une sorte de digestion. Le protoplasme du zoosperme semble subir une dégénérescence et personne ne méconnaitra que l'apparence de la substance constitutive de l'auréole ne soit bien différente de celle d'un protoplasme vivant. Il y a donc des raisons de croire que, de toutes les parties constitutives du zoosperme, la seule qui joue un rôle actif dans la fécondation de l'œuf, c'est le petit noyau chromatique entouré de sa couche claire périnucléaire. C'est là, en effet, la seule partie du zoosperme qui, après l'expulsion du second globule polaire, subit des changements que nous pouvons considérer comme une évolution ascendante ou progressive.

Les modifications que le zoosperme subit, dans son corps protoplasmique, sont antérieures au moment où le pronucleus mâle se constitue. Elles précèdent par conséquent le moment où l'œuf, arrivé à maturité complète et revêtu de son caractère sexuel, détermine dans le zoosperme les changements qui amènent la formation du pronucleus mâle. Les changements que subit le corps protoplasmique du zoosperme marchent parallèlement avec la maturation de l'œuf; tandis que la génèse du pronucleus mâle coïncide avec celle du pronucleus femelle. Il y a des raisons de croire que les changements que subit le zoosperme, jusqu'au moment où il engendre son pronucleus mâle, constituent eux aussi des phénomènes de maturation et que le rôle qui revient au spermatozoïde, dans la fécondation, se réduit à la génèse du pronucleus mâle.

Le mode de formation du pronucleus mâle est si semblable à celui du pronucleus femelle que presque tous les détails qui s'observent dans la génèse de l'un de ces éléments se voient aussi dans l'autre. Pour décrire la série des modifications que subit cet élément nucléaire, depuis le moment de sa naissance jusqu'à son complet développement, il faudrait reproduire, à peu près textuellement, ce que j'ai écrit plus haut au sujet de la maturation du pronucleus femelle.

Je me bornerai, afin d'éviter une semblable répétition, à quelques remarques.

Dans les images reproduites planche XIX la constitution du pronucleus mâle était identique à celle du pronucleus femelle. Dans tous les œufs tués par les acides les deux éléments nucléaires présentent l'un et l'autre un contour brillant et double, qui pourrait faire croire à la présence d'une membrane chromatique. Une semblable membrane fait cependant défaut au début de l'évolution de l'un et l'autre élément : on peut s'en assurer par l'examen de préparations alcooliques colorées par le carmin boracique.

Les figures 2 et 4 (pl. XIX*bis*) montrent le pronucleus mâle constitué comme le pronucleus femelle d'une masse chromatique tantôt simple (fig. 2), tantôt double, et d'une couche périphérique achromatique (fig. 4). Je ne pourrais dire si, en ce qui concerne l'élément mâle, la masse chromatique du zoosperme, au moment de la naissance du pronucleus se constitue constamment de deux portions; mais il est certain que dans beaucoup de cas il existe des indices plus ou moins évidents d'une semblable dualité (pl. XIX, fig. 6, pl. XIX*bis*, fig. 1 et 4).

La masse chromatique, qu'elle soit simple ou double n'est autre chose que le corpuscule chromatique du zoosperme ; nous l'avons constamment désigné dans ce travail, sous le nom de noyau du spermatozoïde. De même que dans le zoosperme, aussi bien avant qu'après la pénétration, et même pendant toute la durée de la maturation de l'œuf, le petit noyau est entouré d'une couche périnucléaire claire et d'apparence homogène, de même, dans le pronucleus, au moment de sa naissance, on distingue autour de la masse chromatique une couche claire, granulée, délimitée par un contour pointillé et qui se fait remarquer par son caractère achromatique. Sa constitution est identique à celle de la couche qui enveloppe les masses chromatique dans le pronucleus femelle. J'ai suivi avec le plus grand soin l'origine de cette couche et il ne me reste aucune doute sur son identité avec la couche périnucléaire du zoosperme. Ce n'est donc pas seulement le noyau chromatique du zoosperme qui intervient dans la formation du pronucleus mâle, mais aussi une couche achromatique différenciée, que nous avons rattachée avec doute au corps protoplasmique du spermatozoïde. Il resterait pour être bien édifié sur la valeur et l'origine de cette couche périnucléaire à faire l'étude de la spermatogénèse. Il y a longtemps que j'ai entrepris des recherches sur cet objet ; mais je ne suis encore arrivé à aucun résultat quant à la question de l'origine de la couche périnucléaire. Quelle que soit du reste sa valeur il est tout à fait certain que le zoosperme fournit au pronucleus mâle autre chose encore que des éléments chromatiques. L'analogie avec ce qui passe dans l'œuf nous porte à supposer que, en ce qui concerne le pronucleus mâle, les éléments achromatiques qui forment une couche bien délimitée autour de la masse chromatique ont, comme ceux du pronucleus femelle, une origine nucléaire.

Quant aux phénomènes de maturation du pronucleus mâle, ils sont identiques à ceux que j'ai décrits, en ce qui concerne le pronucleus femelle : quand ils sont arrivés à leur complet

développement les deux éléments sont constitués de la même
manière (voir pl. XIX*bis*, fig. 1 à 8). Dans les stades les
plus avancés l'on observe aussi, dans le pronucleus mâle, un
espace central clair qui s'agrandit peu à peu (fig. 6 à 8).

Le pronucleus mâle est souvent un peu plus petit que
l'autre; mais on observe aussi parfois une égalité parfaite
dans les dimensions des deux éléments. Rarement le pronucleus mâle est plus grand que le femelle. La position relative
des deux pronucleus n'est pas constante. Au début le pronucleus mâle se trouve le plus souvent dans l'hémisphère
inférieur et parfois même il est assez voisin du pôle inférieur
de l'œuf. Puis les deux pronucleus se rapprochent l'un de
l'autre vers le centre de l'œuf. Pour se rejoindre à son
congénère le pronucleus femelle, qui prend toujours naissance au voisinage du pôle supérieur de l'œuf, parcourt un
chemin beaucoup plus long que le pronucleus mâle; celui-ci
se déplace relativement peu.

III. — Conjugaison des pronucleus et division de la première cellule embryonnaire.

La plupart des auteurs ont admis que les deux pronucleus,
après s'être accolés l'un à l'autre, se fondent en un noyau
unique, auquel O. Hertwig a donné le nom de *Furchungskern*.
Chez le lapin l'on peut voir ces éléments se rapprocher graduellement et puis s'accoler intimement l'un à l'autre. Le
pronucleus femelle se moule sur le pronucleus mâle; tandis
que ce dernier conserve sa forme sphéroïdale, le premier se
creuse de façon à affecter à la coupe l'apparence d'un croissant. Mais quoique j'aie observé un nombre considérable
d'œufs de mammifères pourvus de deux pronucleus, jamais je
n'ai vu les deux éléments nucléaires se confondre. Dans un
œuf en voie de division, que j'ai eu l'occasion d'observer, le
vitellus avait conservé sa forme sphéroïdale; une étoile manifeste s'étendait dans chaque hémisphère, autour d'une zone
centrale claire. A mi distance entre les deux étoiles se

voyaient encore les deux pronucleus, intimement unis entre eux, mais bien distincts. Fol et Mark n'ont pas réussi mieux que moi, en examinant des œufs à grands pronucleus (Mollusques, Sagitta), à constater le stade de fusion complète des deux éléments nucléaires. Au contraire, chez les Echinodermes, chez lesquels les deux pronucleus sont de dimensions fort inégales, la fusion parait se produire ; elle a été décrite avec assez de détails par Flemming.

Cette fusion des deux pronucleus en un noyau embryonnaire unique et indivis se produit-elle chez l'Ascaride du cheval? Je crois devoir répondre négativement à cette question. Je m'explique.

L'on rencontre dans un certain nombre d'œufs un véritable accolement des deux pronucleus, qui se déforment et s'aplatissent suivant la portion de leur surface par laquelle ils se touchent. Il s'agit toujours alors de pronucleus arrivés à maturité et présentant la constitution que j'ai décrite et représentée planche XIX*bis*, figure 8. Ces éléments se moulent partiellement l'un sur l'autre; mais sans jamais se confondre en un noyau unique et indivis. Ces cas d'accolement sont relativement rares; sur une centaine d'œufs, montrant les pronucleus complètement développés, on en trouve deux ou trois à peine dans lesquels l'accolement s'est produit. Dans l'immense majorité des cas les deux pronucleus restent distincts et indépendants l'un de l'autre et toute la série des changements que je vais décrire, qui préludent à la division cellulaire et constituent les premières phases de ce phénomène, s'accomplissent dans les pronucleus encore écartés l'un de l'autre. Ces mêmes changements peuvent se produire après accolement préalable; mais il est certain que cette union est purement accidentelle : elle n'entraîne pas une fusion; on ne peut donc lui accorder aucune valeur principielle : les deux pronucleus ne se confondent jamais.

La segmentation de l'œuf s'accomplit par voie indirecte; les deux pronucleus, sans se confondre, interviennent l'un et l'autre dans la formation d'une seule et même figure dicen-

trique. L'un et l'autre subissent simultanément, et alors qu'ils
sont encore parfaitement distincts, les mêmes changements
qui se produisent dans un noyau de cellule ordinaire en voie
de division karyokinétique. Chaque pronucleus fournit deux
anses à l'étoile chromatique du disque équatorial; l'étoile
se constitue de deux anses mâles et de deux anses femelles.
Chacune de celles-ci se divise, dans le sens de sa longueur,
en deux moitiés dont l'une se rend à l'un, l'autre à l'autre
noyau fille. Il ne se produit pas, au début, de fusion entre les
éléments chromatiques mâles et femelles. Si tant est que cette
confusion s'établisse jamais, elle ne peut s'accomplir que dans
les noyaux des deux premières sphères de segmentation.
L'étoile chromatique de la plaque équatoriale, fournie en partie
par le pronucleus femelle, en partie par le pronucleus mâle,
(pl. XIX*bis,* fig. 18 et suivantes) est identique à celles qui se
forment dans les blastomères lorsqu'ils se divisent (pl. XIX*ter,*
fig. 14). De part et d'autre l'étoile se constitue de quatre anses
chromatiques. Si les étoiles chromatiques que l'on observe, lors
de leur division, dans les deux premiers blastomères représentent un noyau en voie de division, il faut dire aussi que
la première étoile, celle qui se développe aux dépens des
pronucleus est l'équivalent d'un noyau cellulaire unique.

Mais cette manière de s'exprimer étant tout aussi bien
applicable aux stades antérieurs, nous sommes ainsi conduits
à considérer les deux pronucleus, quoique distants l'un de
l'autre et entièrement séparés, comme représentant ensemble
un noyau de cellule unique : chaque pronucleus est l'équivalent
d'un demi noyau. Mais cette conclusion ne doit pas nous
faire oublier qu'il ne se produit, ni avant, ni pendant la
karyokinèse, aucune fusion, tout au moins en ce qui concerne
les éléments chromatiques des pronucleus.

Les figures 17 à 20 de la planche XIX*bis* et 2 de la
planche XIX*ter* tendent à montrer que la substance achromatique des deux pronucleus ne se confond pas non plus en
une masse unique; bref, que si les deux pronucleus se comportent comme s'ils constituaient ensemble un noyau unique,

à aucun des premiers stades de la division ils ne cessent d'être distincts. Une conjugaison des deux pronucleus en un noyau embryonnaire morphologiquement unique ne se produit pas. Avant d'aborder la description des phénomènes qui amènent la division de l'œuf dans les deux premiers blastomères, nous devons nous demander à quel moment l'œuf doit être considéré comme fécondé et en quoi consiste essentiellement la fécondation.

Il ressort clairement des faits que je viens de résumer et qui seront décrits plus loin avec détails, que l'œuf, pourvu de ses deux pronucleus, se comporte comme une cellule unique et que la somme des deux éléments nucléaires qu'il renferme équivaut à un noyau simple. La première cellule de l'embryon se trouve donc constituée dès le moment où les deux pronucleus sont formés; la fécondation coïncide donc avec la génèse de ces pronucleus.

J'ai montré plus haut que, tant que le second globule polaire n'est pas éliminé, les éléments du zoosperme qui doivent donner naissance au pronucleus mâle ne subissent aucun changement. Mais, dès le moment où l'œuf s'est débarrassé de son second globule polaire et de sa seconde couche périvitelline, le zoosperme engendre le pronucleus, et à ce même moment le pronucleus femelle se constitue. Il semble donc que l'œuf n'exerce son influence sur le spermatozoïde, qu'il ne le détermine à jouer son rôle qui consiste dans la formation d'un demi noyau cellulaire (pronucleus mâle), qu'après qu'il s'est débarrassé de ces produits. Alors seulement son caractère sexuel se dessine; de la cellule-œuf primitive il ne reste qu'un vitellus réduit, pourvu d'un demi noyau cellulaire.

Le pronucleus mâle vient compléter cette cellule réduite que j'appelle le gonocyte femelle et en faire une nouvelle cellule complète; la fécondation paraît consister essentiellement dans cette reconstitution de la première cellule embryonnaire, cellule revivifiée et pourvue de toute l'énergie nécessaire pour se transformer, en passant par une série de stades de plus en plus complexes, en un individu semblable au parent.

Ce phénomène si particulier de la génèse d'une cellule aux dépens de deux éléments différents parait intimement lié au rejet, par la cellule œuf d'une part, par le spermatocyte de l'autre, de certains produits : de globules polaires et de couches périvitellines, quand il s'agit de l'œuf, de portions cytophorales pour le spermatocyte. Chez l'ascaride du cheval, chaque spermatogonie donne naissance, par divisions successives, à deux spermatogemmes composés chacun de quatre cellules-filles et chacune de ces dernières ne devient un spermatozoïde qu'après avoir expulsé une partie de sa substance. Ce résidu affecte la forme d'un globule que j'appelle, avec Jensen, la portion cytophorale du spermatocyte (pl. XIX*ter*, fig. 18, 19 et 20). Je n'ai pas pu élucider jusqu'ici la question de savoir ce que sont ces globules cytophoraux, s'ils dérivent du corps protoplasmique de la cellule, du noyau du spermatocyte ou des deux à la fois. Des cytophores sont connus dans l'histoire de la spermatogénèse d'une foule d'animaux. Rien n'est plus facile que de constater, chez l'ascaride du cheval, que chaque spermatocyte intervient dans la génèse du cytophore : celui-ci se constitue, pour chaque groupe de quatre spermatocytes, de quatre portions cytophorales. De même que l'œuf, pendant sa maturation, le spermatocyte, dans l'histoire de son évolution, élimine une partie de son organisme cellulaire. En cela la cellule-œuf et le spermatocyte se distinguent de toute autre cellule et, de même que l'œuf pourvu de son pronucleus femelle n'est plus qu'une portion de cellule que j'appelle un gonocyte femelle, de même le spermatozoïde est une cellule réduite, un spermatocyte moins une portion cytophorale; je l'appelle un gonocyte mâle. Il me parait difficile de ne pas rattacher les uns aux autres ces phénomènes de réduction ou d'élimination et de reconstitution ou de fécondation, de ne pas voir dans ce dernier phénomène un remplacement ou une substitution.

L'hypothèse d'après laquelle la fécondation consisterait dans le remplacement par certains éléments dérivés du gonocyte mâle des parties éliminées par l'œuf lors de la formation

des globules polaires et des couches périvitellines, je l'ai
conçue en 1876, tout au début de mes études sur la fécondation et le développement embryonnaire du lapin; elle n'avait
encore été formulée ni par Balfour, ni par Minot quand, en
février 1876, j'ai proposé à la classe des sciences de l'Académie
royale de Belgique de mettre au concours la question suivante : " La vésicule germinative se comporte-t-elle dans les
œufs qui se développent sans fécondation préalable (par parthenogénèse) comme dans les œufs fécondés ? „

Quoique certains faits paraissent difficilement conciliables
avec elle, cette hypothèse me paraît-être encore aujourd'hui la
plus plausible de toutes celles qui ont été émises sur la signification des globules polaires et sur la nature de la fécondation.

Elle entraîne comme conséquence la notion de la sexualité
mâle des globules polaires, de la sexualité femelle du cytophore,
de l'hermaphrodisme des cellules constitutives de nos tissus.
Les faits que je vais faire connaître, en ce qui concerne la
division cellulaire, viennent donner un nouvel appui à cette
hypothèse, en établissant que dans les noyaux des deux
premières sphères de segmentation existent à la fois et en
égal nombre des éléments chromatiques dérivés du pronucleus
mâle, par conséquent du zoosperme, et des éléments dérivés
du pronucleus femelle, par conséquent de l'œuf. Ces éléments
restent certainement distincts jusqu'au moment de la formation des noyaux des deux premiers blastomères et il y a des
raisons de croire que même dans ces noyaux ils ne se confondent point. S'ils restent distincts dans les deux premières
sphères de segmentation, il est probable qu'il en est de même
dans toutes les cellules qui en dérivent.

Au reste, cette notion de l'hermaphrodisme cellulaire, si
étrange qu'elle puisse paraître à première vue, perd beaucoup
de son invraisemblance, lorsqu'on se rappelle que la plupart
des protozoaires et des protophytes sont manifestement sexués.
Personne ne doute plus que les phénomènes de conjugaison ne
soient essentiellement identiques à ceux qui caractérisent la
fécondation sexuelle.

Chez les Vorticellines les macrospores et les microspores nous apparaissent, les premières comme des gonocytes femelles, les secondes comme des gonocytes mâles. Mais avant de se diviser en une macrospore et une microspore la vorticelline était hermaphrodite; elle le redevient après la fusion des deux. D'un autre côté la plupart des infusoires se conduisent manifestement, lors de la conjugaison, comme de vrais hermaphrodites.

DE LA DIVISION DE LA PREMIÈRE CELLULE EMBRYONNAIRE.

J'ai défini plus haut ce qu'il faut entendre par la première cellule embryonnaire. Cette cellule, qui comprend le globe vitellin, pourvu de ses deux pronucleus, est arrivée à son complet développement au stade représenté planche XIX*bis*, figure 8.

La division de cette cellule s'accomplit suivant le processus connu de la division indirecte ou karyokinétique. Il y a seulement cette différence entre la première cellule embryonnaire et une cellule ordinaire, que dans les cellules des blastomères, comme dans celles qui constituent les feuillets et les tissus, la substance nucléaire se trouve concentrée en un corps unique, le noyau, tandis que, dans le cas de la première cellule embryonnaire, la substance nucléaire se trouve répartie dans deux corps distincts, dans deux demi-noyaux, indépendants l'un de l'autre, que nous appelons les pronucleus. La constitution des deux pronucleus est la même et ne se distingue en rien d'essentiel de celle d'un noyau de cellule ordinaire.

Nous savons aussi, par l'étude de leur origine, que l'un des pronucleus dérive du zoosperme, qu'il faut lui attribuer par conséquent un caractère sexuel mâle, tandis que l'autre est femelle. Dans l'histoire de la division de la première cellule embryonaire les deux pronucleus se comportent exactement comme s'ils étaient réunis en un seul; dans chacun d'eux l'on voit s'accomplir la série des changements qui s'accomplissent dans un noyau, au moment de la division, et ces changements marchent parallèlement dans les deux pronucleus.

1re PHASE. – Commencement de la division : formation des filaments chromatiques pelotonnés. (Knauelstadium de Flemming).

La substance chromatique qui, dans le pronucleus mûr, formait la membrane nucléaire et des amas de globules disséminés dans la couche corticale du pronucleus, s'est localisée dans des filaments noueux, fragmentaires, réunis entre eux par des filaments achromatiques reticulés. Ces filaments décrivent des courbes et des angles ; ils ont des trajets très irréguliers. Leur épaisseur, tantôt se maintient identique sur une certaine longueur, tantôt change brusquement, de telle manière que deux fragments épais se trouvent rattachés l'un à l'autre par une commissure beaucoup plus mince. L'on trouve toutes les transitions possibles entre un gros filament manifestement chromatique et un filament très fin dans lequel on ne peut distinguer aucune coloration. Ça et là, sur le trajet de semblables filaments très tenus, on trouve un ou quelques globules chromatiques isolés. Tous ces filaments siègent exclusivement à la périphérie du pronucleus, dont le contour est encore bien visible ; mais il est formé, en grande partie, de granules achromatiques. Dans la plus grande partie de leur longueur les filaments chromatiques sont adjacents à la membrane achromatique ou bien ils sont intercalés dans cette membrane : ils en font encore partie.

Non seulement on voit les filaments chromatiques se continuer à leurs extrémités dans des filaments peu colorés ou tout à fait incolores, mais aux bords des filaments rouges viennent s'insérer des filaments achromatiques. Tous ces filaments, qu'ils soient ou non colorés sont moniliformes. Les plus forts sont formés de gros globules chromatiques adjacents les uns aux autres ; les plus fins de nœuds punctiformes, réunis entre eux par des fibrilles d'une grande ténuité. Il résulte de l'étude que j'ai faite de la génèse de ce stade, que l'on ne peut admettre une distinction essentielle entre les filaments chromatiques et les filaments achromatiques du pronucleus : il n'existe en réalité dans les pronucleus, tels que je les ai représentés planche XIX*bis*, figure 9, qu'un seul réticulum. Je n'ai représenté que les éléments les plus apparents de ce réséau, auquel il faut rattacher la membrane nucléaire.

C'est exclusivement à la périphérie du pronucleus qu'apparaissent ces filaments plus épais, les uns colorés, les autres incolores. Entre ceux-ci se trouvent encore des fibrilles réticulées plus pâles et plus minces que je n'ai pas figurées. De semblables fibrilles se voyaient aussi à l'intérieur des pronucleus. Je pense que toute la substance chromatique des pronucleus murs s'est concentrée dans certains filaments de la couche corticale du pronucleus, de façon à n'imbiber plus que ces éléments. La substance chromatique, régulièrement disséminée, aux stades antérieurs, dans toute l'étendue de la membrane cellulaire, laisse derrière elle, quand s'opère la concentration, un stroma achromatique; la membrane achromatique et le réticulum incolore des pronucleus sont des parties de ce seul et unique stroma achromatique, dont les filaments chromatiques font eux mêmes partie.

Au stade représenté figure 10 l'on voit courir, à la surface de chaque pronucleus, un filament chromatique moins irrégulier et peu ou point interrompu. L'on n'observe plus de changements brusques de direction, plus d'angles, mais partout des courbes : le trajet est plus régulièrement flexueux. Peut-être n'y a t-il, dans chaque pronucleus, qu'un filament pelotonné unique. Le filament est manifestement formé de grains; mais l'on observe moins de variations dans le volume des grains. Je n'ai pas dessiné cette apparence moniliforme du filament; j'ai voulu surtout représenter le trajet du cordon chromatique. Indépendamment de ce dernier, on distingue toujours la membrane achromatique du pronucleus, bien régulière et formée de granules achromatiques, surtout saillants vers l'intérieur; dans

le pronucleus l'on voit encore des filaments achromatiques
réticulés, les uns plus épais, d'autres plus tenus. Je n'ai pas
figuré ces derniers détails.

Dans les figures 11, 12, 13 et 14, j'ai représenté diverses
formes qu'affecte le cordon chromatique, après qu'il a subi
des raccourcissements successifs. En même temps qu'il se
raccourcit le cordon proémine davantage dans l'intérieur des
pronucleus; ceux-ci se rapprochent et s'aplatissent l'un contre
l'autre; il devient évident qu'il n'existe, à ce moment, qu'un
cordon unique dans chaque pronucleus.

Ce cordon se raccourcit de plus en plus et décrit une ligne
dont le trajet est souvent indéfinissable; ordinairement il
forme une courbe ouverte; rarement elle est fermée. L'on
observe des variations considérables d'un point à un autre
d'un même cordon, en ce qui concerne le volume des globules chromatiques. Mais c'est toujours aux extrémités du
cordon que se voient les plus gros grains. Quand leur volume
atteint certaines limites on distingue manifestement dans le
cordon une couche corticale plus chromatique et un axe
médullaire moins chromatique (fig. 13 et 14). Tantôt les
globules sont adjacents les uns aux autres, d'autres fois
écartés les uns des autres et, dans ce cas, ils sont réunis
par des commissures un peu moins chromatiques que les
globules eux mêmes.

La charpente achromatique du pronucleus reste toujours
bien visible. L'on voit presque dans chaque œuf, non-seulement les bouts libres des cordons colorés se continuer dans
des filaments achromatiques bien apparents, mais aussi des
filaments collatéraux s'insérer aux globules constitutifs de ces
cordons.

Parmi les granules achromatiques que l'on distingue, tant
dans le contour achromatique des pronucleus, que sur le trajet
des filaments achromatiques les plus volumineux, il en est qui
sont beaucoup plus gros que ceux que l'on pouvait distinguer
aux stades précédents.

Fréquemment on voit les pronucleus, pourvus chacun d'un

gros cordon nucléaire contourné, gagner le pôle inférieur de
l'œuf, c'est-à-dire le point de la surface du vitellus le plus
éloigné de celui qui porte le second globule polaire (pl. XIX*bis*,
fig. 13 et 14).

Vers la fin de la période que nous considérons, tantôt un
peu plus tôt, tantôt un peu plus tard, le cordon nucléaire, dans
chacun des pronucleus, se coupe en deux vers le milieu de sa
longueur. L'un de ces cordons est déjà divisé dans la figure 12
et l'on voit que la rupture s'est faite du côté de la périphérie
du pronucleus. Le point où s'opèrera la rupture semble déjà
indiqué, dans le second cordon, par deux globules chromatiques
beaucoup plus volumineux que tous les autres.

La figure 15 montre aussi la rupture opérée dans l'un des
cordons, annoncée dans le second. C'est là le phénomène
découvert par Flemming et désigné par lui sous le nom de
segmentation.

Il se constitue ainsi, par segmentation transversale du
cordon, dans chaque pronucleus, deux anses chromatiques
(pl. XIX*bis*, fig. 19), dont les bouts libres sont toujours
dirigés vers la périphérie.

J'ai pu m'assurer, par l'examen d'un grand nombre d'œufs,
que la rupture du cordon ne se fait pas comme s'il était
sectionné au moyen d'un instrument tranchant. Il faut se
figurer l'interruption qui se produit dans le cordon, comme
résultant bien plutôt d'un afflux de la substance chromatique
vers les deux extrémités du cordon, d'où résulte un amincissement médian et une décoloration progressive de cette
partie amincie. Cette partie médiane du cordon devient achromatique et l'on voit alors les bouts libres des deux anses
chromatiques reliés entre eux par une commissure en grande
partie achromatique. La figure 15 montre bien cette continuation des bouts libres des anses chromatiques dans un filament
achromatique, moniliforme et très épais.

Je ne connais pas d'images qui prouvent d'une façon plus
incontestable l'existence d'un stroma achromatique dans les
filaments chromatiques des noyaux en voie de division.

J'ai vu souvent aussi, à ce stade, les granules achromatiques, parfois très volumineux de l'ancienne membrane du pronucleus se continuer avec des fibrilles moniliformes du protoplasme vitellin, comme je l'ai représenté (pl. XIX*bis*, fig. 15).

Je n'ai jamais vu apparaître, pendant la série des stades que je viens de décrire, aucune trace de fuseau achromatique, ni de poles d'attraction. Pour autant que l'on puisse se fonder sur des caractères négatifs je crois pouvoir exprimer l'opinion que ces pôles ne s'accusent qu'au stade suivant, répondant à la phase étoilée de Flemming.

Je suis loin de vouloir émettre le moindre doute sur les données si précises de Flemming en ce qui concerne le moment où la disposition dicentrique se manifeste dans les cellules qu'il a si bien étudiées; j'ai moi même observé dans un œuf de lapin, en voie de segmentation, l'existence manifeste de deux centres d'attraction, entourés chacun d'une belle étoile protoplasmique, aux deux cotés d'une masse nucléaire globuleuse, dans laquelle se voyaient encore très distinctement les deux pronucleus. Ceux-ci n'avaient subi encore aucune altération. Peutêtre n'y a-t-il aucune liaison de cause à effet entre l'apparition de la figure dicentrique dans le protoplasme et la formation des cordons pelotonnés dans le noyau. L'indépendance des deux phénomènes semble résulter de ce fait que, lors de la formation de cordons pelotonnés dans le noyau, on ne distingue, dans cet élément, aucune particularité que l'on puisse rapporter à l'apparition, dans le protoplasme, de deux centres d'attraction; et, s'il en est ainsi, il n'y aurait rien d'étonnant à ce que l'on constate, entre cellules différentes, des variations quant au moment de l'apparition de la figure dicentrique.

J'ai le premier signalé le fait important qu'il se produit, pendant la division karyokinétique des noyaux, des changements dans la constitution physique et chimique du protoplasme cellulaire. Ces modifications se manifestent notamment par le fait que le corps cellulaire d'une cellule en voie de division présente, pour le carmin, un affinité beaucoup plus grande qu'à l'état de repos. Dans les feuillets embryonnaires du lapin, constitués à la façon d'un épithélium pavimenteux simple, le fait saute aux yeux. Dès que l'on a coloré un de ces épithéliums les cellules en voie de division apparaissent, comme des tâches colorées, au milieu du fond uniformément plus pâle formé par les autres cellules. Si l'on examine ces membranes, sans coloration préalable, ces mêmes cellules se font remarquer par une plus grande réfringence de la substance qui les constitue.

Flemming a pleinement confirmé ces faits par l'étude qu'il a faite de la division indirecte, dans les épithéliums de la salamandre; il exprime l'opinion que les changements dont il s'agit dépendent de ce que le corps de la cellule se divise en deux couches, l'une corticale plus dense et l'autre interne plus claire et probablement plus fluide.

J'ai constaté, en ce qui concerne les œufs de l'ascaride du cheval, que le même fait se reproduit. Vers la fin du stade caractérisé par le pelotonnement, au moment où les anses se constituent, le corps vitellin change d'aspect : il devient plus petit, plus réfringent et il acquiert une plus grande affinité pour les matières colorantes. Je n'ai pas observé la division signalée par Flemming en une couche corticale plus réfringente et une couche interne plus claire.

Ces propriétés nouvelles qu'acquiert le vitellus deviennent plus apparentes encore au stade étoilé et se maintiennent jusqu'au moment où la division en deux blastomères est complètement achevée. Une fois les noyaux filles constitués, le vitellus reprend une apparence grossièrement granuleuse et il perd son affinité pour le carmin.

Le changement qui se produit dans les propriétés du vitellus pendant la division n'apparait pas simultanément dans toute l'étendue du corps cellulaire. C'est d'abord au pôle qui porte le second globule polaire que le vitellus devient plus dense et plus apte à fixer la matière colorante ; il subit soit en même temps, soit un peu après, une modification semblable à l'autre pôle, au pourtour des pronucleus. A un moment donné on distingue une zône équatoriale plus granuleuse et moins colorée, comme je l'ai représenté (pl. XIX*bis*, fig. 14). Au pôle supérieur se voit un croissant plus dense dont les cornes se perdent inférieurement dans le contour du globe vitellin. Peut-être, lors de l'acheminement des pronucleus vers le centre du vitellus, la calotte plus colorée s'étend-elle sur tout le pourtour du corps vitellin et constitue-t-elle alors la couche marginale de Flemming. Mon attention n'a pas été particulièrement fixée sur ce point. Peut-être les variations que l'on constate dans la position du second globule polaire relativement à l'axe de la future figure dicentrique dépendent-elles de cet enveloppement progressif de l'hémisphère inférieur du vitellus par la calotte plus dense et plus colorée qui apparait d'abord au pôle supérieur.

2ᵉ STADE. — Phase stellaire ou étoilée de la figure chromatique. — Formation des sphères attractives et des asters. — Division de la plaque équatoriale chromatique.

Les contours achromatiques des deux pronucleus deviennent de moins en moins distincts; ces corps accolés l'un à l'autre forment maintenant ensemble une masse claire qui, vue dans certaines directions, paraît indivise (pl. XIX*bis*, fig. 16, 20 et suivantes); mais, que cette disparition des limites des deux pronucleus n'est qu'apparente, cela résulte clairement d'images comme celle que j'ai représentée planche XIX*ter*, figure 2, où le contour de chacun des pronucleus pouvait encore être distingué. De semblables images sont fréquentes.

L'amas clair formé par les deux pronucleus, réunis en un corps unique en apparence, semble augmenter de volume; il gagne le centre du globe vitellin (pl. XIX*ter*). Le contour de la masse achromatique des anciens pronucleus est toujours indiqué par un pointillé dont les gros points pâles sont les derniers vestiges des granules achromatiques des phases précédentes. Dans l'intérieur de la masse se voient encore des trainées de granules semblables, anastomosées entre

21

elles; les plus apparentes de ces trainées se montrent
toujours dans la prolongation des filaments chromatiques
(pl. XIX*ter*, fig. 2).

La masse achromatique renferme quatre anses chromatiques; elles en arrivent à se trouver placées dans un seul et
même plan, le plan équatorial de la cellule en voie de division. Ce n'est que peu à peu que les quatre anses viennent
occuper cette position; mais elles se trouvent alors si bien
dans un plan unique, à mi-distance entre les centres polaires,
qui ont fait leur apparition à ce moment, que si l'on
fait rouler sur le porte-objet un œuf montrant d'abord l'une
des images représentées figure 20 à 25, on parvient toujours
à l'amener dans une position telle que le disque équatorial, vu
en coupe, apparait au milieu de l'œuf sous la forme d'un
bâtonnet transversal sombre (pl. XIX*ter*, fig. 3 et 4).

Si l'on en juge par la fréquence d'images semblables à
celles que j'ai représentées planche XIX*bis*, figures 19 à 25
et planche XIX*ter*, figure 1 à 4, le stade que nous décri-
vons doit être le plus persistant de tous ceux de l'évolution
karyokinétique. Il semble qu'il faut un temps relativement
considérable pour amener les anses dans la position qu'elles
doivent occuper pour l'accomplissement des phénomènes ultérieurs de la division. La disposition des anses, dans le plan
équatorial, est d'ailleurs éminemment variable, comme le
montre bien la série des figures 19 à 25.

Mais les figures 20, 21, 23, 24 et 25 ont ceci de commun
que les anses ne se coupent pas; elles ne sont nulle part ni
superposées, ni entrecroisées. Il n'en est pas de même dans
les figures 16, 17, 18, 19 et 22. Je considère ces dernières
formes comme moins avancées que celles dans lesquelles les
anses se trouvent toutes juxtaposées dans un seul et même
plan équatorial. Les phénomènes ultérieurs de la division ne
peuvent s'accomplir sans cette juxtaposition. Les anses en
arrivent-elles toujours à se poser comme elles le sont dans la
figure 24. où chacune d'elles à sa convexité dirigée vers le
centre de la figure, ses extrémités tournées vers la périphérie?

se forme t-il, dans tous les cas, une étoile proprement dite, une figure comparable à une roue de voiture? ou bien des disques équatoriaux comme ceux que j'ai figurés (pl. XIX*bis*, fig. 20, 21, 22 et 25) peuvent ils, sans passer par la phase étoilée proprement dite (fig. 24), donner lieu directement aux stades ultérieurs du développement? Je ne puis pas résoudre cette question, qui me paraît d'ailleurs présenter une médiocre importance.

Le nombre des anses est constant : on en trouve régulièrement quatre ; elles sont approximativement de même longueur. Il ressort avec la dernière évidence de l'étude des stades antérieurs du développement que deux de ces anses proviennent du pronucleus mâle, les deux autres du pronucleus femelle.

Parmi des centaines d'œufs montrant distinctement la figure à quatre anses, je n'en ai trouvé qu'un seul qui, au point de vue du nombre des filaments chromatiques, fit exception. C'est celui que j'ai représenté planche XIX*bis*, figure 23. Indépendamment des quatre anses ordinaires il y avait dans la plaque équatoriale de cet œuf un cinquième filament beaucoup plus long que les autres. Sa longueur était environ double de celle des autres. Peut-être s'agissait-il là d'un œuf dans lequel deux zoospermes avaient réussi à pénétrer. A en juger par la constance qui se montre, non-seulement dans le nombre, mais aussi dans la longueur moyenne des anses ordinaires, il semble qu'il s'agissait bien dans cet œuf d'un élément surajouté. Je pense que ce cinquième filament provient d'un second pronucleus mâle. Il est probable qu'il se serait segmenté ultérieurement en deux moitiés et qu'il aurait donné lieu à deux anses supplémentaires. A part cette particularité, cet œuf ne présentait aucun caractère exceptionnel.

Flemming a compté, chez la salamandre, le nombre des anses de la figure stellaire. Dans quatre cellules épithéliales, où il lui fut possible de déterminer avec certitude le nombre de ces éléments, il en trouva constamment 24. Retzius trouve que, chez le Triton, le nombre de ces anses est en moyenne de 12 à 16 ; mais ces nombres sont sujets à variations.

Chez la salamandre les cellules épithéliales du testicule se
font remarquer par un nombre moindre d'anses chromatiques
(Flemming). Dans beaucoup de cellules végétales il y en a au
contraire beaucoup plus de 24. Il est donc certain que le
nombre de ces anses varie non-seulement d'un organisme à
l'autre, mais aussi, chez un même animal, d'après le tissu
que l'on examine. Au contraire il semble, si on s'en rapporte aux quelques données positives de Flemming, que dans
un même tissu, chez un même animal (cellules épithéliales
de la salamandre) le nombre soit constant. Il est remarquable
que les quelques numérations qui ont été faites ont donné
des nombres qui sont des multiples de quatre (24 chez la
salamandre (Flemming); 12 à 16 chez le Triton (Retzius).

La constitution des filaments chromatiques, contournés en
anses dans le disque équatorial, est assez constante. Les bouts
sont toujours renflés; la portion médiane des anses est plus
grêle. Les filaments ont l'apparence de gros cordons noueux
(pl. XIX*bis*, fig. 16). Les nodosités sont formées de gros
globules chromatiques et il semble qu'il peut se produire, par
confluence, des fusions plus ou moins complètes entre de semblables globules. L'apparence noueuse, irrégulièrement moniliforme des cordons, est constante. Je ne l'ai pas indiquée dans
les figures 17 à 25, quoiqu'elle fût tout aussi marquée dans
toutes ces figures que dans l'œuf représenté figure 16, parce
que dans la série 17 à 25, je n'ai eu en vue que de représenter
le nombre, le trajet, la longueur et la position relative des
anses. L'on doit à Pfitzner la découverte de cette constitution
moniliforme des cordons chromatiques.

Je dois appeler maintenant l'attention sur une autre particularité qui se rencontre dans un grand nombre d'œufs arrivés
au stade que nous considérons et qui apparaît même déjà
parfois au stade précédent; je veux parler du dédoublement
des anses chromatiques. Le fait de la division longitudinale
des cordons chromatiques a été découvert par Flemming,
dans les cellules en division des tissus de la salamandre, et
confirmé par Retzius et par Pfitzner. C'est, à mon avis,

l'un des faits les plus importants de l'histoire de la karyokinèse.

Dans les figures 15 (pl. XIX*bis*) et 1 (pl. XIX*ter*) l'on
reconnait manifestement que les anses chromatiques ont la
forme de bandelettes aplaties. Les bords de ces bandelettes
sont beaucoup plus foncés que leur milieu. Ces bords sont
ondulés; les saillies correspondent aux globules chromatiques,
les rentrées aux étranglements des cordons moniliformes. La
bordure plus chromatique des cordons paraît d'abord continue;
elle se voit non-seulement à la surface des saillies, mais aussi
au niveau des étranglements; elle est cependant plus épaisse
à la surface des saillies. Mais, à un stade plus avancé, la
bordure devient discontinue; elle se résoud en globules chromatiques reliés entre eux par des filaments moins chromophiles. Chaque bordure devient ainsi un filament formé de
grains reliés les uns aux autres. Les deux filaments marginaux sont reliés entre eux par une bande intermédiaire plus
pâle que les bords; elle aussi est avide de carmin, mais à
un moindre degré (pl. XIX*ter*, fig. 1). Ce qui frappe, c'est la
symétrie parfaite des filaments marginaux; ces deux filaments
sont identiques entre eux. Chaque grain chromatique de l'un
à son semblable dans l'autre et l'on ne distingue pas dans l'un
des filaments la moindre particularité qui ne se retrouve
exactement identique dans son congénère (pl. XIX*bis*, fig. 16,
pl. XIX*ter*, fig. 1, 4, 5 et 6).

Quand le disque équatorial est orienté vis-à-vis de l'observateur de telle manière qu'il se présente en coupe optique,
ou à peu près (pl. XIX*ter*, fig. 4, 5 et 6), on reconnait
que l'aplatissement des cordons chromatiques se fait perpendiculairement au plan équatorial et que, par conséquent,
les deux filaments marginaux qui naissent d'un cordon
aplati en bandelette se trouvent dans deux plans parallèles l'un à l'autre et parallèles aussi au plan équatorial
de la figure. Je donnerai à ces deux plans les noms de
plans subéquatoriaux et aux filaments marginaux les noms
de cordons chromatiques subéquatoriaux ou secondaires,

par opposition aux cordons chromatiques équatoriaux ou primaires.

Un cordon primaire donne donc naissance à deux cordons secondaires et à une substance chromophile interposée entre ces cordons. Une anse primaire se dédouble en deux anses secondaires et les huit anses secondaires se trouvent groupées, quatre par quatre, dans deux plans subéquatoriaux parallèles à l'équateur (pl. XIX*bis*, fig. 25, vue de face, pl. XIX*ter*, fig. 4, 5 et 6, phases successives d'écartement des deux plans subéquatoriaux, vue de profil).

Je dois faire observer ici que si l'on examine avec soin les extrémités des cordons primaires, au moment où ils sont déjà transformés en bandelettes, l'on y voit fréquemment les bordures chromatiques se continuer l'une dans l'autre (pl. XIX*bis*, fig. 16). De même aussi, après le dédoublement, l'on voit souvent les anses secondaires, assez éloignées l'une de l'autre vers leur milieu, tandis qu'à leurs extrémités elles sont encore en continuité l'une avec l'autre (pl. XIX*bis*, fig. 25). Le même fait s'observe dans les figures 1 et 3 de la planche XIX*ter*. Cependant l'on constate de légères variations dans la manière dont les cordons secondaires se comportent l'un vis-à-vis de l'autre aux extrémités des bandelettes primaires. Dans la figure 1 par exemple (pl. XIX*bis*) l'on voit l'une des bandelettes coupée, à son extrémité, par une section nette; chaque bordure marginale se termine par un globule chromatique assez volumineux et il peut y avoir doute sur la question de savoir si ces deux globules terminaux sont encore en continuité l'un avec l'autre, autrement que par l'intermédiaire de la substance moins chromophile de la bandelette. Dans la plupart des cas, au contraire les bouts sont arrondis et ils sont régulièrement bordés par le cordon chromatique marginal. D'après cela la rupture parait pouvoir se faire soit un peu plus tôt, soit un peu plus tard. Mais c'est un fait général que la continuité entre les deux cordons secondaires se maintient plus longtemps aux extrémités de ces cordons et que leur écartement progresse plus rapidement vers le milieu de leur longueur (pl. XIX*ter*, fig. 7).

Avant d'aller plus loin, nous devons nous poser cette question : Comment s'accomplit le dédoublement des cordons primaires? Il est à remarquer que, dans ce phénomène du dédoublement, un cordon équatorial ou primaire ne donne pas seulement naissance à deux cordons secondaires ou sub-équatoriaux, mais aussi à une lame interposée entre ces derniers; cette lame est moins chromatique, mais cependant manifestement avide de carmin; je l'appellerai la " lame intermédiaire „ et la substance qui la constitue je la désignerai sous le nom de " substance intermédiaire. „

En même temps que le cordon primaire s'aplatit, la substance chromatique se porte à la périphérie, la substance intermédiaire s'accumule dans la cavité virtuelle délimitée par la couche chromatique corticale. Cette couche chromatique marginale se forme t-elle au début suivant toute la surface du cordon primaire, auquel cas il faudrait admettre un stade tubulaire, ou s'amasse-t-elle directement le long des bords de la bandelette? Je ne puis pas résoudre cette question; mais je pense cependant qu'au stade figuré planche XIX*bis*, figure 16, ce stade tubulaire se présente, tout au moins pour les extrémités renflées des cordons. C'est ce qui paraît résulter de l'examen de ces extrémités vues en raccourci. Si pendant quelques instants le cordon prend cette forme, en tout cas le stade tubulaire est de très courte durée : la couche corticale, plus épaisse dès le début suivant les bords de la bandelette, s'interrompt suivant ses faces, et là la substance intermédiaire est mise à nu. La concentration de plus en plus complète, vers les bords, de la couche marginale chromatique, amène la formation de globules arrondis, aux dépens de lames incurvées, telles que nous les avons représentées (pl. XIX*ter*, fig. 4). Dès lors les cordons secondaires se trouvent constitués. Les gros globules primaires se sont dédoublés en deux globules secondaires moins volumineux; et chaque cordon secondaire reproduit, en moindre épaisseur, la forme exacte du cordon primaire dont il provient. De là l'identité de constitution des deux anses jumelles.

Nous allons voir qu'au stade suivant les anses secondaires
de l'un des plans subéquatoriaux se rendent vers l'un des
pôles de la figure, que celles de l'autre se portent graduellement vers l'autre pôle et que chacun des noyaux des deux
premiers blastomères va se former, au moins en partie, aux
dépens des quatre anses secondaires du plan subéquatorial
correspondant.

Tel est manifestement la raison d'être du dédoublement des
cordons primaires. Chaque cordon fournit une moitié de sa
substance à chacun des noyaux filles. Si nous nous rappelons
que des quatre anses constitutives du disque équatorial deux
proviennent du pronucleus mâle, tandis que les deux autres
dérivent du pronucleus femelle, nous en arrivons à cette conclusion que chaque noyau fille reçoit la moitié de sa substance
chromatique du zoosperme, l'autre de l'œuf. Si les pronucleus
ont un caractère sexuel, si l'un est mâle, l'autre femelle, il
est clair que les noyaux des deux premiers blastomères sont
hermaphrodites.

La raison du dédoublement des cordons chromatiques, lors
de la division des noyaux, a été soupçonnée par Flemming :
il s'est demandé si chaque anse primaire ne fournit pas une
anse secondaire à chacun des noyaux filles. Quelque probable que lui paraissait cette hypothèse, qui était de nature
à faire comprendre le pourquoi du dédoublement, il ne pouvait
l'appuyer sur aucun fait d'observation; le nombre considérable
des anses que l'on observe dans les noyaux de la salamandre
ne permet pas de suivre chacune des anses et de voir ce
qu'elle devient. Une semblable difficulté ne se présente pas
dans les figures typiques de l'œuf et aussi des blastomères
de l'ascaride du cheval. C'est cette simplicité relative qui m'a
permis de trancher positivement ce point si important pour
l'histoire de la division indirecte des cellules et d'établir la
filiation de la substance chromatique des noyaux cellulaires
jusques dans les gonocytes mâle et femelle, le spermatozoïde
d'une part, l'œuf mûr de l'autre.

Je dois à ce sujet, appeler encore l'attention sur un rapport

qui peut n'être qu'accidentel, auquel cas il ne faudrait lui
attribuer aucune importance, mais qui peut-être aussi tout
autre chose qu'une simple coïncidence; il acquerrerait alors
une haute signification. L'étude minutieuse de l'ovogenèse et
de la division cellulaire dans les tissus de l'ascaride du cheval
serait nécessaire pour trancher la question.

J'ai dit que le pronucleus mâle comme le pronucleus femelle
fournissent régulièrement deux anses, ni plus ni moins, au
disque équatorial. Or, j'ai montré plus haut la dualité constante du pronucleus femelle et j'ai fait voir que quelques
indices permettent de soupçonner que cette même dualité de
composition se trouve aussi dans le pronucleus mâle. Dans
le pronucleus femelle et peut-être aussi dans le pronucleus
mâle il existe, au début, deux masses chromatiques. Cette
identité dans le nombre des anses chromatiques qui se
forment aux dépens d'un pronucleus et des masses chromatiques qui existent dans le pronucleus, au moment de sa
naissance, est remarquable. Y a-t-il là simplement coïncidence
ou y a-t-il un rapport de cause à effet entre la constitution
de l'ébauche du pronucleus et les produits de son évolution?
C'est là certes une question qui mériterait d'être étudiée. Si
l'on se rappelle, d'autre part, que dans le nucléole de l'œuf il
existe deux disques chromatiques, que nous trouvons ces
mêmes disques dans la première et dans la seconde figure
pseudokaryokinétiques, que ces disques paraissent subir deux
réductions successives lors de la formation du premier et du
second globule polaires, qu'on les retrouve encore dans les
deux masses chromatiques du pronucleus femelle, l'on peut
se demander si la raison pour laquelle il ne se forme dans
le pronucleus femelle que deux anses chromatiques ne se
trouve pas déjà dans la constitution du nucléole de l'œuf.
Je me borne à soulever cette question. Il faudrait rechercher
dans l'histoire de l'œuf l'explication de la dualité de ce
nucléole ovulaire. Il y a là toute une série de recherches
nouvelles à faire et peut-être ces études conduiraient-elles à
des résultats importants.

Dans la formation du noyau de chacun des deux premiers
blastomères interviennent deux anses chromatiques mâles et
deux anses femelles. Lorsque ces blastomères se divisent
chaque noyau donne à son tour naissance à quatre anses
(pl. XIX*ter*, fig. 14) et il en est de même lors de la division
des quatre premiers blastomères. Je n'ai pas pu poursuivre
la segmentation plus loin; mais si le même fait se reproduit
indéfiniment, ce qui n'a rien d'invraisemblable, il y aurait
dans tout noyau de cellule de l'ascaride du cheval l'équivalent
de quatre anses chromatiques. Puisque dans les noyaux des
deux premiers blastomères se trouve, en fait de substance
chromatique, l'équivalent de deux anses mâles et de deux
anses femelles, il est éminemment probable qu'il en est de
même pour les cellules subséquentes. La circonstance que,
lors de la division de deux en quatre et de quatre en huit,
il existe dans chaque disque équatorial quatre anses chromatiques, permet de supposer que deux d'entre elles sont mâles
et deux autres femelles. La ressemblance parfaite que l'on
constate entre le disque équatorial d'un blastomère en voie
de division et le disque équatorial de l'œuf constitué de deux
anses mâles et deux anses femelles, justifie cette supposition.
Il est probable, dès lors, que les deux substances chromatiques l'une mâle, l'autre femelle se réunissent dans le noyau,
mais qu'elles ne se confondent pas et, qu'au moment de la
division, elles se localisent en deux anses mâles d'un part en
deux anses femelles de l'autre. Cela paraît résulter de ce fait
que le disque équatorial renferme constamment quatre anses
ni plus, ni moins.

Si telle est la constitution des noyaux, dans les cellules des
tissus de l'ascaride du cheval, il est probable qu'il doit en
être de même pour les œufs et pour les spermatogonies.
Dans l'œuf ovarien toute la substance chromatique se concentre dans l'élément que l'on appelle le nucléole ovulaire;
certes cet élément n'est pas l'équivalent de ce que Flemming
et Retzius appellent des nucléoles dans les cellules des tissus.
Tout le réticulum chromatique, y compris les nucléoles, paraît

s'être condensé dans le corpuscule germinatif. Or, cet élément se constitue de deux disques distincts. Il est permis de supposer que chaque disque est l'équivalent d'une anse mâle et d'une anse femelle, et que, lors de la formation des globules polaires, chaque disque rejetterait, en deux poussées successives, l'anse mâle qu'il renferme. La cellule œuf deviendrait, par cette élimination, un gonocyte exclusivement femelle. Une spermatogonie donne naissance, chez l'ascaride mégalocéphale, à deux spermatogemmes composés chacun de quatre spermatocytes ; et chacun de ceux-ci se dédouble en un zoosperme et en une portion cytophorale (pl. XIX*ter*, 19 et 20).

Y a-t-il réellement entre les rapports numériques que je signale ici une raison d'être conforme à l'idée que je viens d'exprimer ? Je ne puis à cet égard émettre qu'une hypothèse ; je n'attache à ce rapprochement aucun autre valeur ; mais peut-être l'idée, quelque hypothétique qu'en soit le caractère, provoquera-t-elle de nouvelles recherches. C'est là le but unique que je poursuis en l'émettant.

C'est au stade stellaire qu'apparaissent, dans le protoplasme ovulaire, les poles et les différenciations polaires de la figure karyokinétique. L'on a décrit depuis longtemps, dans les œufs en voie de division, un fuseau achromatique. Mayzel a révélé son existence dans les cellules animales constitutives des tissus. Les fibrilles achromatiques du fuseau partent en rayonnant des espaces clairs qui occupent, dans les blastomères en voie de division, les extrémités du fuseau. Autour de ces espaces clairs rayonnent des trainées de granulations vitellines ; Flemming les appelle *Radiärstrahlen ;* Fol a donné aux espaces clairs et aux rayons qui en partent, le nom d'*asters*.

Les deux asters, avec le fuseau qui réunit entre eux les centres des deux étoiles constituent ce que Fol a appelé un *amphiaster*. J'ai le premier signalé l'existence dans certaines cellules (œufs des Dicyémides en segmentation), au centre de chaque étoile, d'un petit corpuscule et je lui ai donné le nom de " corpuscule polaire. „ Cet élément a été trouvé depuis dans d'autres cellules et le nom de corpuscule polaire a été accepté par Flemming et par plusieurs autres histologistes. J'ai aussi reconnu que dans les cellules en division de l'ectoderme du lapin l'on observe les mêmes asters terminaux que l'on ne connaissait à cette époque, que dans les œufs en segmentation.

Flemming a retrouvé ces asters dans les cellules des tissus de la salamandre. Ces centres d'attraction de la figure il les voit se révéler dès le début du stade de pelotonnement.

Il me paraît que dans l'œuf de l'ascaride du cheval l'apparition de la figure dicentrique est plus tardive. C'est au stade stellaire que se montrent les premiers indices de cette formation, et que deux centres d'attraction se manifestent dans le corps protoplasmique de l'œuf (pl. XIX*bis*, fig. 16, pl. XIX*ter*, fig. 2). Il apparaît à chacune des extrémités d'un axe perpendiculaire au plan équatorial, dans lequel siège l'étoile formée par les anses chromatiques, un corps clair délimité par un cercle de granules achromatiques. Ce corps sphéroïdal est formé d'une substance plus homogène que le vitellus ambiant; il présente en outre une affinité plus grande pour le carmin. Il s'agit donc d'une formation morphologique distincte et je propose de désigner ces corps sous le nom de *sphères attractives*. Au centre de chacune des sphères se voit un globule ou un groupe de globules différenciés auxquels je conserve le nom de " Corpuscules polaires. „ De chaque corpuscule central partent radiairement, dans toutes les directions, des lignes très fines qui paraissent rattacher au corpuscule polaire les grains achromatiques du contour de la sphère attractive. Mais ces lignes se prolongent au delà des limites de la sphère jusques dans le protoplasme vitellin, auquel elles donnent une structure radiaire. Tantôt tous les rayons divergents de l'étoile sont également pâles dans les limites de la sphère attractive (pl. XIX*ter*, fig. 2); mais parfois quelques rayons dirigés vers le disque équatorial sont plus apparents que les autres. Ils forment alors avec le corpuscule polaire, vers lequel ils convergent, une figure en éventail (pl. XIX*ter*, fig. 3). Il n'est pas toujours possible, tant s'en faut, de suivre jusqu'au disque équatorial les rayons de cet éventail, qui sont d'ailleurs invariablement interrompus à la limite de la sphère attractive : ils s'y fixent à des granules achromatiques assez volumineux. Mais parfois on peut les voir se prolonger au delà, et s'étendre dans la substance achromatique des anciens pronucleus, jusqu'au disque équatorial ou aux disques subéquatoriaux (pl. XIX*ter*, fig. 4, 6, 7 et 8). Ils paraissent se fixer aux anses chromatiques primaires ou secondaires; mais je n'ai jamais pu m'assurer qu'ils reliassent entre eux les pôles de la figure dicentrique. Il me paraît bien plutôt, à en juger par des images comme celles que j'ai représentées figures 6 et 7 (pl. XIX*ter*), que les filaments achromatiques ne dépassent pas les disques subéquatoriaux et qu'ils ne forment jamais à eux seuls un fuseau achromatique complet. Conformément à l'opinion de Fol les fibrilles achromatiques du soi-disant fuseau ne sont que des rayons plus accentués de l'étoile attractive. Ces éléments se fixent aux anses chromatiques secondaires.

Je n'ai pas de données bien précises sur l'origine des divers éléments dont je viens de parler. Dès le moment où j'aperçois une sphère attractive je la trouve constituée comme je viens de le dire. Mes observations ne peuvent donc pas servir à élucider la question controversée entre Strasburger et Flemming de l'origine des fibrilles achromatiques du fuseau. Mais il me paraît incontestable que, de même que toute la sphère attractive, la portion de ces fibrilles qui siège dans la sphère, est d'origine protoplasmique et probable que la portion qui se trouve entre la sphère et le disque équatorial se forme aux dépens des fibrilles achromatiques des pronucleus.

Cette manière de voir est certes hypothétique; mais elle est fondée sur la position originelle de la sphère attractive et sur le fait établi plus haut de la continuité organique entre les fibrilles achromatiques intranucléaires et les fibrilles moniliformes du protoplasme.

A mon avis, l'apparition des sphères attractives, du corpuscule polaire et des rayons qui en partent, y compris les fibrilles achromatiques du fuseau sont le résultat de l'apparition de deux centres d'attraction, comparables à deux pôles magnétiques dans le protoplasme ovulaire. Cette apparition entraîne un arrangement régulier des fibrilles treillissées du protoplasme et de la substance nucléaire achromatique par rapport à ces centres, de la même manière qu'un aimant provoque l'arrangement stellaire de la limaille de fer sur la feuille de papier, sous laquelle se trouve placé l'aimant. Si la structure du protoplasme est celle que j'ai décrite, il est beaucoup plus admissible que les fibrilles radiées et celles du fuseau sont, comme dans le cas des figures pseudokaryokinétiques, des fibrilles moniliformes devenues plus apparentes et plus homogènes, que de supposer une émission de fibrilles achromatiques aux dépens d'un corpuscule polaire ou vers le corpuscule. Le fait que la sphère attractive se forme et siège dans le corps cellulaire prouve que la portion terminale du fuseau ne peut être d'origine nucléaire et la continuité existant entre les éléments achromatiques du protoplasme et ceux des pronucleus enlève toute difficulté à l'hypothèse de l'origine nucléaire d'une portion de chacun de ces filaments.

Une autre remarque que j'ai à faire ici c'est que, quand les sphères attractives ont fait leur apparition, les gros grains achromatiques de l'ancienne membrane achromatique des pronucleus, et probablement aussi les granules plus fins du contenu achromatique des pronucleus se rangent en lignes régulières, convergentes vers les centres de la figure dicentrique. Ils constituent des lignes méridiennes à la surface de la masse claire des pronucleus. Celle-ci est déprimée au contact des sphères attractives (pl. XIX*ter*, fig. 3 et 6).

Un mot d'historique sur les éléments achromatiques que je viens de décrire.

Le fuseau achromatique est très-apparent dans les œufs de beaucoup d'animaux et aussi dans les cellules végétales. Au début des recherches modernes sur la division cellulaire (Bütschli, Strasburger) l'on a cru que le fuseau constituait la partie essentielle du noyau en voie de division. Bütschli et

Strasburger lui ont donné le nom de *fuseau nucléaire, Kern-*
spindel, et, à leurs yeux, cette dénomination était à peu près
synonyme de noyau en voie de division. La figure chromatique est par contre, dans beaucoup de ces cas, moins apparente. Avant l'emploi des matières colorantes l'on considérait
les éléments chromatiques comme des portions différenciées
du fuseau nucléaire et Strasburger donna à l'ensemble des
éléments chromatiques, réunis en un disque équatorial, le nom
de *plaque nucléaire, Kernplatte.*

C'est Mayzel le premier qui découvrit le fuseau nucléaire
dans les cellules constitutives des tissus des animaux supérieurs (Endothelium de la face postérieure de la cornée de la
grenouille). Après l'avoir d'abord cherché en vain, Flemming
finit par le trouver dans les cellules en division des tissus de
la salamandre. Mais dans l'esprit de quelques histologistes
modernes règnent encore quelques doutes sur la généralité de
son existence et, dans un travail récent, Pfitzner, en parlant du
fuseau, s'exprime ainsi : " *Dass sie nichts Primäres, überhaupt*
nichts für den Theilungsprocess wesentliches darstellen können,
beweise wohl schon die Unscheinbarkeit und Inconstanz der
achromatischen Figuren. „ C'est avec raison, à mon avis, que
Flemming s'élève contre cette manière de voir et qu'il soutient l'importance du fuseau achromatique et l'universalité
de sa présence dans les noyaux en voie de division. Je ne
puis que me rallier complètement à l'argumentation sur
laquelle il fonde sa manière de voir.

Mais les résultats de mes recherches diffèrent de celles de
mes devanciers en ce que tous admettent l'existence d'un
fuseau complet, c'est-à-dire de fibrilles achromatiques reliant
entre eux les deux pôles de la figure dicentrique. Je pense, au
contraire, que le fuseau est incomplet : il se constitue de deux
moitiés coniques indépendantes, dont les bases répondent au
disque équatorial; les fibrilles s'y insèrent aux éléments
chromatiques, et, au lieu d'un fuseau proprement dit, je ne
trouve, chez l'ascaride du cheval, que des cônes fibrillaires.
Au stade caractérisé par la présence d'un disque équatorial

chromatique ces cônes sont juxtaposés base à base; même
alors les bases sont encore séparées par les éléments chromatiques du disque. Il est à remarquer que Flemming lui-même
n'a pu, dans certains cas, poursuivre les fibrilles achromatiques d'un pôle à l'autre. Il n'a pu les observer que jusqu'à
une certaine distance des pôles; mais il ajoute " *Es ist voll-
kommen möglich, dass von vornherein die achromatische
Figur von Pol zu Pol continuirlich angelegt wird.* „ Il ne
doute pas de l'existence du fuseau continu, même dans les
cellules des tissus de la salamandre et tous ses schémas le
représentent.

Flemming signale le fait que l'on voit fréquemment une
anse chromatique dédoublée adhérer par le milieu de sa convexité à un filament achromatique du fuseau. Il suppose que
chaque anse est tenue attachée par la fibrille achromatique
et qu'elle se déplace le long de cette fibrille dans sa marche
vers un des pôles de la figure. Mais il constate qu'il n'y a
rien de constant dans ces rapports et il se demande dès lors
si l'adhérence entre les fibrilles et certaines anses n'est pas
le résultat artificiel d'une action exercée par les réactifs
employés. Je ne le pense pas; mais, dans mon opinion, il faut
abandonner l'idée d'un cheminement des anses le long des
filaments du fuseau; il s'agit au contraire, comme je le montrerai plus loin, d'une traction exercée par les fibrilles sur les
anses chromatiques, d'où résulte leur marche vers les pôles.

Les corps que j'appelle sphères attractives, pour des raisons
qui seront indiquées plus loin, répondent, à n'en pas douter,
aux amas centraux des asters, observés par la plupart de ceux
qui ont étudié la segmentation. Ils ont été généralement considérés, non comme des corps définis, présentant une structure
et des propriétés chimiques particulières, mais comme des
parties du vitellus plus claires et dépourvues de granules
vitellins. Je les ai signalés dans les sphères de segmentation
du lapin et je les ai désignés sous une dénomination très
défectueuse, celle de *pronucleus engendré :* j'avais reconnu
qu'ils naissent dans le corps protoplasmique et admis, par

erreur, qu'ils interviennent directement dans la constitution du noyau fille, concurremment avec des éléments dérivés du noyau maternel. J'avais appliqué à ces derniers le nom également défectueux de *pronucleus dérivé*. Ces mêmes corps je les ai observés, en 1876, dans les cellules épithéliales en voie de division de la vessie de la grenouille.

Je passe maintenant à un autre point.

L'apparition des centres polaires exerce son influence sur tout le vitellus et même sur la forme extérieure du globe ovulaire. Je ne pense pas que les faits que révèle à cet égard l'œuf de l'ascaride du cheval aient jamais été signalés jusqu'ici.

L'on remarque, en examinant le contour de l'œuf représenté planche XIX*ter*, figure 3, que le vitellus se constitue de trois portions : deux portions terminales, ayant pour centres les sphères attractives, et une zone équatoriale, plus large et plus saillante à droite qu'à gauche. Si l'on examine la surface du vitellus, on voit la limite de chacune des portions polaires marquée par un sillon circulaire transversal. Ces sillons sont parallèles au plan équatorial de la figure. Si l'on examine l'œuf en coupe, l'on voit la zone équatoriale s'amincir de la périphérie vers le centre, de sorte que sa section a la forme d'un triangle à côtés incurvés, dont la base est dirigée en dehors et le sommet en dedans. Ce sommet répond au bord du disque équatorial. L'apparence du vitellus est un peu différente dans la zone équatoriale et dans les portions polaires; cette dernière seule présente une structure radiaire.

L'une des extrêmités de l'axe de l'œuf représenté figure 3 montre une saillie papillaire, plus homogène que le reste du vitellus; elle est délimitée par un sillon circulaire transversal, siégeant à la surface du vitellus. De la substance plus sombre qui occupe le sommet de la papille l'on voit partir quelquefois des lignes méridiennes siégeant à la surface du vitellus (pl. XIX*ter*, fig. 4 et 6). Quelquefois une saillie analogue se montre au pôle opposé de l'œuf. Je ne connais la signification ni de ces papiles, ni des sillons circulaires qui les délimitent, ni des lignes méridiennes qui en partent.

Tous les œufs montrent, au stade que nous considérons, des indices plus ou moins accusés de ces saillies superficielles qui paraissent résulter de ce que chaque centre d'attraction n'exerce son influence que sur une portion limitée du vitellus; il reste, entre ces portions dites polaires, une zone intermédiaire que j'ai appelée la zone équatoriale. (Voir les fig. 3 à 7 de la pl. XIX*ter*. Les contours ont été exactement dessinés à la chambre claire, au 1/12 Imm. homogène de Zeiss, et, autant que possible, les dimensions des détails ont été également prises à la chambre claire.)

J'ai constaté des faits du même ordre dans l'étude que j'ai entreprise, il y a deux ans déjà, de la spermatogénèse chez l'ascaris du cheval. La planche XIX*ter* (fig. 16 et 17) représente deux stades de la division d'une spermatogonie.

Flemming distingue la phase stellaire de celle qui se caractérise par l'arrangement des anses en deux groupes parallèles, de façon à former ensemble une plaque équatoriale. Au stade stellaire il a observé, sur le vivant, des mouvements alternatifs d'écartement et de rapprochement des anses vers le plan équatorial de la figure. Il avait proposé de désigner ces expansions et ces rétractions alternatives de l'ensemble des anses sous le nom de diastoles et de systoles; mais dans son dernier ouvrage il abandonne ces dénominations. Ces mouvements Retzius ne les a pas observés chez les tritons. Il me parait peu probable qu'ils se produisent dans le cas de l'ascaride du cheval, avec le caractère que Flemming leur a constaté chez la salamandre.

Je ne pense donc pas que ces mouvements, en tant qu'alternativement diastoliques et systoliques, présentent aucune importance principielle. Le résultat à obtenir c'est un arrangement tel des anses que les entrecroisements et les superpositions soient évités, afin de rendre possible le cheminement ultérieur des anses secondaires vers les pôles. Le caractère des déplacements qui se produisent, pour amener cet arrangement varient probablement suivant les cas, et avant tout d'après le degré de complication de la figure et le nombre

des anses. Très souvent, chez l'ascaride du cheval, dès le
moment où la fragmentation du cordon chromatique se produit
dans chacun des pronucleus, les anses occupent la position
voulue; elles se trouvent juxtaposées, sans se croiser, dans
un même plan (pl. XIX*bis*, fig. 15).

En même temps leur dédoublement commence, les disques
subéquatoriaux, formant encore ensemble la plaque équatoriale
se constituent; les sphères attractives ont fait leur apparition
et bientôt l'écartement des anses secondaires commence. Le
dédoublement et par conséquent la formation des deux
disques subéquatoriaux sont une seule et même chose et l'un
et l'autre phénomène s'accomplissent dès que la disposition
stellaire des anses primaires se trouve réalisée.

Je suis loin de vouloir contester l'utilité des divisions
établies par Flemming pour l'analyse de la succession des
phénomènes dans certains cellules, où le nombre des anses,
comme chez la salamandre, par exemple, donne lieu à des
figures très complexes. Mais il ne s'agit là que de coupes
établies pour faciliter la description et fixer plus exactement la succession des phénomènes. L'avantage qu'il peut
y avoir, dans certains cas, à établir un plus grand nombre
de ces coupes peut devenir une difficulté dans d'autres
conditions. Si je crois inutile d'adopter, en ce qui concerne
l'ascaride du cheval, deux phases distinctes dans l'ensemble
des phénomènes que je rattache à une seule et même période
de l'histoire de la division, je n'en suis pas moins en complet accord avec Flemming, en ce qui concerne la succession des évènements. C'est à lui que restera le mérite
d'avoir analysé les phénomènes complexes dont il s'agit et
d'avoir reconnu leur filiation. Les coupes qu'il a établies,
dans l'histoire de la division indirecte, n'ont pas été sans
exercer une heureuse influence sur la clarté et la précision
de l'admirable exposition qu'il en a faite.

3me STADE. — Ecartement des anses secondaires; forme étoilée des noyaux filles; Dyaster de Flemming.

1° *Figure chromatique.* — Les disques subéquatoriaux formés par les anses secondaires s'écartent l'un de l'autre et en même temps chacun d'eux s'infléchit de façon à donner lieu à une lame incurvée tournant sa convexité vers le pôle, sa concavité vers le plan équatorial. Ceci résulte simplement de ce que, dans chacune des anciennes anses primaires, l'écartement des anses secondaires progresse moins rapidement aux extrémités des cordons, où les deux anses secondaires congénères restent encore unies, alors qu'elles sont déjà assez éloignées l'une de l'autre dans la plus grande partie de leur longueur et surtout à leur milieu. Mais on reconnait que, pendant cet écartement, les anses secondaires jumelles sont encore reliées entre elles par la lame intermédiaire qui s'allonge progressivement. L'on remarque, en effet, dans toutes les images comme celles que j'ai figurées planche XIX*ter*, fig. 6, 7, 8 et 9, que l'espace compris entre deux anses secondaires est occupé par une substance relativement sombre et chromophile, mais se colorant de moins en moins au fur et à mesure que l'écartement progresse. Cet espace, d'abord lenticulaire ou discoïde (fig. 6 et 7), devient bientôt ovoïde, ou, plus exactement, doliforme (fig. 8 et 9). L'ovoïde, à grand axe transversal, est aplati, suivant ses faces perpendiculairement à son petit axe (fig. 8 et 9). Cet applatissement s'accuse davantage encore plus tard : les faces applaties deviennent même légèrement concaves (fig. 9 et surtout fig. 10).

Il existe manifestement au début, dans chaque disque subéquatorial, quatre anses secondaires et par conséquent huit branches divergentes, chaque anse présentant deux de ces branches (fig. 7). Les convexités des anses sont dirigées vers l'axe de la figure et, par conséquent, vers les sphères attractives; les bouts, au contraire, inclinent vers l'équateur, où les deux anses jumelles adhérent encore entre elles (fig. 6). De là le dyaster. Quand l'espace interposé entre les deux

plans subéquatoriaux, de lenticulaire qu'il était, devient doliforme, les extrémités des anses décrivent, suivant les faces
latérales du tonneau, des sortes de méridiens et l'on constate
bientôt, suivant l'équateur, une discontinuité dans la substance
chromatique de ces méridiens (fig. 8 et 9). Cette discontinuité
s'établit, tantôt plus tôt, tantôt plus tard.

Les phénomènes de la division nucléaire s'accomplissent
exactement suivant le même processus dans les sphères de
segmentation. J'ai représenté (pl. XIX*ter*, fig. 15) un œuf
en voie de se diviser en quatre blastomères. Dans l'un des
segments en voie de division l'on distingue nettement le
tonneau : chacun des méridiens se constitue de deux demi
anses jumelles; mais l'interruption ne s'est pas encore faite
suivant l'équateur de la figure. De là probablement la hauteur
plus grande du tonneau et son peu de largeur (comparer les
fig. 15, 8 et 9). La séparation complète des anses jumelles
est ici retardée; mais elle s'accomplit dans les blastomères
exactement d'après le même processus que je vais décrire
pour l'œuf en voie de division.

La rupture entre les extrémités d'abord continues de
deux anses jumelles ne se fait pas par une section réelle.
Quand déjà il y a manifestement discontinuité chromatique
entre les anses secondaires, l'on peut constater positivement
que les bouts des anses chromatiques subéquatoriales sont
encore reliées entre elles pas des filaments achromatiques
moniliformes, plus tenus que les filaments chromatiques dont
ils sont la continuation (fig. 8 et 9). Ces filaments doivent
être bien distingués des fibrilles achromatiques qui partent des
pôles. Comme le montent les figures 8 et 9 elles ne se trouvent
nullement dans la prolongation de ces dernières et elles présentent d'autres caractères. Il s'agit encore une fois ici d'un
stroma achromatique abandonné par la chromatine, d'après
un processus en tout semblable à celui qui se produit quand,
au stade de pelotonement, le cordon chromatique se divise en
deux anses.

Je donnerai à ces filaments achromatiques, que l'on a con-

fondus avec les fibrilles achromatiques du fuseau, le nom de
filaments réunissants.

Plus le développement progresse, plus ces filaments s'allongent. Quand déjà les noyaux filles se trouvent constitués, on
les voit toujours décrire des lignes méridiennes à la surface de
la substance claire qui remplit l'espace intermédiaire et relier
entre eux les deux noyaux filles (pl. XIX*ter*, fig. 10 et 11).
Ces filaments constituent probablement des bordures aux
lames intermédiaires, qui répondent à l'espace interposé entre
les deux noyaux filles. Cet espace s'aggrandit graduellement
et devient très étendu.

Dans des sphères de segmentation j'ai observé parfois une
répartition très inégale de la substance chromatique le long
des méridiens de la figure doliforme. Les globules chromatiques qui constituent les cordons secondaires sont de volume
éminemment variable et sont très inégalement distribués le
long de ces méridiens (stades semblables à celui que j'ai
représenté fig. 15). C'est au voisinage de l'équateur surtout
que les filaments deviennent achromatiques et qu'ils engendrent les filaments réunissants; mais en d'autres points, plus
ou moins rapprochés des faces terminales du tonneau, s'observent aussi des interruptions dans la substance chromatique :
si l'on suit un même méridien, d'un pôle à l'autre, on le voit
dans le cours de sa longueur changer plusieurs fois de caractères. De chromatique il revient achromatique; puis de
nouveau se voit un segment vivement coloré, auquel succède
encore une portion incolore. Ça et là il est impossible de dire
si le cordon moniliforme est chromatique ou non; les grains
sont d'autant plus nettement chromatiques qu'ils sont plus
gros. De même qu'il y a, dans un même méridien, de grandes
variations dans les caractères du filament qui le constitue,
de même le caractère chromatique des cordons voisins est
plus ou moins accusé, suivant leur épaisseur qui est très
sujette à variations (pl. XIX*ter*. fig. 15).

Tous ces faits démontrent une fois de plus que les cordons
chromatiques possèdent une charpente achromatique et que

ce stroma, momentanément imbibé d'une substance avide de carmin peut abandonner cette substance chromophile. Celle-ci peut se déplacer de proche en proche le long d'un semblable filament achromatique.

Il ressort de ce qui précède que le nombre des anses secondaires, dans chaque plan subéquatorial est de quatre; il ne devrait donc y avoir, dans la figure doliforme, que huit méridiens. Or, on constate fréquemment que le nombre des cordons chromatiques et des filaments réunissants à direction méridienne est plus considérable. Ce nombre est souvent difficile à déterminer; mais il m'a paru être, dans certains cas, double ou à peu près double de ce qu'il devrait être, si l'on s'en rapporte aux premiers stades : il est de seize environ. Je n'ai pu découvrir, d'une façon positive, la cause de cette multiplication des méridiens. Je soupçonne qu'ils peuvent se diviser longitudinalement en deux cordons parallèles. Je n'ai pu acquérir une certitude complète à ce sujet; mais mon opinion se fonde sur deux faits : le premier c'est que, dans la plupart des œufs arrivés à un stade intermédiaire entre les figures 9 et 10, les filaments chromatiques méridiens sont beaucoup plus grêles qu'au début de la formation des disques subéquatoriaux. Ils sont toujours, comme à tous les stades précédents, manifestement moniliformes; mais les grains sont plus petits. Le second, c'est que dans quelques tonneaux j'ai observé des couples de cordons adjacents, ou courant au voisinage l'un de l'autre, parfaitement identiques l'un à l'autre. Les variations dans la direction souvent un peu sinueuse des cordons, dans le volume des globules chromatiques, dans l'épaisseur du filament et dans son affinité pour les matières colorantes se reproduisent identiques dans les deux cordons accouplés.

2° *Figure dicentrique.* — Les sphères attractives, le double cône (fuseau) achromatique et les radiations polaires présentent les mêmes caractères qu'au stade précédent. L'ancienne limite de la masse achromatique des pronucleus tend à disparaître. Je n'en ai plus trouvé aucune trace au stade représenté figure 9. La division du vitellus en portions polaires et zone équatoriale s'accuse davantage, aussi bien dans le contour externe du vitellus que dans sa structure (pl. XIX*ter*, fig. 9). Il est à remarquer que, dans l'axe de l'œuf, la zone équatoriale s'épaissit en raison directe de l'écartement des disques subéquatoriaux et que, par conséquent, les portions vitellines polaires deviennent moins considérables. L'espace intermédiaire de la figure chromatique semble compléter, dans l'axe ovulaire, la zone équatoriale. Celle-ci constituait au début un bourrelet marginal à section triangulaire (pl. XIX*ter*, fig. 4). Elle devient maintenant une plaque saillante, tendue en travers entre les deux portions polaires plus ou moins sphéroïdales du vitellus; cette plaque augmente progressivement d'épaisseur de dedans en dehors (fig. 9).

Nous voyons apparaître, vers la fin de cette période, une formation achromatique nouvelle. Entre les faces terminales planes ou concaves de la figure chromatique doliforme et la sphère attractive apparait, de chaque côté de l'équateur, un corps arrondi clair, très faiblement délimité, qui se moule d'une part sur la face terminale du tonneau, d'autre part sur la sphère attractive. C'est le corps achromatique du futur noyau fille, destiné à être envahi progressivement par la chromatine du jeune noyau en voie de formation (pl. XIX*ter,* fig. 10, 11, 12 et 13).

L'apparence doliforme, l'applatissement polaire de la figure chromatique, aux côtés dirigés vers les sphères attractives, a sa raison d'être dans l'existence des corps achromatiques des noyaux filles en voie de formation.

Quelle est l'origine de ces corps? Je pense, sans en être certain, qu'ils dérivent d'une partie de la masse achromatique des pronucleus. Les figures 3, 4 et suivantes montrent les sphères attractives en contact immédiat avec cette masse achromatique. Ces mêmes rapports existent encore dans le stade représenté figure 8. Il est difficile d'assigner aux corps achromatiques des noyaux filles une autre origine; mais il faut tenir compte de ce fait, qu'à tous les stades repré-

sentés planche XIX*ter,* figure 3 et suivantes, le contour des
anciens pronucleus, réunis en une masse sphéroïdale claire,
est si peu apparent, que cet amas achromatique ne se distingue plus guère du protoplasme cellulaire.

4me PHASE. — Edification des noyaux filles : division du corps cellulaire.

Je n'ai pas réussi à trouver, au milieu des milliers d'œufs
en segmentation que j'ai observés, un seul œuf montrant la
cinquième phase de Flemming, c'est-à-dire le stade de pelotonnement des noyaux filles. Ce stade que Retzius a si bien
étudié dans les cellules en division des divers tissus chez le
Triton, et dont l'existence, chez la salamandre, avait été au
préalable démontrée par Flemming, fait défaut dans les blastomères en voie de division de l'ascaride du cheval. Voici,
comment les noyaux filles se forment progressivement aux
dépens des disques chromatiques secondaires et de la masse
achromatique interposée entre ces disques et les sphères
attractives.

La substance chromatique des cordons méridiens se concentre progressivement dans les plans terminaux de la figure
doliforme. De profil l'on ne distingue que deux disques chromatiques transversaux, d'où partent encore des restes de cordons méridiens, comme je l'ai représenté planche XIX*ter,*
figure 10. Si on examine l'un de ces disques de face, on le
trouve constitué de globules chromatiques, réunis en amas
irréguliers et en fragments de cordons, ou bien isolés en apparence, reliés en réalité aux éléments voisins par des filaments
minces. Aucun ordre ne paraît présider à la répartition de
ces éléments. La reconstitution du noyau réticulé, aux dépens
de cette plaque chromatique d'une part, aux dépens du corps
nucléaire achromatique de l'autre, s'accomplit d'après un processus identique à celui que j'ai décrit plus haut, en faisant
l'histoire de la maturation du pronucleus femelle. Ici aussi
s'observe un envahissement graduel de l'espace délimité par le

contour achromatique du noyau futur par la masse chromatique; celle-ci gonfle, à la façon d'une éponge, au moment où elle s'imbibe. La membrane achromatique s'imprègne à la fin de substance chromatique et dès lors elle acquiert les propriétés chromatiques que manifestent les contours des noyaux des blastomères arrivés à leur complet développement. Ces noyaux se montrent constitués exactement comme les pronucleus arrivés à maturité.

Les figures 10 à 13 montrent divers stades de cette édification des noyaux filles. Les gros globules chromatiques se résolvent en un grand nombre de filaments et de petits globules, surtout nombreux aux entrecroisements des filaments qui les réunissent entre eux; ceux-ci deviennent les côtés de polyèdres de plus en plus volumineux. Dans la figure 13 l'envahissement de l'espace achromatique par la charpente chromatique réticulée est encore incomplet.

L'on constate fréquemment, aux stades représentés figures 12 et 13, que la charpente chromatique du jeune noyau se montre constituée d'une portion principale, centrale, et d'une portion accessoire, formant un bourrelet marginal plus ou moins séparé de la première. Je pense que la masse principale provient de la transformation progressive du disque chromatique proprement dit, tandis que les restes des méridiens chromatiques donnent lieu à la formation du bourrelet marginal; celui-ci est peut-être constitué de plusieurs lobes. En certains points de ce bourrelet on observe un passage insensible de la charpente chromatique à la charpente achromatique du noyau, tandis que la masse centrale est toujours délimitée par une couche chromatique continue, (fig. 13) comme c'est aussi le cas lors de la maturation des pronucleus.

Un fait important, qui ressort clairement de l'examen comparatif des figures 10 à 13, c'est que les sphères attractives ne prennent pas une part directe à la formation des noyaux. Elles restent constamment en dehors du noyau, diminuent de volume et, au stade représenté figure 13, non-seulement elles sont devenues plus petites, mais aussi beaucoup moins distinctes. Des fibrilles achromatiques du fuseau, seules les parties qui se trouvent en dehors des sphères attractives interviennent dans l'édification de la charpente achromatique des noyaux. Celle-ci se trouve souvent déprimée par la sphère attractive et cette dépression retentit souvent dans la forme de la charpente chromatique. C'est là probablement la cause des échancrures polaires des jeunes noyaux, signalées par Retzius.

Le corps du tonneau délimité extérieurement par les méridiens achromatiques, que j'ai appelés filaments réunissants, augmente progressivement de volume; il se développe surtout dans le sens transversal (fig. 10 et 11).

En même temps la zone équatoriale s'étrangle à son milieu et donne lieu à la formation d'un sillon circulaire transversal qui, au début, s'accuse un peu plus d'un côté de l'œuf que de l'autre. Ce fait a déjà été constaté par Flemming, en ce qui concerne les cellules des tissus de la salamandre. Le sillon transversal gagne en profondeur; il atteint bientôt les limites de l'ancien espace intermédiaire développé en largeur. La formation du sillon équatorial commence donc bien avant que les jeunes noyaux soient complètement édifiés.

Avant que le sillon se creuse et qu'un angle rentrant bien marqué se montre, à la coupe optique de l'œuf, trois lignes transversales, peu écartées l'une de l'autre et parallèles entre elles ont apparu dans toute la largeur de l'œuf. La ligne moyenne se trouve dans la prolongation de l'angle rentrant qui répond au sillon dont nous avons signalé plus haut l'apparition (fig. 10). L'examen comparatif des figures 10, 11, 12 et 13 montre clairement que ces lignes marquent les limites optiques de deux plaques adjacentes qui deviennent de plus en plus distinctes. Le plan d'accolement des deux plaques, c'est le plan de séparation des deux blastomères. La division s'accomplit donc par un double processus : un phénomène d'étranglement progressif, qui n'atteint que la portion corticale du vitellus, et un processus de différenciation dans l'épaisseur de la masse d'origine nucléaire que j'ai appelée la substance intermédiaire. Les deux plaques, qui dans leur ensemble répondent à la *plaque cellulaire* (*Zellplatte*) de Strasburger, se font remarquer par leur homogénéïté; elles sont un peu plus réfringentes que le reste du vitellus et se teintent un peu plus fortement en rose par le carmin. La masse intermédiaire et les filaments réunissants, qui se rendent aux plaques, se confondent peu à peu avec le protoplasme cellulaire. Les deux moitiés de la plaque cellulaire se continuent avec le contour externe du vitellus.

La forme particulière que présentent les blastomères, pendant leur séparation, déjà bien accusée au stade représenté figure 11, est des plus intéressantes, en ce qu'elle reflète bien la composition si particulière de la cellule. Nous devons y distinguer une portion polaire, qui a son centre dans la sphère attractive, et une portion corticale, recouvrant la première à la façon d'une calotte, du côté dirigé vers l'équateur. Le noyau se trouve à la limite entre les deux parties de la cellule ; mais il proémine dans la portion polaire.

Je ne puis m'empêcher de signaler la ressemblance qui existe alors entre un blastomère et un œuf ovarien, tel que je l'ai décrit plus haut. L'on trouve la même constitution dans les spermatogonies en voie de division (pl. XIX*ter*, fig. 16 et 17) et même dans les zoospermes utérins.

Il est clair, d'après cela, qu'un blastomère, qui n'est en définitive qu'une cellule ordinaire, présente un axe de structure comme un œuf et un zoosperme; que les pôles de cet axe sont de valeur inégale et que le véritable centre dynamique de la cellule ne siège pas dans le noyau, mais dans la sphère attractive qui finit pas disparaître. Cela explique pourquoi les radiations du protoplasme ovulaire ne sont pas dirigées vers la vésicule germinative.

Il semble ressortir aussi de l'exposé que je viens de faire, que les fibrilles du soit disant fuseau nucléaire ne sont que des rayons stellaires, qui se fixent aux anses chromatiques et tirent vers les sphères attractives les anses secondaires; ils se raccourcissent progressivement. J'ai cité dans le cours de ce travail plusieurs faits qui tendent à prouver que les fibrilles protoplasmiques sont douées de contractilité (Voir, pl. XV, fig. 3 et 4, la déformation des zoospermes aux points d'insertion des filaments).

Les phénomènes successifs de la division cellulaire peuvent à mon avis, être divisés en deux périodes. 1° Pendant la première il se produit, tant dans le corps protoplasmique que dans le noyau de la cellule, des modifications qui paraissent être préalables à l'apparition, dans la cellule-mère, de deux centres attractifs distincts. Ces changements ne sont pas déterminés par ces centres, mais, au contraire, déterminent leur formation. Le protoplasme montre des modifications dans sa réfringence, dans son aspect, dans son affinité pour les matières colorantes; peut-être, comme le pense Flemming, le protoplasme se divise-t-il en une couche corticale et une masse médullaire. Dans le noyau s'accomplissent tous les changements préalables à la formation de l'étoile équatoriale.

Cette période se termine par l'apparition dans le protoplasme de deux centres dynamiques et, dans le noyau, de la plaque équatoriale.

Dans la seconde période tous les phénomènes que l'on observe paraissent dépendre de l'action attractive des deux centres dynamiques. Le vitellus se décompose en deux sphères polaires et en une zone équatoriale; celle-ci se dédouble plus tard en deux calottes corticales. Les deux moitiés de la plaque cellulaire sont des produits de différenciation de ces calottes, dans les limites de l'ancien noyau. Les éléments du disque équatorial se dédoublent et donnent lieu à la formation de deux charpentes chromatiques distinctes.

Toute la série des phénomènes qui se produisent lors de la division de la première cellule embryonnaire, pourvue de deux pronucleus se reproduit identiquement la même et dans le même ordre, quand les deux blastomères se divisent en quatre (fig. 14 et 15) et quand leurs dérivés se segmentent à leur tour en huit cellules. Je n'ai pas étudié les segmentations ultérieures. La seule différence c'est que les phénomènes qui s'accomplissaient dans les deux pronucleus, jouant chacun le rôle d'un demi noyau, se passent, quand il s'agit d'un blastomère, dans un noyau unique.

Chaque noyau donne naissance à lui seul non pas à deux mais à quatre anses chromatiques. La division des deux premiers blastomères ne se fait pas simultanément; on les trouve toujours à des stades différents de la division. Il en est de même ultérieurement.

Une dernière observation. Le second globule polaire occupe, relativement à l'axe de la figure dicentrique, des positions très diverses. Le plus souvent on le trouve au voisinage de l'une des extrémités de l'axe; (pl. XIX*ter*, fig. 1, 2, 3. 5, 6, 7, 10); quelquefois dans le plan équatorial (fig. 4 et 9); d'autres fois dans une position intermédiaire (fig. 11, 13 et 14). Change-t-il activement ou passivement de position, ou bien reste-t-il fixé au même point de la surface du vitellus et la direction de l'axe des figures karyokinétiques est elle indifférente relativement à la position qu'occupait la vésicule germinative devenue superficielle? Je ne puis répondre à ces questions. Mais il me paraît plus probable que le globule polaire change de place; peut-être est il entraîné, lors de l'enveloppement de l'hémisphère inférieur de l'œuf, par la couche plus dense qui fait son apparition, sous la forme d'une calotte, à la périphérie de l'hémisphère supérieur. Auerbach a constaté que, chez *A. acuminata* et chez *Strongylus auricularis*, le premier plan de segmentation est toujours perpendiculaire à l'axe de l'œuf dont le globule polaire occupe un des poles.

Flemming a distingué, dans l'histoire de la division indirecte, en excluant la phase initiale et la phase terminale, le noyau maternel caractérisé par son réseau chromatique et le noyau fille constitué de la même manière, les cinq phases suivantes :

NOYAU MATERNEL	NOYAUX FILLES
1. Forme pelotonnée (Spirem).	5. Forme pelotonnée (Dispirem).
2. Forme stellaire (Aster chromatique)	4. Forme stellaire (Dyaster)

3. Plaque équatoriale
Métakinèse

La série de stades de reconstitution des noyaux dérivés est la reproduction en sens inverse des phases de décomposition, si je puis ainsi m'exprimer, du noyau maternel. Flemming paraît attribuer à cette manière de formuler l'histoire de la karyokinèse une certaine importance et Retzius, tout en simplifiant l'ancien schema de Flemming, se rallie en somme à cette formule.

Je ne doute point qu'en ce qui concerne la division des noyaux dans les tissus de la salamandre et des Tritons les choses ne se passent comme ces éminents histologistes l'ont décrit, et que le noyau fille ne passe pas le stade de pelotonnement avant de devenir reticulé. Cependant personne n'a vu les anses chromatiques se souder deux à deux; l'on n'a pas vu non plus le peloton devenir de plus en plus délicat par suite de l'amincissement progressif du filament chromatique. Or, le raccourcissement accompagné d'épaississement et le dédoublement des anses chromatiques sont bien caractéristiques de la première période de l'évolution karyokinétique. Tant dans l'œuf que dans les blastomères, chez l'ascaride du cheval, le stade de pelotonnement manque totalement dans la régénération des cellules filles. Des divers stades par lesquels passe le noyau maternel, lorsqu'il va se diviser, il n'en est donc qu'un seul, le stade étoilé, qui se retrouve dans la période d'édification des noyaux dérivés. Or celui-ci résulte nécessairement du dédoublement des anses primaires : aux dépens de l'étoile primaire se forment deux étoiles secondaires, nécessairement semblables entre elles et semblables à l'aster maternel. La charpente réticulée se développe directement aux dépens de ces anses, qui peut être se divisent une seconde fois, au préalable, dans le sens longitudinal. La formule de Flemming n'est donc pas applicable ici; on ne peut lui attribuer aucune valeur principielle. Il n'y a pas parallélisme entre les deux périodes de la karyokinèse; le phénomène ne suit pas une marche inverse dans les deux phases de son histoire.

Le schéma incurvé de Flemming peut être parfaitement

exact dans certains cas; mais il n'est pas applicable à tous;
le représenter par un U, c'est donner une idée inexacte de la
marche essentielle du phénomène; je préférerais le schématiser
par un Y, le pied de la lettre représentant le stade initial, les
terminaisons des branches divergentes répondant au stade final.

CHAPITRE V.

CONCLUSIONS ET RÉFLEXIONS.

I. — De la symétrie de l'œuf, du zoosperme et des blastomères.

L'étude minutieuse de l'œuf ovarien, chez l'*Ascaris megalocephala*, tout en révélant une structure très complexe, n'est
pas de nature à ébranler la notion généralement admise
aujourd'hui, d'après laquelle l'œuf n'est qu'une cellule constituée, comme toute cellule ordinaire, d'un corps cellulaire et
d'un noyau.

L'œuf présente pendant son passage à travers l'oviducte
une symétrie monaxone; son axe organique se termine par
deux pôles dissemblables et l'étude de la première période de
la maturation démontre qu'il faut distinguer, dans le corps
ovulaire, une sphère excentriquement placée que j'ai appelée
la masse médullaire et une calotte corticale recouvrant
l'hémisphère neutre de cette sphère. La limite entre les
deux parties du corps ovulaire est marquée, à la surface,
par un cercle transversal parallèle à l'équateur; je l'ai appelé
le cercle parapolaire. Dans les limites de la région parapolaire
la masse médullaire est à nu et son milieu, qui répond au
pôle d'imprégnation, est occupé par une portion différenciée
du protoplasme; je lui ai donné le nom de bouchon d'imprégnation. A quelque distance, en dehors du bouchon d'imprégnation, se voit un second cercle, inscrit dans le cercle
parapolaire, et concentrique avec lui. Il marque la limite du

disque polaire. Whitman a décrit, dans l'œuf de *Clepsine,* des cercles superficiels, concentriques au pôle; il les appelle *Polarrings.*

Le noyau n'occupe pas le centre géométrique de l'œuf; il se trouve cependant placé dans l'axe de l'organite; il siège dans la sphère excentrique, mais au voisinage de la calotte corticale.

A certains moments de la première période de sa maturation, l'œuf révèle dans sa forme extérieure des indices manifestes d'une symétrie bilatérale (pl. X, fig. 3 et 4).

Les stries radiées que l'on observe dans le vitellus ne convergent pas vers le noyau, mais plutôt vers le milieu de la sphère excentrique. Il est à peine nécessaire de dire que cette expression de " sphère excentrique „ employée pour désigner la masse médullaire est prise ici dans un sens idéal. La forme extérieure de l'œuf et de ses parties constitutives varie aux divers stades de sa maturation (1re période). La masse médullaire, d'abord allongée, tend à prendre la forme d'une sphère, en même temps que la calotte corticale l'enveloppe graduellement.

A part les indices d'une symétrie bilatérale, toutes les particularités de structure que je viens de signaler se retrouvent dans d'autres cellules de l'ascaride, dans les spermatozoïdes et dans les premiers blastomères.

Les zoospermes et les blastomères présentent, comme l'œuf ovarien, un axe à pôles dissemblables. La calotte corticale des zoospermes utérins se transforme en une queue, dont la limite est marquée par un cercle transversal; le plan de ce cercle est perpendiculaire à l'axe de l'élément. La sphère excentrique, d'abord régulière, se déforme secondairement par le fait du soulèvement de la calotte corticale (voir la série des figures 1 à 29 de la pl. XI).

Les blastomères, au moment où ils se séparent l'un de l'autre, se constituent d'une sphère polaire excentrique et d'une calotte corticale. La limite entre les deux parties est marquée, à la surface de la cellule, par un cercle transversal, perpendiculaire à l'axe de l'élément. Le milieu de la région circonscrite par ce cercle se soulève fréquemment en une saillie claire, formée d'un protoplasme plus sombre. La striation radiaire de la sphère polaire converge, non pas vers le noyau, mais vers un point qui répond au centre dynamique de la cellule en voie de formation.

Dans les blastomères, qui sont en définitive des cellules ordinaires, toutes ces particularités ont leur raison d'être dans le processus de la karyokinèse. Il y aura lieu de rechercher si les analogies de structure que je signale entre les blastomères d'une part, l'œuf ovarien et le zoosperme de l'autre, sont simplement accidentelles, ou si elles ont leur raison d'être dans une seule et même cause se manifestant, dans les éléments les plus divers, par les mêmes particularités de structure.

L'on distingue un axe organique non seulement dans l'œuf ovarien, mais aussi pendant la première et même pendant la seconde période de sa maturation; sa structure monaxone est manifeste pendant la formation des globules polaires et aussi quand, après la fécondation, la première cellule embryonnaire se divise pour donner naissance aux deux premiers blastomères. Il serait de la plus haute importance de trancher la question de savoir si ces axes, que l'on distingue à trois périodes successives de l'évolution, se confondent; si le lieu qu'occupe la vésicule germinative pendant la génèse des globules polaires répond, soit au pôle d'imprégnation, soit au pôle neutre de l'œuf ovarien; si l'axe de la première figure dicentrique répond à l'axe de structure de l'œuf ovarien; si enfin cet axe se maintient dans le cours de l'évolution embryonnaire pour devenir l'axe principal de l'embryon.

S'il en était ainsi, l'ancienne théorie de l'évolution ne serait pas aussi dénuée de tout fondement qu'on le croit aujourd'hui. Le fait que chez les Ascidiens et probablement aussi chez d'autres animaux à symétrie bilatérale, le plan médian du corps de l'animal futur se marque dès le début de la segmentation justifie pleinement l'hypothèse d'après laquelle les matériaux destinés à fournir à la moitié droite du corps siègeraient dans l'un des hémisphères latéraux de l'œuf, tandis que l'hémisphère ovulaire gauche engendrerait tous les organes de la moitié gauche du corps.

Il ne m'a pas été possible d'arriver, par l'étude de l'ascaride du cheval, à élucider ce problème. Les œufs de ce ver se prêtent mal à ce genre de recherches, non pas qu'ils ne soient très favorables à une étude minutieuse de la structure du corps ovulaire et à l'analyse des phénomènes qui s'y accomplissent, mais parceque tout point de repère, permettant de rapporter les détails successivement observés à un point fixe et invariable, fait absolument défaut. Le pôle d'imprégnation cesse d'être reconnaissable dès que le zoosperme a gagné le centre du vitellus et il n'est pas possible de dire si la figure ypsiliforme vient affleurer à la surface, au pôle d'imprégnation, au pôle neutre ou en un point indéterminé et variable d'un œuf à l'autre. Le second globule polaire ne se forme pas exactement au même point que le premier. Ce fait résulte de la rotation que subit la seconde figure pseudokaryokinétique, immédiatement avant l'élimination du second globule. Si donc on admet, ce qui ne me parait pas douteux, que l'axe de la seconde figure pseudokaryokinétique se confond avec le rayon de l'œuf à l'extrémité duquel s'est formé le premier globule, il est clair que le second globule polaire n'est pas expulsé par le même point que le premier. Cependant il faut tenir compte de la réduction considérable que subit la figure antérieurement à l'élimination du globule. Cette réduction est telle, qu'il ne peut y avoir qu'un écart tout à fait insignifiant entre le rayon répondant à l'axe de la seconde figure pseudokaryokinétique et celui qui passe par les centres du second globule polaire et du pronucleus femelle (pl. XVIII*bis*, fig. 5).

Le second globule polaire reste adhérent à la surface du globe vitellin rétracté. S'il était certain qu'il ne change pas de place relativement au vitellus, l'on pourrait rapporter l'axe de la figure dicentrique aux axes distingués antérieurement.

Mais rien ne prouve que la position relative du globe vitellin
et du second globule polaire reste la même. Quand donc nous
constatons que la place qu'occupe le second globule polaire
relativement au premier plan de segmentation varie d'un
œuf à l'autre, nous ne pouvons en conclure que cette segmentation peut se faire dans n'importe quelle direction; mais rien
ne nous autorise non plus à dire qu'elle est déterminée par
rapport au lieu de formation des globules polaires, et par
conséquent nous ne pouvons rien affirmer quant aux rapports
entre l'axe de la première figure dicentrique et les axes
d'imprégnation et de maturation. Je dois donc me borner à
soulever la question et reconnaître que les efforts que j'ai
faits pour la résoudre n'ont abouti à aucun résultat.

II. — Structure du protoplasme cellulaire.

J'en arrive maintenant à la texture du corps cellulaire,
à celle du noyau et aux rapports qui paraissent rattacher
l'une à l'autre les deux parties constitutives de la cellule.

J'ai distingué, dans le corps cellulaire de l'œuf, 1° un
réseau auquel se rattache une couche limitante externe
et 2° des éléments remplissant, soit les mailles du réseau,
soit, ce qui revient probablement au même, de petites
lacunes creusées dans la substance reticulée ou dans celle qui
constitue la couche limitante. Ces éléments, qui n'ont qu'une
existence éphémère, sont les sphères hyalines, les gouttelettes
homogènes et les corpuscules réfringents. Le réseau, je l'ai
appelé le réticulum protoplasmique; il est formé par une substance à laquelle je crois devoir réserver le nom de protoplasme.

Les éléments figurés qui remplissent les vacuoles creusées
dans ce protoplasme forment ensemble le " deutoplasme. „
Dans mon opinion les éléments deutoplasmiques constituent des
produits de l'activité formative de l'ovule primordial; ils se
forment secondairement dans le protoplasme qui, au début,
constitue à lui seul le corps cellulaire. A ce point de vue ces

éléments sont comparables à l'ensemble des liquides qui s'accumulent dans les vacuoles des cellules végétales. Strasburger applique à ces liquides, le nom de *Cytochylema*. On peut encore comparer ces produits secondaires du protoplasme aux substances gélatineuses qui remplissent les mailles du réseau protoplasmique des cellules de la notocorde des vertébrés, des cellules axiales des tentacules des hydroïdes, ou de la cellule axiale d'un Dicyema; aux substances sécrétées qui s'accumulent dans beaucoup de cellules glandulaires, à la graisse qui se dépose dans les cellules adipeuses, etc. A la même catégorie d'éléments se rattache probablement le corps réfringent des zoospermes.

Il ressort clairement de l'étude que j'ai faite tant du zoosperme que de l'œuf, aux différents moments de son évolution, que le protoplasme présente lui-même une structure : il se constitue de fibrilles moniliformes et d'une substance interposée entre ces fibrilles.

A première vue l'on ne distingue, dans la substance réticulée ou dans la couche limitante de l'œuf, dans l'hémisphère céphalique et dans la couche superficielle de la queue du zoosperme, que des granules punctiformes plus ou moins brillants, souvent allignés en séries régulières. Handstein a donné à des éléments semblables, reconnus par lui dans le cytoplasme des cellules végétales, le nom de *microsomes* (*Mikrosomata*, *Mikrosomen*). Mais si l'on examine soit le corps d'un zoosperme, soit la substance protoplasmique de l'œuf, au moyen des objectifs homogènes, en s'aidant d'un bon éclairage, on ne tarde pas à constater que ces microsomes sont reliés entre eux par des fibrilles d'une extrême ténuité. De là un treillis souvent très serré que je désigne sous le nom de *treillis* ou de *treillage protoplasmique* et qu'il importe de distinguer des réticulations du protoplasme. Celles-ci sont dûes à la présence de grands espaces dans la substance treillissée. Les microsomes sont les nœuds du treillis; ces nœuds ne sont pas simplement les lieux d'entre-croisement ou de soudure des fibrilles, mais bien, comme l'indique le nom que Handstein leur a donné, de

petits amas de substance, dont le diamètre est considérable
relativement à celui des fibrilles qui les relient entre eux.
Les mailles du treillis sont occupées par une substance hyaline,
pour laquelle j'adopte le nom de *substance interfibrillaire*. Le
nom de *hyaloplasma* que Handstein a proposé peut également
lui être appliqué.

Nos recherches nous ont montré qu'il existe, dans un
même zoosperme, des différences notables dans l'aspect du
treillis suivant la région du corps que l'on examine : le volume
des grains, leur réfringence, la distance qui les sépare les uns
des autres, enfin leur arrangement varient, suivant qu'on
examine la couche périnucléaire, la couche corticale de l'hémisphère céphalique ou le protoplasme de la queue. Parfois les
mailles du treillis ont une forme géométrique régulière : dans
l'hémisphère céphalique on distingue une disposition à la fois
radiaire et concentrique des grains; dans la queue leur groupement donne lieu à une double striation à la fois longitudinale et transversale.

On constate aussi, d'un zoosperme à l'autre, des différences
notables dans les caractères du treillis, quand on compare une
partie du corps protoplasmique d'un zoosperme à la partie
homologue d'un autre spermatozoïde : le volume des microsomes, leur réfringence, leur écartement sont loin d'être
constants; la direction des stries auxquelles ils donnent lieu
est variable, et ces stries sont plus ou moins apparentes
suivant l'état des fibrilles. Parfois même on ne peut distinguer ni grains ni fibrilles et le protoplasme paraît homogène.
Ces différences ne peuvent être attribuées au mode de préparation employé : on les observe quand on compare entre eux
des zoospermes d'une même préparation, traités par conséquent
de la même manière; on les constate tout aussi bien sur les
éléments frais, où tous les détails de structure que je signale
sont parfaitement visibles.

Il est donc éminemment probable que des variations se produisent, d'un moment à l'autre, dans le caractère du treillage;
et peut-être sont-elles en rapport avec l'état de contraction.

Dans les zoospermes, chez lesquels la portion céphalique présente une forme hémisphérique régulière, les microsomes sont le plus souvent alignés en séries radiées et concentriques; les mailles du treillis doivent avoir alors la forme de petits cubes, de prismes ou plus exactement de pyramides à quatre faces et à sommet largement tronqué. Les microsomes occupent les angles, les fibrilles unissantes les cotés de ces solides. Mais il est probable que la forme et l'étendue de ces mailles sont sujettes à variations; car dans certains cas on ne distingue ni striation radiaire, ni striation concentrique; les microsomes paraissent disséminés sans ordre dans l'hyaloplasme. Comme le nombre et le volume de ces grains varient du reste considérablement, il me paraît probable que deux ou plusieurs microsomes, primitivement distincts, peuvent se confondre en un seul et que la substance des fibrilles qui relient entre eux ces microsomes, participe à la génèse du microsome résultant; enfin, qu'un microsome peut aussi se dédoubler en deux ou plusieurs grains à la suite d'une sorte d'étranglement et sans que jamais une discontinuité réelle puisse s'établir. Nous connaissons de ces confusions et de ces dédoublements alternatifs de microsomes dans la fibre musculaire striée; les fibrilles moniliformes ont une toute autre forme suivant qu'elles sont à l'état d'extension ou à l'état de contraction (pl. XI, fig. 30 et 31).

Il est impossible de se rendre compte, sans cette hypothèse, des différences que l'on constate dans l'aspect du protoplasme tantôt finement punctué (pl. XI, fig. 14), tantôt pourvu de microsomes relativement très gros (pl. XI, fig. 15, 16, et 17).

L'hypothèse de la contractilité du treillis, résultant de cette faculté que possèdent les grains de se rapprocher et même de se fusionner, rend compte aussi des changements continuels de forme de l'hémisphère céphalique, pendant les mouvements amœboïdes qu'il exécute (pl. XI, fig. 22 à 25). Des changements dans la forme et l'étendue des mailles du treillis, des extensions et des réductions doivent être la conséquence nécessaire des fusions et des dédoublements des microsomes, de leurs rapprochements ou de leurs écartements. Ceux-ci ne peuvent se produire sans des allongements ou des raccourcissements de fibrilles. J'ai donné dans le cours de ce travail plusieurs preuves manifestes de la contractilité des fibrilles moniliformes du treillis protoplasmique.

La substance protoplasmique de l'œuf présente au fond la même structure que celle des zoospermes; seulement elle est rendue moins apparente par suite de la présence des éléments deutoplasmiques du vitellus.

Les fibrilles plus apparentes qui donnent au protoplasme sa striation radiaire, celles qui entrent dans la composition de la figure ypsiliforme et de la seconde figure pseudokaryokinétique, les rayons étoilés des asters ne sont que des différenciations locales du treillis protoplasmique. Chaque fois que, suivant une direction donnée, les microsomes augmentent de volume, les fibrilles unissantes deviennent aussi plus épaisses. Il en résulte l'apparition d'un filament plus distinct, qui pourra devenir visible à de faibles grossissements et semblera constituer une formation morphologique spéciale, alors qu'il n'est en réalité qu'un accident du treillis. Plusieurs filaments semblables, réunis en un faisceau unique, sont doués d'une contractilité suffisante pour déformer un corps mou auquel ils se fixent (pl. XV, fig. 3). Quand de semblables filaments apparaissent radiairement autour d'un centre, ils donnent lieu à la formation d'une étoile. C'est ce qui se produit lors de la formation des figures pseudokaryokinétiques; les asters polaires des cellules en voie de division, auxquels se rattachent les éléments du fuseau achromatique, doivent être expliqués comme étant le résultat de l'arrangement régulier du treillage protoplasmique autour de certains points. Peut-être consiste-t-il dans une orientation à la fois radiaire et concentrique des microsomes autour des centres d'attraction.

J'ai eu fréquemment l'occasion de signaler, dans le cours de ce travail, des faits établissant l'identité essentielle des fibrilles moniliformes et des fibrilles homogènes du protoplasme. Dans mon opinion, toute fibrille apparaissant au microscope comme

une simple ligne dépourvue de toute varicosité s'est formée aux
dépens d'une fibrille moniliforme formée de microsomes rattachés les uns aux autres par des segments de fibrilles unissantes.
On trouve toutes les transitions possibles entre les unes et les
autres; tout aster jeune est formé de fibrilles moniliformes; plus
tard seulement la substance des microsomes parait se répandre
uniformément le long du filament qui devient alors homogène.
Ces filaments peuvent eux mêmes se fondre transversalement
entre eux, de façon à donner lieu à de gros cordons homogènes
(pl. XVI, fig. 9 et 11). Puis ces filaments et ces cordons
peuvent se résoudre de nouveau en microsomes et en fibrilles,
de façon à constituer un nouveau treillis. Il ne reste pour
ainsi dire rien des figures pseudokaryokinétiques au moment
de l'élimination des globules polaires.

Il est probable que les propriétés de l'hyaloplasme sont
variables; mais je n'ai à cet égard aucune donnée certaine.
Il m'est impossible aussi de rien dire quant à la génèse des
éléments formés du protoplasme. Les sphères hyalines, les
gouttelettes homogènes, les corpuscules réfringents du vitellus
et le corps réfringent du spermatozoïde sont-ils d'origine interfibrillaire et occupent-ils des mailles du treillis protoplasmique
énormément étendues? Sont-ils de la substance interfibrillaire
modifiée ou bien constituent-ils des portions différenciées du
treillis? Je ne puis répondre à ces questions. Il est probable que les deux cas peuvent se présenter. Si la première
hypothèse était vraie, il est clair que la structure réticulée
du protoplasme, résultant de la présence de grandes vacuoles,
occupées soit par des liquides aqueux (cellules végétales) ou
gélatineux, par des produits de sécrétion ou des éléments
formés, ne serait qu'une apparence particulière du treillis : les
vacuoles ne seraient que des mailles du treillis considérablement distendues. Mais les filaments ou les lames délimitant
les vacuoles ne pourraient pas, pour ce motif, être identifiées
aux fibrilles; elles présenteraient elles-mêmes une structure
treillissée; elles seraient composées de fibrilles et de substance
interfibrillaire; mais dans les filaments réticulés les mailles du
treillis seraient extrêmement réduites.

Pour trancher ces questions il faudrait de nouvelles recherches sur la génèse des vacuoles et des produits de sécrétion
dans leurs rapports avec le treillis.

L'opinion que je viens de formuler sur la structure du
protoplasme cellulaire se fonde sur l'étude que j'ai faite du
zoosperme et de l'œuf, aux différents moments de sa maturation et aussi sur l'analyse des phénomènes de la division
cellulaire, tels qu'ils s'accomplissent pendant la segmentation,
chez l'*Ascaris megalocephala*.

Il me resterait à comparer la conception que je me suis faite
du protoplasme cellulaire aux idées formulées par Frommann,
par Heitzmann, par Kupffer, par Klein, par Schwalbe, par
Eimer, par Leydig et par Flemming à la suite de leurs
recherches sur la structure des cellules qu'ils ont étudiées
et à comparer les faits que révèle l'analyse du zoosperme
et de l'œuf de notre ascaride à ceux qui ont été signalés
par ces auteurs. Si je renonce à aborder ici l'historique et
la critique des travaux modernes relatifs à la structure du
protoplasme, c'est d'abord parce qu'un exposé complet de
ces travaux et de ces idées a été fait tout récemment par
Flemming dans son beau livre : " *Zellsubstanz, Kern und
Zelltheilung* ,.. Je ne pourrais faire mieux que de reproduire
l'analyse critique de Flemming; je préfère renvoyer le lecteur
à cet excellent ouvrage. Il serait difficile d'ailleurs, en s'en
rapportant exclusivement aux figures et aux descriptions des
auteurs, sans s'être attaché à revoir, en suivant les méthodes
qu'ils renseignent et en s'adressant aux objets qu'ils ont
étudiés, de comparer entre elles les données actuellement
existantes. A quels éléments du protoplasme ovulaire de
l'ascaris faut-il rattacher le réseau de Heitzmann, les filaments que Kupffer a le premier signalés dans les cellules
biliaires? Sont-ils comparables aux éléments du réseau protoplasmique de l'œuf, ou aux fibrilles constitutives du treillis?
Que sont les filaments des cellules du cartilage, des cellules
ganglionnaires, des œufs de mammifères décrits par Flemming?
Il serait bien difficile de se prononcer sur ces rapports, sans
avoir pris connaissance par soi-même des objets dont il s'agit.

III. — Structure du noyau; ses rapports avec le corps cellulaire; composition de la vésicule germinative.

Les recherches modernes sur la structure des noyaux des cellules et sur les changements qui s'accomplissent dans ces éléments, lors de la division indirecte, ont fait accepter généralement l'expression de *noyau au repos*, pour désigner l'élément nucléaire des cellules qui ne sont pas en voie de division. J'ai étudié avec le plus grand soin la constitution des noyaux au repos, dans les blastomères de l'ascaride du cheval; je les ai trouvés constitués exactement de la même manière que les pronucleus arrivés à maturité. La description des uns s'applique parfaitement aux autres. L'étude de la génèse des noyaux et celle des pronucleus m'a conduit à cette autre conclusion que les uns et les autres se développent, suivant les mêmes processus, aux dépens de deux parties, d'une portion chromatique et d'un corps achromatique. Seule l'origine de ces parties est différente, suivant qu'il s'agit de noyaux ou de pronucleus. Si donc il faut admettre, à raison du caractère unisexué des pronucleus, de l'hermaphrodisme des noyaux, une différence physiologique entre les uns et les autres, il est évident, d'autre part, qu'il n'y a entre noyaux et pronucleus aucun différence de structure. Cette conclusion ressort non-seulement de l'étude de la constitution de ces éléments, mais de celle de leur génèse et de l'examen des changements qu'ils subissent lorsque les cellules dont ils font partie se divisent. La description des noyaux au repos s'applique donc aux pronucleus et vice-versa.

Les noyaux au repos présentent à considérer une membrane, une charpente réticulée et une substance renfermée dans les mailles du réticulum. J'ai créé, il y a quelques années, le nom de nucléoplasma pour désigner les filaments réticulés que j'avais observés dans la vésicule germinative, tant chez le lapin que chez l'étoile de mer de nos côtes, (*Asteracanthion rubens*). J'emploierai ce nom pour désigner l'ensemble de la substance, formant d'une part la charpente réticulée du noyau,

d'autre part la membrane nucléaire. Ces noyaux ne renferment pas de nucléoles, si l'on entend le mot nucléoles dans
le sens que lui attribuent Flemming et Retzius. Pour ces
auteurs les nucléoles sont des formations morphologiquement
définies qui prennent naissance dans le réticulum, mais ne
peuvent être confondues avec lui. Dans ce sens je ne trouve
de nucléoles ni dans les noyaux des blastomères, ni dans les
pronucleus. Les éléments qui pourraient en imposer pour des
nucléoles sont de simples renflements, plus ou moins volumineux, des éléments constitutifs du réseau nucléoplasmique.

Aussi bien dans la charpente réticulée que dans la membrane nucléaire la substance nucléoplasmique se montre constituée de deux parties : l'une achromatique, l'autre chromatique.
La substance achromatique se présente sous la forme de filaments, dont les dimensions sont éminemment variables, et
d'une substance interposée entre ces filaments. Ces filaments
sont moniliformes. Non seulement les grains que l'on pourrait
appeler, avec Strasburger, les *nucléomicrosomes*, mais aussi
les fibrilles qui les rattachent les uns aux autres et que l'on
pourrait désigner sous le nom les *nucléofils (nucleofila)* ont
des dimensions très variables; ils sont tantôt volumineux
tantôt d'une extrême ténuité; les nucléomicrosomes sont plus
ou moins rapprochés les uns des autres; ils forment parfois
ensemble des cordons noueux, des amas irréguliers de volume
variable, des portions épaissies de la membrane. De même que
l'on observe d'un point à un autre des variations considérables
dans les caractères des filaments constitutifs de la charpente
réticulée, de même la membrane, formée comme la charpente,
de nucléomicrosomes, réunis entre eux par des nucléofils, montre
des différences considérables d'un point à un autre de son étendue. Je pense que dans la membrane les nucléomicrosomes
sont d'habitude très rapprochés les uns des autres, et que les
nucléofils sont très courts. En effet, le plus souvent la membrane se montre constituée de granules très rapprochés; ça et
là ils semblent se toucher; mais ailleurs, ils sont écartés les
uns des autres et dans ce cas ils sont réunis entre eux par des

lignes fines. Quelque soit le volume de ces nucléomicrosomes, toujours ces éléments font plus fortement saillie dans la cavité nucléaire; il en résulte que le contour externe de la membrane est plus lisse que son contour interne. Le fait même de l'existence de ces saillies prouve que dans la membrane, comme dans la charpente reticulée, les grains sont réunis entre eux par des filaments plus grêles que le diamètre des grains et, s'il en est ainsi, il doit y avoir entre ces filaments des mailles, des solutions de continuité constituant des perforations de la membrane. Quoique je n'aie pas pu reconnaître directement ces perforations, elles me paraissent résulter nécessairement de l'apparence que présente, à la coupe optique, la membrane nucléaire. Frommann est arrivé, il y a plusieurs années déjà, à la même conclusion, à laquelle se sont ralliés d'autres histologistes et particulièrement Leydig.

La substance chromatique se trouve abondamment répandue dans la charpente et dans la membrane nucléoplasmique. Elle ne forme pas à elle seule ces éléments, elle imbibe les nucléomicrosomes et les fibrilles du nucléoplasme; elle se trouve surtout accumulée dans les microsomes et, à un moindre degré, dans les nucléofils. Elle est loin d'être uniformément répandue dans toute l'étendue du noyau : elle est surtout abondante à la périphérie, principalement dans la membrane et dans la couche corticale sous-jacente à cette membrane. Sa répartition est très inégale même dans la membrane et dans la couche corticale : certaines parties de la membrane sont fortement chargées de chromatine, tandis que d'autres parties en renferment peu ou en sont même privées. Il en est de même dans la partie corticale de la charpente nucléoplasmique. On y trouve çà et là des trabécules noueux, vivement colorés en rouge, des amas de globules chromatiques, voire même des globules isolés ou réunis en petit nombre, sur le trajet d'un filament incolore. Mais de même qu'une partie des microsomes et des nucléofils qui entrent dans la composition de la membrane sont achromatiques, de même une grande partie de la charpente nucléaire est dépourvue de chromatine. Partout où la chromatine imbibe abondamment les filaments achromatiques, que ce soit dans la membrane ou dans la charpente, le nucléoplasme se trouve gonflé et les microsomes deviennent de gros globules parfois très rapprochés les uns des autres; ils forment alors des cordons noueux ou des portions d'une membrane chromatique, continue en apparence et relativement épaisse. D'autre fois ils sont plus écartés les uns des autres et ils sont alors reliés entre eux par des nucléofils peu ou point colorés. La chromatine peut cheminer le long d'un filament qui, d'achromatique qu'il était, peut devenir chromatique et *vice versa*. L'histoire de la maturation des noyaux et des pronucleus montre que la substance chromatique siège, au début, dans une portion restreinte du noyau, primitivement achromatique dans la plus grande partie de son étendue. Elle forme une ou plusieurs masses colorées occupant soit le centre, soit une portion de la périphérie du corps nucléaire achromatique. Celui-ci se trouve à ce moment délimité par une membrane achromatique treillissée, c'est-à-dire formée de nucléomicrosomes incolores, reliés entre eux par des nucléofils également dépourvus de matière chromophile. Mais bientôt tout le corps achromatique et la membrane elle même sont envahis par la chromatine qui peu à peu abandonne de plus en plus complètement le milieu du noyau pour se localiser à sa périphérie. Lorsqu'il se prépare à la division le noyau se modifie en sens inverse : les éléments nucléoplasmiques de la membrane et de la charpente perdent de nouveau leur chromatine qui s'accumule exclusivement dans quelques cordons nucléoplasmiques. Bientôt une continuité s'établit entre ces cordons d'abord fragmentaires et toute la substance chromatique se trouve dès lors concentrée dans un cordon unique destiné à se segmenter en un petit nombre d'anses; deux s'il s'agit d'un pronucleus; quatre quand il s'agit d'un noyau. Les éléments achromatiques, abandonnés par la chromatine, subsistent sous la forme d'une membrane achromatique et d'une charpente réticulée intranucléaire.

Dans les noyaux que j'ai étudiés la membrane et la charpente sont donc des parties d'une seule et même formation. Elles passent successivement, dans le cours de l'évolution nucléaire par la phase chromatique ou par le stade achromatique, suivant qu'ils s'imbibent de chromatine ou qu'ils abandonnent cette substance chromophile. La membrane achromatique et la membrane chromatique sont une seule et même chose : c'est une partie du corps nucléoplasmique qui peut être alternativement imbibée de chromatine ou libérée de cette substance.

La substance qui remplit les mailles du réticulum nucléaire, c'est le suc nucléaire (Kernsaft). Elle a été considérée d'abord par Flemming comme étant douée d'une certaine affinité pour le carmin et les matières colorantes en général, puis déclarée absolument achromophile par Pfitzner et par Retzius. Flemming s'est rallié à la manière de voir de ces histologistes. Je ne puis pas partager cet avis. Dans les noyaux et dans les pronucleus mûrs, colorés au carmin boracique le suc nucléaire présente une légère teinte rosée, surtout marquée à la périphérie du noyau. Mais l'affinité de ce suc pour les matières colorantes est surtout bien manifeste au début de la période de maturation, alors que les masses chromatiques n'ont pas encore envahi tout le corps achromatique. La substance qui remplit les interstices de l'éponge chromatique, pendant sa période d'expansion, est nettement colorée en rose; mais la teinte devient de plus en plus pâle, au fur et à mesure de l'expansion. C'est ce qui se voit encore très bien lors de la division de la plaque équatoriale : la substance intermédiaire, interposée entre les deux disques subéquatoriaux est un liquide chromophile, qui perd son affinité pour les matières colorantes, au fur et à mesure que les disques s'écartent l'un de l'autre.

Je ne voudrais pas conclure du fait que le suc nucléaire retient le carmin avec une certaine énergie, à la présence, dans ce suc, d'une substance chimiquement identique à la chromatine. L'affinité pour les matières colorantes n'est pas tellement caractéristique de la substance qui imbibe certaines parties du nucléoplasme, de cette substance que Flemming appelle chromatine, et qui est probablement identique à la nucléïne ou tout au moins contient de la nucléïne (Zaccharias), que l'on puisse conclure du fait qu'une partie de la cellule se colore à la présence de la chromatine dans cette partie. La plupart des substances cellulaires jouissent de la faculté de fixer les matières colorantes, mais à des degrés très divers. De toutes les substances celle qui retient le plus énergiquement ces matières c'est la chromatine. Mais il n'y a cependant entre la chromatine et le protoplasme cellulaire par exemple, au point de vue de leur affinité pour le carmin, que des différences de degré. De même que l'on ne peut conclure du fait que le protoplasme peut être coloré la conclusion qu'il renferme de la chromatine, de même on ne peut conclure à la présence de cette substance dans le suc nucléaire du fait qu'elle retient avec une certaine énergie les matières carminées. Cependant rien ne prouve qu'il n'en soit pas ainsi.

Il se présente, non-seulement d'une cellule à l'autre, mais aussi dans une même cellule, d'un moment à un autre, des variations dans la faculté que possède le protoplasme cellulaire de fixer les matières colorantes. Pendant la karyokinèse le protoplasme devient beaucoup plus chromophile; au moment de la copulation des éléments sexuels et après sa pénétration dans le vitellus, le corps cellulaire du zoosperme fixe le carmin assez énergiquement, tandis qu'il ne se colore pas, tant qu'il est libre. J'ai constaté, en ce qui concerne les spermatozoïdes, que ces changements dans les propriétés du protoplasme coïncident avec des modifications que subit, au moment de la copulation, le noyau chromatique. Cet élément devient moins réfringent et il perd de son affinité pour le carmin. Ceci tendrait à établir qu'une partie de la substance chromatique du noyau peut, à certains moments, se disséminer dans le corps protoplasmique. Si les rapports entre le corps cellulaire et le noyau chromatique sont tels, que la chromatine nucléaire peut se répandre partiellement dans le protoplasme, l'on est en droit de supposer aussi que le même fait peut se produire pour le suc nucléaire. Rien ne s'oppose non plus à l'hypothèse d'après laquelle le phénomène inverse pourrait se produire.

Peut-être la matière chromophile qui se trouve à certains moments disséminée dans le protoplasme ou dans le suc nucléaire peut-elle être ensuite soustraite à ces parties et fixée dans les éléments formés du noyau. Il est certain que les cellules produisent de la chromatine. Deux noyaux filles renferment l'un et l'autre, quand ils sont arrivés à leur complet développement, autant de chromatine que le noyau maternel dont ils proviennent. Où se forme cette chromatine? Est-ce dans le nucléoplasme? Est-ce dans le suc nucléaire? Est-ce dans le protoplasme cellulaire? Nous n'en savons rien. Le fait que j'ai signalé plus haut, en ce qui concerne les changements presque instantanés qui se produisent dans les propriétés du corps protoplasmique du zoosperme, au moment de la copulation, tend à prouver que de la chromatine peut se répandre dans le corps cellulaire et que des échanges rapides de chromatine peuvent s'opérer entre protoplasme et noyau. L'avenir nous apprendra si la substance chromophile que l'on constate à certains moments de l'évolution de la cellule soit dans le protoplasme, soit dans le suc nucléaire est ou non identique à la chromatine nucléoplasmique.

La quantité de suc nucléaire renfermée dans l'éponge chromatique croît rapidement pendant l'expansion progressive de la masse chromatique : les mailles du réseau d'abord très petites s'agrandissent et dans le noyau mûr il existe, surtout vers son milieu, de grands espaces remplis de suc nucléaire.

En ce qui concerne l'état sous lequel la chromatine existe dans le nucléoplasme, j'ai exprimé plus haut mon opinion. Je ne pense pas qu'elle s'y trouve à l'état d'éléments observables au microscope, de granules par exemple, mais bien sous la forme d'une substance chimique imbibant d'autres éléments formés.

Je tiens à faire observer encore que je ne considère pas les trabécules du réseau nucléoplasmique comme formés chacun d'un filament moniliforme unique; souvent il s'agit de faisceaux de fibrilles. Il me paraît certain aussi que des fusions peuvent se produire entre microsomes et fils adjacents, de sorte que, dans de gros cordons nucléaires par exemple, il n'existe pas de structure ultérieure, quoique ces cordons puissent représenter, par leur origine, des faisceaux fibrillaires et être capables de se résoudre ultérieurement en microsomes et en fibrilles fasciculées. J'ai signalé une série de faits qui prouvent que des cordons homogènes, tout au moins en apparence, et même des globules chromatiques peuvent se dédoubler ou même se résoudre en un grand nombre de parties qui (voir la génèse et la maturation du pronucleus), lorsqu'ils s'imprègnent de suc nucléaire, peuvent donner lieu à la formation d'un réticulum.

Flemming pense que toute la charpente réticulée du noyau peut être formée de chromatine, sans nier toutefois qu'il puisse y exister un substratum non chromatique. Je pense avec Schmitz que la charpente réticulée n'est pas formée exclusivement de chromatine et j'ai signalé, dans le cours de ce travail, assez de faits qui justifient cette manière de voir pour considérer ce que Flemming appelle une possibilité comme un fait complètement démontré.

L'opinion que j'ai émise plus haut, en ce qui concerne la discontinuité chromatique dans le réseau nucléoplasmique, n'est pas conforme aux observations de Flemming sur les nombreuses cellules animales et végétales qu'il a étudiées : il ne trouve aucun fait qui parle en faveur de cette discontinuité soutenue, en ce qui concerne les cellules végétales, par Schmitz et par Strasburger. L'étude que j'ai faite des pronucleus et des noyaux des blastomères, chez l'ascaride du cheval, m'a conduit à des conclusions conformes aux idées de ces botanistes.

J'ai décrit antérieurement dans les noyaux des cellules de l'ectoderme du lapin un espace central plus clair que j'ai appelé le corps médullaire du noyau (il vaudrait mieux l'appeler " l'espace médullaire ") et une couche corticale plus colorée, traversée par des filaments. Ces filaments ne sont autre chose

que les éléments les plus apparents de la charpente nucléoplasmique. L'étude des pronucleus et des noyaux des blastomères
de l'ascaris m'a conduit, en ce qui concerne les divisions
à établir dans le corps nucléaire, à des conclusions très
semblables à celles que j'ai formulées à la suite de mes
recherches sur le blastoderme du lapin. Ici aussi se voit
d'habitude un espace plus clair occupant le milieu du noyau.
Est-ce que, comme je l'ai cru d'abord, il s'agit là de l'hyaloïde
de Eimer? En l'absence de tout élément comparable à un
nucléole, au milieu de cet espace, je n'oserais plus aujourd'hui
soutenir cette manière de voir.

J'ai décrit plus haut la constitution de la vésicule germinative de l'œuf. La conclusion qui ressort de cette étude c'est
que la vésicule germinative est un noyau dont les caractères
diffèrent notablement de ceux des noyaux ordinaires. Ce qui
la distingue avant tout, c'est que toute la substance chromatique de la vésicule germinative s'est concentrée en un corps
sphéroïdal unique, le corpuscule germinatif, généralement
appelé le nucléole de l'œuf. En traitant par le carmin
boracique il est facile de s'assurer que la membrane, les
pseudonucléoles et tout le contenu de la vésicule germinative,
abstraction faite du nucléole, n'ont aucune affinité pour le
carmin : les préparations bien traitées n'y montrent qu'un seul
élément coloré, c'est le nucléole.

Quant à la substance achromatique de la vésicule germinative elle se montre constituée de deux parties : une zone
bien différenciée entourant le corpuscule germinatif, qui se
maintient autour de lui pendant tous les stades ultérieurs
de la maturation de l'œuf. Je lui ai donné le nom de prothyalosome. L'autre partie, dans laquelle on distingue manifestement une structure treillissée, je l'ai appelée la portion
accessoire. Ces mêmes particularités se rencontrent dans la
vésicule germinative d'autres animaux : Ch. Julin a fait
récemment d'excellentes préparations d'œufs de Clavelline
(*Clavellina Rissoana*). Là aussi nous constatons que de toutes

les parties du noyau de l'œuf le nucléole fixe seul la matière
colorante; la membrane et le réticulum nucléoplasmique sont
totalement dépourvus de chromatine et il en est de même du
suc nucléaire. Ici aussi un prothyalosome bien délimité, marginalement placé, entoure le nucléole adhérent à la membrane
achromatique de la vésicule.

Comment faut-il considérer ce corpuscule qui aussi bien chez
la Clavelline que chez l'*Ascaris megalocephala* concentre en
lui toute la chromatine nucléaire? Doit-on le considérer comme
un nucléole et dire alors que la chromatine manque dans le
noyau de l'œuf? ou bien faut-il le considérer comme un globule
chromatique d'un caractère spécial, propre à l'œuf, équivalent
à l'ensemble de la charpente chromatique des noyaux ordinaires et ayant par conséquent une toute autre valeur qu'un
nucléole?

Après la découverte de la charpente réticulée des
noyaux, après que l'on eut constaté que les nucléoles disparaissent dans les filaments chromatiques lors de la division
cellulaire, qu'ils interviennent dans la constitution de ces
filaments, on en est venu à dénier aux nucléoles toute importance morphologique et Klein est allé si loin dans cette voie
qu'il les a considérés comme de simples accidents du réseau,
comme de simples amas nodaux de la charpente chromatique.

Les études minutieuses auxquelles se sont livrés divers
histologistes, parmi lesquels il faut citer en première ligne
Retzius et Flemming, ont amené une réaction contre cette
tendance. Voici comment Flemming définit les nucléoles :
*Substanzportionen im Kern von besonderer Beschaffenheit
gegenüber dem Gerüst und dem Kernsaft, fast immer von
stärkerem Lichtbrechungsvermögen als beide, mit glatter Fläche,
in ihrem Umfang abgesetzt, stets von abgerundeter Oberflächen-
form, meist in den Gerüstbalken suspendirt, in manchen Fällen
ausserhalb derselben gelagert.*

Tous ces caractères s'appliqueraient au corpuscule germinatif de l'œuf, n'était que, dans la vésicule germinative, le
corpuscule nucléoliforme est adhérent à la membrane nucléaire

et que, contrairement à ce que l'on observe dans tous les autres noyaux, il n'existe pas, dans la vésicule germinative, de réticulum chromatique. La charpente nucléoplasmique est achromatique. Or, c'est dans un réticulum chromatique que les nucléoles apparaissent, doués de propriétés spéciales, dans les cellules ordinaires.

Diverses considérations me portent à considérer comme plus probable l'hypothèse d'après laquelle le corpuscule germinatif ne serait pas équivalent à un nucléole de cellule ordinaire, mais qu'il représenterait à lui seul tout le réticulum chromatique, y compris la membrane chromatique et les nucléoles des cellules ordinaires.

Il faut se rappeler qu'il existe des cellules dépourvues de nucléoles. Je ne trouve de semblables éléments ni dans les pronucleus, ni dans les noyaux des blastomères; les nucléoles manquent constamment, en tant qu'éléments morphologiquement distincts, lors de la division karyokinétique et dans de jeunes noyaux en voie de maturation.

Si l'on en juge par le rôle qu'il joue dans la constitution des figures karyokinétiques, l'on peut affirmer que le réticulum chromatique constitue un élément essentiel et par conséquent constant du noyau, tandis que l'absence du nucléole, dans certaines cellules et à certains stades de l'évolution nucléaire, parait devoir le faire considérer comme un élément d'importance secondaire.

Enfin, et c'est là l'argument principal et à mon avis décisif, toute la substance chromatique que l'on trouve dans les figures pseudo-karyokinétiques, dans les globules polaires et dans le pronucleus femelle dérive du corpuscule nucléoliforme de l'œuf. Tout le réticulum chromatique du pronucleus femelle et par conséquent deux des quatre anses de la première figure karyokinétique dérivent du soi-disant nucléole. Or, les anses chromatiques d'un noyau en voie de division se forment aux dépens de la charpente chromatique du noyau maternel. Il est donc rationnel de considérer le corpuscule nucléoliforme de la vésicule germinative comme l'équivalent

d'une charpente chromatique, alors surtout que nous ne trouvons nulle part ailleurs de chromatine dans la vésicule germinative de l'œuf.

L'on pourrait encore invoquer la constitution même de
l'élément, formé de deux disques dans chacun desquels on
distingue quatre globules chromatiques agglutinés entre eux
au moyen d'un ciment moins chromophile. Une semblable
structure n'est connue pour aucun nucléole; elle fait du corpuscule nucléoliforme de l'œuf un élément d'un caractère tout
spécial.

Il y a lieu de faire remarquer ici que, dans la génèse des
pronucleus, les dérivés du soi-disant nucléole de l'œuf se comportent exactement comme le petit noyau chromatique du
zoosperme. Or rien ne peut nous faire supposer que cet
élément soit l'équivalent d'un nucléole, quoiqu'il en ait l'apparence. Il n'est pas probable que ce petit noyau spermatique soit un noyau de cellule ordinaire; pour se prononcer
sur sa valeur, en connaissance de cause, il faudrait avoir étudié
à fond la spermatogénèse; mais il me parait naturel de le
considérer, par analogie, comme représentant lui aussi la
charpente chromatique du noyau du spermatozoïde.

L'on a désigné anciennement sous le nom de membrane
nucléaire le contour net qui sépare un noyau du protoplasme
cellulaire. Le caractère vésiculeux du noyau était universellement admis. Flemming a le premier démontré que la couche
limitante externe du noyau peut être colorée et qu'elle se
rattache à la charpente réticulée du noyau dont elle forme la
limite périphérique. L'emploi des forts grossissements lui fit
reconnaître que, dans certains noyaux, la couche chromatique
corticale est discontinue, qu'elle présente de petites interruptions; mais pour être perforée cette couche n'en mérite pas
moins le nom de membrane. Cependant la question suivante
ressortait de ces premiers résultats de Flemming : n'existe-
t-il pas, en dehors de cette couche limitante du réticulum
chromatique, une autre membrane, contre la face interne de

laquelle se trouverait appliquée la couche chromatique? Pfitzner et Retzius se sont prononcés contre cette hypothèse; mais Flemming, dans son dernier ouvrage arrive à une conclusion opposée. Il admet qu'il existe, dans certains noyaux, indépendamment d'une couche chromatique marginale une membrane achromatique qui, pour être très fine dans beaucoup de cas, n'en est pas moins une couche particulière. Je suis loin de vouloir émettre le moindre doute sur la réalité de l'existence d'une semblable membrane dans les cellules étudiées par Flemming. Mais pas plus dans les pronucleus que dans les noyaux des blastomères de l'Ascaris du cheval, je n'ai pu me convaincre de l'existence simultanée de deux couches distinctes, l'une achromatique, l'autre chromatique, quand ces éléments nucléaires sont arrivés à leur complet développement. La membrane achromatique primitive de ces noyaux peut s'imprègner de chromatine et puis abandonner de nouveau cette substance; membrane achromatique et couche corticale chromatique sont une seule et même formation. Quant à la membrane manifestement achromatique de la vésicule germinative, je la considère comme équivalente à ce que j'ai appelé la membrane achromatique des pronucleus et des noyaux des blastomères. Cette membrane parait, il est vrai, plus régulière, assez résistante pour présenter, à un moment donné, des plis; son double contour est continu et ininterrompu. A mon avis, il s'agit ici d'une fusion des microsomes et des interfils analogue à celle qui se produit lorsqu'un filament moniliforme du protoplasme se transforme en un filament homogène ou lorsque plusieurs filaments semblables se soudent entre eux en un cordon homogène. Ce qui me porte à croire qu'il en est ainsi, c'est le fait positivement établi que lors de la disparition de la vésicule germinative cette membrane se résoud en granulations reliées entre elles; c'est aux dépens de ces granules réunis entre eux que se constituent en partie les fibrilles de la figure ypsiliforme.

Quels sont les rapports morphologiques entre noyau et protoplasme? constituent-ils des formations indépendantes l'une de l'autre ou bien, comme l'a soutenu Heitzmann, comme le pensent Frommann et Klein y a-t-il continuité entre les filaments du noyau et ceux de protoplasme? Déjà dans son premier travail Frommann affirme avoir vu des cordons sortir du noyau pour se continuer dans le protoplasme. Klein est arrivé à la même conclusion. Parmi les faits que j'ai eu l'occasion d'observer j'en ai signalé plusieurs qui plaident en faveur de la notion d'une continuité organique entre les éléments du réticulum nucléoplasmique et les fibrilles constitutives du protoplasme.

1° Les microsomes de la membrane achromatique des pronucleus et des noyaux en voie de formation se montrent fréquemment en continuité de substance d'une part avec des fibrilles achromatiques du noyau, d'autre part avec des filaments moniliformes du protoplasme.

2° Lors de la disparition de la vésicule germinative, la membrane et la portion accessoire de la vésicule germinative se résolvent en une substance granuleuse qui ne se distingue en rien du protoplasme; les rayons des asters de la figure ypsiliforme se forment en partie aux dépens de cette substance d'origine nucléaire, en partie aux dépens du protoplasme ovulaire. Ces fibrilles ne se distinguent en rien les unes des autres.

3° Lors de la segmentation les filaments réunissants, qui sont manifestement d'origine nucléaire, disparaissent à la fin dans le protoplasme cellulaire.

4° Les fibrilles du soi-disant fuseau achromatique se forment en partie aux dépens du protoplasme, en partie aux dépens de la substance achromatique du noyau en voie de division.

5° Lors de la disparition du cordon de réunion, qui rattache le second globule polaire au pronucleus femelle, une partie de ce cordon intervient dans la formation de la charpente achromatique du pronucleus, une autre partie disparait dans le protoplasme.

6° La structure du réseau nucléoplasmique, avant son envahissement par la chromatine, comme après le retrait de cette
substance, est très semblable, voire même identique à celle du
protoplasme. De part et d'autre nous trouvons des microsomes
reliés entre eux par des interfils, et formant un treillage dont
les mailles sont remplies par une substance interfibrillaire. La
membrane achromatique a aussi une structure treillissée.
Elle constitue une limite au delà de laquelle le treillage n'est
pas susceptible d'être envahi par la chromatine nucléaire.
Cette membrane est d'habitude perforée et par ces orifices
s'établit une continuité entre le suc nucléaire et la substance interfibrillaire du protoplasme. Ceci s'observe aussi
bien avant qu'après l'imbibition des éléments de la membrane
achromatique par la chromatine. Les microsomes sont de dimensions très inégales aussi bien dans la membrane que dans les
réticulums protoplasmique et nucléaire. C'est en examinant
avec attention de gros microsomes de la membrane que l'on
peut observer directement la continuité avec les fibrilles du
protoplasme d'un part, du noyau de l'autre ; car il y a, dans
beaucoup de cas, un rapport entre le volume du microsome et
l'épaisseur des fibrilles qui le rattachent aux éléments voisins.
Quand, par suite de la fusion de ses éléments constitutifs, la
membrane a perdu sa porosité, quand on ne peut plus y
distinguer les microsomes, il n'est plus possible de constater
la continuité entre le réseau nucléoplasmique et le treillage
du protoplasme cellulaire.

IV.   De la division indirecte des cellules.

Mes recherches sur la segmentation et l'étude que j'ai faite
des phases successives par lesquelles passe le noyau, lors de
la division, jettent quelque lumière sur diverses questions
restées obscures jusqu'ici ; elles contribueront, je l'espère, à
concilier les divergences qui existent encore entre les opinions
des cytologues qui ont le plus contribué à fonder l'histoire de
la karyokinèse.

A Flemming revient le mérite d'avoir démontré l'identité essentielle des phénomènes qui s'accomplissent pendant la segmentation et la division indirecte, telle qu'elle se passe dans les tissus. Mes recherches sur l'ascaride du cheval confirment entièrement cette conclusion que Flemming avait tirée de ses études sur la segmentation chez les Echinides.

Si l'on tient compte des faits actuellement connus relatifs à la karyokinèse des cellules végétales. nul ne pourra douter que le processus ne soit au fond le même partout, que les différences portent seulement sur des détails sans importance principielle et que, si Strasburger et Flemming soutiennent sur certains points essentiels des thèses bien différentes, cela tient en partie à des défauts d'observation, en partie à des erreurs d'interprétation.

Nous avons vu la substance chromatique se concentrer au début, dans des fragments de cordons qui se réunissent entre eux bout à bout. de façon à donner naissance à un cordon unique, contourné, pelotonné, siégeant exclusivement à la périphérie du noyau; ce cordon se raccourcit et s'épaissit progressivement; puis il quitte la surface du noyau et nous le retrouvons alors, vivement coloré, à l'intérieur du corps nucléaire devenu achromatique, toujours bien délimité par une membrane composée de granules incolores (*Kernwandung* de Strasburger, *achromatische Kernmembran* de Flemming). Ce cordon noueux est composé de globules plus ou moins écartés les uns des autres: (*Chromatinkugeln* de Pfitzner); ses grains sont de volume très variable. Il est bien certainement formé d'un substratum achromatique imbibé de chromatine. Strasburger donne à ce stroma le nom de *Nucleohyaloplasma* et il admet que cette substance est chargée de granules chromatiques (*nucleomicrosomes*): il pense que le cordon se constitue à la fin de disques alternativement plus pâles et plus foncés, les premiers étant formés d'hyaloplasme, les seconds de substance microsomique. Je n'ai jamais pu observer, dans le cordon noueux, que les globules chromatiques fussent formés de granules et j'ai trouvé que les étranglements comme les nœuds se colorent; ils le font seulement à un moindre degré. Puis survient le phénomène de la segmentation transversale du cordon, d'où résulte la formation des anses chromatiques. Ce phénomène s'accomplit partout, dans les blastomères de notre ascaride, comme dans les cellules des tissus animaux et végétaux.

Si, pour les phénomènes qui caractérissent le début de la karyokinèse, il n'y a guère de divergences d'opinions, tout au moins en ce qui concerne les faits les plus apparents, il n'en est plus de même pour la suite.

Strasburger admet une seconde division transversale des premiers segments et il cherche à étendre aux cellules animales les résultats de ses observations sur les cellules des plantes. Les segments secondaires Strasburger les appelle les éléments de la plaque nucléaire; il leur décrit une forme de J ou de U. Ils peuvent être très courts et ont alors l'apparence de grains. Flemming nie positivement, en ce qui concerne la plupart des cellules animales, la seconde segmentation transversale de Strasburger et sur ce point je ne puis que me rallier aux affirmations de Flemming. Chez l'ascaride du cheval le doute n'est pas possible, à raison du petit nombre des anses. Dans chaque pronucleus le cordon chromatique se divise directement en deux anses d'égale longueur; dans les blastomères le cordon se segmente directement en quatre portions et ces anses ne subissent aucune segmentation transversale ultérieure.

La plaque nucléaire de Strasburger se constitue, avant son dédoublement, de segments secondaires (*Kernplatteelemente*) réunis deux à deux de façon à constituer des couples. (Cellules mères du pollen chez *Fritillaria*). Chaque couple, composé de deux segments secondaires, se divise par une seconde segmentation transversale; des deux éléments constitutifs d'un couple, l'un est destiné à l'un des noyaux filles, l'autre au second noyau dérivé. Flemming soutient au contraire que chaque anse primaire se subdivise en se fendant suivant sa longueur en deux anses secondaires et rien dans ses observations ne l'autorise à affirmer que de ces deux anses l'une se rend à l'un des noyaux filles, l'autre au second noyau dérivé. Strasburger conteste l'existence de ce fendillement longitudinal, découvert par Flemming et vérifié par Pfitzner et par Retzius. En cela Strasburger se trompe : il ne peut y avoir le moindre doute sur ce point : chez l'Ascaris du cheval chaque anse chromatique primaire se divise, suivant sa longueur, en deux anses secondaires et j'ai longuement décrit plus haut comment s'accomplit le phénomène. Chaque globule chromatique se divise en deux globules adjacents et en cela je ne puis que confirmer les belles observations de Pfitzner. Mais j'ai pu démontrer en outre que des deux anses secondaires l'une se rend à l'un des pôles de la figure dicentrique, tandis que l'autre est destinée au second noyau fille. Sur ce point mes observations donnent pleinement raison aux idées que Strasburger a soutenues dès le début de ses recherches sur la division indirecte; elles rendent compte du pourquoi de la division longitudinale des anses; elles rendent compréhensible le phénomène découvert par Flemming et qui constitue, sans aucun doute, l'un des faits essentiels de la karyokinèse. Aussi me parait-il bien peu probable que son existence ne soit pas générale.

Il y a, dans les planches publiées par Strasburger, plus d'une figure qui peut être interprétée dans le sens d'une division longitudinale des anses et l'existence, dans certaines cellules végétales, d'un dédoublement longitudinal identique à celui qui s'accomplit dans les cellules animales, ressort d'ailleurs avec une entière certitude des figures publiées par Flemming. Il y a lieu de tenir compte, pour se prononcer sur le caractère de la division des éléments de la plaque nucléaire, de la forme des éléments constitutifs de cette plaque. Les anses ne peuvent-elles pas, dans certaines cellules, se raccourcir au point de devenir des bâtonnets et même des globules? Dans ce cas comment décider s'il s'agit d'une segmentation transversale ou d'une division longitudinale? L'on pourra résoudre la question en recherchant si le dédoublement de l'élément se fait dans le plan équatorial de la figure dicentrique et si la divi-

sion s'opère dans ce plan l'on pourra affirmer que l'on a affaire
à une division longitudinale et non à une segmentation transversale.

Les observations de Strasburger sur la division des cellules
mères du Pollen, chez *Fritillaria*, et les figures qu'il en a données peuvent être parfaitement interprétées dans le sens d'une
division longitudinale des anses et ne prouvent nullement, à
mon avis, une segmentation transversale. Strasburger admet
que les deux branches de l'anse s'accolent d'abord l'une à
l'autre; mais l'on pourrait tout aussi bien soutenir, en se fondant sur les figures qu'il a publiées, que les bâtonnets indivis
résultent d'un raccourcissement progressif et d'un redressement
des anses. La forme d'Y résulterait dans cette hypothèse d'une
division longitudinale, c'est-à-dire équatoriale des bâtonnets,
s'accomplissant d'abord à l'un des bouts de l'élément et progressant graduellement vers l'autre bout. Aussitôt séparées
les branches divergentes de l'Y se dirigent vers les pôles,
tandis que le pied de l'Y reste équatorial. Le dédoublement
gagne peu à peu le pied de l'Y. Les choses se passeraient
alors ici exactement comme je l'ai observé chez l'ascaride du
cheval, où le dédoublement des anses primaires est toujours
plus tardif aux extrémités équatoriales de ces anses : les anses
secondaires sont déjà écartées l'une de l'autre dans tout leur
longueur, alors que leurs extrémités, non encore subdivisées,
se trouvent toujours dans le plan équatorial. La seule particularité distinctive du phénomène, dans les cellules mères du
Pollen, chez *Fritillaria*, serait que les anses primaires se
raccourciraient et se redresseraient ici, de façon à devenir
des bâtonnets. Il est probable que, même chez l'ascaride, au
moment de leur division, les anses équatoriales sont loin de
décrire toujours des courbes dont les coudes seraient dirigés
vers le centre du disque équatorial (pl. XIX*bis*, fig. 16 à 20).
La courbure des cordons chromatiques primaires est probablement indifférente.

Les particularités qui font des blastomères de notre ascaride
un objet unique pour l'étude de la division cellulaire c'est le

petit nombre des anses chromatiques, le volume de ces éléments
et leur groupement si régulier en un seul et même plan équatorial. Il ressort clairement des observations que nous avons
faites qu'il faut admettre dans l'histoire de la karyokinèse une
plaque nucléaire simple d'abord, double ensuite et que, comme
Strasburger l'a soutenu, chaque anse primaire fournit une de
ses moitiés à chacun des noyaux dérivés. Le processus
essentiel d'où résulte le dédoublement de la plaque, Strasburger ne l'a pas compris : au lieu d'une segmentation transversale des anses, c'est un dédoublement longitudinal qui
se produit et c'est avant tout, aux admirables recherches de
Flemming que nous devons la connaissance de ce phénomène.

Le présent mémoire renferme la démonstration de ce fait
capital que les pronucleus mâle et femelle interviennent à égalité de titres, en fournissant chacun deux anses chromatiques
à la plaque nucléaire, dans la constitution de cette plaque :
chaque noyau fille reçoit du disque équatorial deux anses
secondaires mâles et deux anses secondaires femelles. De là
la notion de l'hermaphrodisme nucléaire et par conséquent
cellulaire.

Une particularité qui ne paraît guère avoir attiré l'attention,
c'est que les extrémités des anses primaires présentent des
caractères spéciaux : elles sont presque toujours renflées en massues. Les anses secondaires, complètement séparées et écartées
l'une de l'autre dans toute leur longueur, restent encore en
continuité l'une avec l'autre à leurs extrémités qui répondent
aux bouts renflés des anses primaires. La rupture, à ces
extrémités, se fait tantôt plus tôt, tantôt plus tard, mais
toujours en dernier lieu. Quand elle se fait tardivement se
produit la figure doliforme et l'on voit alors les méridiens du
tonneau, formés chacun de deux demi-anses secondaires, établir
une continuité chromatique plus ou moins complète entre les
deux noyaux filles en voie de formation. La rupture finit
toujours par se faire dans le plan équatorial du tonneau et
*cette rupture n'est que le dernier stade de la division longitudi-
nale des anses primaires.*

Je pense que les particularités signalées par Flemming en ce qui concerne la division des cellules spermatogènes de la salamandre, particularités qui se retrouvent dans beaucoup de cellules végétales trouvent leur explication dans ce qui précède. Il ne s'agit probablement pas là d'un processus particulier de division indirecte : l'interruption équatoriale des cordons chromatiques méridiens n'est pas une segmentation transversale retardée, mais bien la fin de la division longitudinale et les méridiens ne sont pas des cordons primaires, mais des cordons secondaires encore unis bout à bout.

Il ne se produit, dans les blastomères de l'ascaride, rien de comparable aux changements de position du point d'inflexion dans les anses secondaires, lors de leur cheminement vers les pôles de la figure dicentrique. Je ne songe pas à contester que ces changements très compliqués, minutieusement décrits par Strasburger, ne puisent se produire dans certaines cellules. Mais chez l'ascaride le fait que dans les disques subéquatoriaux les anses secondaires tournent leur coude vers les pôles est une conséquence nécessaire de l'arrangement des anses primaires, de leur division longitudinale et de l'écartement progressif des disques subéquatoriaux.

J'ai indiqué plus haut les faits qui m'ont conduit à soupçonner que, pendant l'écartement des disques subéquatoriaux, les anses secondaires peuvent subir un nouveau dédoublement dans le sens longitudinal. Les observations de Flemming sur les cellules spermatogènes de la salamandre me confirment dans cette manière de voir (page 258, fig. 4, 5 et 6 du livre de Flemming, *Zellsubstanz*, etc.) Ce que Flemming a pris pour une segmentation longitudinale retardée, s'accomplissant dans les noyaux filles (stades stellaires) est à mon avis un second dédoublement longitudinal. S'il en était autrement, si la division longitudinale représentée par Flemming (page 258, fig. 4, 5 et 6) répondait à la division des anses primaires, celle-ci perdrait complètement la portée que nous lui attribuons : à notre avis elle trouve sa raison d'être dans la circonstance que les noyaux filles doivent recevoir leur

substance chromatique *de chacune des parties* constitutives
des cordons chromatiques primaires, d'où résulte une symétrie
parfaite entre la charpente chromatique des deux noyaux
dérivés. C'est cette nécessité qui détermine le dédoublement
longitudinal des cordons primaires, et l'écartement progressif
des anses jumelles. Le dédoublement qui se produit au stade
stellaire des cellules filles ne peut avoir cette signification. Les
anses secondaires ou jumelles sont manifestement destinées ici
à un même noyau fille. Mes observations me portent à interpréter, dans le sens que je viens d'indiquer, les figures de
Flemming. La division des cordons primaires dans les cellules
spermatogènes de la salamandre a probablement échappé à
Femming et les méridiens des figures doliformes ne sont pas
des cordons primaires, mais des anses secondaires unies bout
à bout. La division longitudinale n'est pas encore terminée.

En ce qui concerne l'origine et l'histoire des éléments
achromatiques des figures karyokinétiques il existe aussi entre
Flemming et Strasburger des divergences d'opinions sur des
points essentiels.

Tandis que Strasburger assigne aux fibrilles achromatiques
du fuseau une origine protoplasmique, qu'il les fait pénétrer
secondairement dans le noyau en voie de division, Flemming
soutient la thèse qu'ils sont d'origine nucléaire. D'après mes
recherches la vérité se trouverait entre les deux, tout au
moins en ce qui concerne les cellules de l'ascaride où j'ai
étudié la division.

Avant que les fibrilles dont il s'agit ne soient bien apparentes deux masses sphéroïdales, que j'ai appelées les sphères
attractives, ont fait leur apparition dans le protoplasme cellulaire. Ces corps doués de propriétés particulières, plus homogènes et plus avides de carmin que le reste du protoplasme,
présentent à leur centre un corpuscule ou un amas de corpuscules d'où partent, en rayonnant, des fibrilles très tenues.
Bientôt on reconnait manifestement, tant par la structure du
protoplasme que par la forme du blastomère, que le corps de

la cellule s'est divisé en deux portions polaires, dont les
sphères attractives occupent les centres et une zone équatoriale dans laquelle siège la plaque nucléaire (disque équatorial
chromatique). Si l'on examine avec attention les éléments
achromatiques de l'ancien noyau, on reconnait que les microsomes achromatiques sont allignés, à la périphérie, suivant des
lignes méridiennes convergeant vers les sphères attractives.
Parmi les rayons divergents, qui partent des sphères attractives, il en est qui sont dirigés vers la plaque équatoriale;
ceux là sont plus distincts que tous les autres; ils constituent
une sorte d'éventail ayant pour centre le corpuscule polaire.
On distingue en même temps, dans l'axe de l'ancien noyau,
des fibrilles bien nettes formant avec les éventails une
figure qui parait être un fuseau achromatique. Néanmoins on
distingue, sur le trajet de chacune des fibrilles, suivant la
limite de la sphère attractive, un granule plus volumineux
divisant la fibrille en une portion faisant partie de la sphère
et une partie engagée dans l'ancien noyau. L'origine en partie
protoplasmique, en partie nucléoplasmique de chaque fibrille
parait donc éminemment probable : il semble que la portion
achromatique de l'ancien noyau complète les portions polaires
de la cellule en voie de division et que la structure radiaire
qui se manifeste dans le protoplasme cellulaire se dessine en
même temps dans le corps achromatique de l'ancien noyau.
De même que les lignes méridiennes achromatiques les fibrilles
du fuseau sont des rayons différenciés de l'étoile, dont le
centre répond au milieu de la sphère attractive. Tout se passe
comme si la partie achromatique de l'ancien noyau se trouvait
confondue avec le protoplasme et comme si elle subissait, en
même temps que le protoplasme, l'influence des deux centres
dynamiques dont l'action s'étend jusqu'à la zone équatoriale.
Les fibrilles constitutives du fuseau se forment en partie
dans les sphères attractives, en partie dans le corps nucléaire,
aux dépens des filaments achromatiques du nucléoplasme.

Un autre point sur lequel je ne puis partager l'opinion de
mes devanciers, est relatif à la constitution du fuseau. Je ne

pense pas qu'il s'agisse là d'une fuseau complet, mais bien de
deux cônes, dont les fibrilles contractiles se fixent aux anses
chromatiques secondaires et les tirent véritablement vers les
sphères attractives. Il ne peut donc être question, comme le
pensent Flemming et Strasburger, d'un cheminement des
éléments chromatiques le long de fibrilles achromatiques.

Ce qui a donné lieu à l'illusion du fuseau, c'est l'existence
de ce que j'ai appelé les filaments réunissants. Mais ces
éléments ne sont qu'une trame achromatique que laisse derrière elle la chromatine au moment où s'établit la discontinuité
chromatique entre les anses secondaires jumelles, suivant
l'équateur de la figure.

Les sphères attractives ne prennent aucune part directe à
la reconstitution des noyaux; elles finissent pas disparaître
dans le corps protoplasmique de la cellule. Le noyau se
reconstitue aux dépens des anses secondaires chromatiques
et d'une charpente achromatique de mieux en mieux délimitée, qui se trouve interposée entre la masse chromatique
du noyau en voie d'édificaion et la sphère attractive correspondante.

J'ai décrit le processus de cette reconstitution que l'on peut
appeler la maturation du noyau; je n'ai pu observer entre
la phase stellaire et le stade réticulé des cellules filles rien qui
réponde au stade pelotonné de Flemming. Le parallélisme que
Flemming et Retzius ont voulu établir, entre la série des phénomènes de reconstitution des noyaux filles et les phases
d'évolution progressive du noyau maternel en voie de division
n'a, dans mon opinion, aucune valeur principielle.

En ce qui concerne la division du corps cellulaire mes
études sur l'Ascaris m'ont conduit à cette conclusion que les
choses se passent ici non pas comme on l'admet pour les
cellules animales, mais au contraire conformément aux observations des botanistes et de Strasburger en particulier chez
les cellules végétales. La formation d'une plaque cellulaire,
dans les limites de l'espace circonscrit par les filaments de
réunion, est on ne peut plus claire. Cette plaque se dédouble

et ce n'est que la portion périphérique de la zone cellulaire équatoriale qui se scinde par la formation d'un étranglement circulaire transversal.

V. — Formation et signification des globules polaires.

Il est généralement admis aujourd'hui que les globules polaires se forment à la suite d'une division cellulaire indirecte et que ces globules ne sont rien autre chose que des cellules réduites. L'on a bien signalé quelques différences entre les figures karyokinétiques et celles que j'ai appelées pseudo-karyokinétiques; mais la formation aux dépens de la vésicule germinative d'un fuseau (*Richtungsspindel* des auteurs, *Amphiaster de rebut* de Fol) comparé et identifié à un fuseau de division, la circonstance que l'on a vu le corps cellulaire se diviser en deux parties inégales (le globule polaire d'une part, l'œuf de l'autre) ont fait passer légèrement sur ces différences. Pour O. Hertwig, pour Fol, pour Selenka, pour Flemming, pour Mark, pour Trinchèse et pour plusieurs autres auteurs la formation des globules polaires est une division cellulaire incomplète et asymétrique. Les deux cellules résultant de la division sont de dimensions fort inégales, tandis que les noyaux qui proviennent du fuseau ont des dimensions similaires dans les globules et dans l'œuf. A raison de la présence du fuseau, le mode suivant lequel s'opère la génèse des globules polaires, serait une division karyokinétique.

L'une des questions que j'ai eu en vue de résoudre, quand j'ai commencé mes recherches sur l'Ascaris, c'est celle du mode de formation des globules polaires. La division cellulaire indirecte est aujourd'hui bien mieux connue, grâce aux beaux travaux de plusieurs cytologues et avant tout aux brillantes recherches de Flemming, qu'à l'époque où les recherches sur lesquelles se fondent les idées actuelles sur la signification des globules polaires ont été entreprises. La distinction entre les éléments chromatiques et achromatiques des figures karyoki-

nétiques, les transformations successives de la charpente chromatique, son intervention dans la génèse des noyaux filles
sont autant de découvertes de date récente. Flemming a
démontré le premier que lors de la segmentation de l'œuf les
noyaux se comportent comme dans la division des cellules des
tissus animaux et végétaux; mais aucune recherche n'a été
faite jusqu'ici en vue de décider si tous ces phénomènes
s'accomplissent lors de la génèse des globules polaires.

La conclusion de mes études c'est que, dans la formation
des globules polaires, il ne s'agit pas d'une division karyokinétique. Je résumerai rapidement les faits qui justifient cette
opinion; mais auparavant je tiens à répondre à une objection
que l'on pourrait être tenté de faire. Les figures complexes
qui se produisent dans le vitellus et que j'ai longuement
décrites sont fort différentes des images caractéristiques
de la division karyokinétique. L'on pourrait croire que les
différences peuvent être attribuées aux méthodes employées.
Il ne peut en être ainsi et voici pour quels motifs. En traitant
un uterus entier, par l'alcool au tiers, en colorant par le
carmin boracique et en montant ensuite dans la glycérine des
œufs des diverses parties de cet uterus, tous les œufs en segmentation montrent, avec une netteté admirable, les figures karyokinétiques vraiment typiques que j'ai décrites plus haut,
tandis que les œufs dans lesquels les globules polaires sont en
voie de formation montrent des images bien différentes de
toutes celles que l'on connait comme caractéristiques de la
karyokinèse. Si la méthode employée est convenable dans un
cas elle doit l'être aussi dans l'autre et puisqu'il s'agit d'œufs
traités tous en même temps, les différences ne peuvent être
mises sur le compte du mode de préparation. Je ne me suis
pas borné du reste à un procédé unique; j'ai eu recours à des
méthodes diverses et toutes m'ont donné des résultats identiques, en ce qui concerne les points essentiels.

Les raisons qui me déterminent à affirmer que la génèse
des globules polaires ne peut pas être assimilée à une division
karyokinétique sont les suivantes :

1º Dans toute division cellulaire indirecte le plan suivant lequel s'opère la division est perpendiculaire à l'axe de la figure dicentrique; il répond au plan équatorial de cette figure. Au contraire, quand il s'agit de la formation des globules polaires le plan suivant lequel s'opère la division passe par l'axe de la figure dicentrique; il est par conséquent normal à l'équateur. Cette considération est décisive; elle suffirait à elle seule à justifier l'opinion que j'ai exprimée.

2º Lorsqu'un noyau se prépare à la division karyokinétique sa substance chromatique se réunit dans un cordon pelotonnée; ce cordon se raccourcit progressivement et devient de plus en plus épais; puis il subit une segmentation transversale; les anses chromatiques qui en résultent se dédoublent; elles se disposent en une plaque équatoriale occupant le milieu de l'ancien noyau; les anses secondaires se disposent en deux groupes ou disques subéquatoriaux, de telle manière que, dans chaque disque, on trouve un nombre d'anses secondaires égal au nombre des anses primaires; des deux anses jumelles l'une se porte invariablement dans l'un des disques secondaires, l'autre dans l'autre disque. Aussi bien dans le disque équatorial que dans les disques subéquatoriaux les anses affectent une disposition stellaire. Grâce à la contractilité des fibrilles achromatiques formant ce que l'on a appelé le fuseau nucléaire les deux groupes d'anses secondaires s'écartent progressivement de l'équateur et se rapprochent des pôles. Au voisinage de ces pôles chaque groupe chromatique, uni à une masse achromatique différenciée au préalable, donne naissance à une nouvelle charpente nucléaire, à un nouveau noyau. Avant l'achèvement des noyaux le corps cellulaire se divise; à cet effet il se produit dans le plan équatorial un étranglement circulaire; la formation d'une plaque cellulaire et le dédoublement de cette dernière achèvent la séparation des deux cellules filles.

Tous ces phénomènes font défaut, quand il s'agit de la formation des globules polaires; et l'on constate dans la génèse de ces éléments des phénomènes qui ne se rencontrent pas lors de la division karyokinétique.

Les éléments chromatiques des figures pseudokaryokinétiques dérivent d'un globule sphérique, le corpuscule germinatif. Ce corpuscule se constitue de deux plaques qui se disposent symétriquement par rapport à l'équateur de la figure dicentrique. Il n'y a ici rien de comparable ni au stade de pelotonnement, ni au stade stellaire, ni au stade équatorial. Au moment de l'apparition de la figure dicentrique, et même avant ce moment, les deux disques nucléolaires sont déjà séparés l'un de l'autre et ils occupent déjà les positions relatives que l'on retrouve à toutes les phases de l'évolution de la figure ypsiliforme. Ces deux disques ne s'écartent pas de l'équateur; ils ne se rapprochent pas des pôles. Lors de la formation du premier globule polaire chaque disque se divise en deux moitiés dont l'une s'engage dans le globule polaire, tandis que l'autre reste dans l'œuf. Les éléments chromatiques des globules polaires et du deuthyalosome ne donnent pas naissance à une charpente chromatique. Il ne se produit pas, lors de la libération du globule, d'étranglement protoplasmique équatorial; les globules polaires paraissent être expulsés du corps protoplasmique de l'œuf, à la suite de l'apparition d'une solution de continuité dans la couche superficielle du vitellus. D'autre part nous ne trouvons, lors de la division karyokinétique, rien qui rappelle la désagrégation d'une portion étendue du noyau, comme on l'observe quand la vésicule germinative se flétrit et que son hyalosome seul reste distinct du protoplasme. Rien de semblable à l'hyalosome dans les figures karyokinétiques.

L'on pourrait objecter que si l'on ne voit pas dans l'histoire de la pseudokaryokinèse les images chromatiques caractéristiques de la division indirecte cela tient à la petitesse des figures auxquelles donne lieu la masse chromatique peu considérable du noyau ovulaire. Les deux disques nucléolaires ne sont-ils pas deux plaques subéquatoriales formées très tôt et à anses très réduites? S'il en était ainsi il faudrait admettre en tous cas que les stades préalables à la formation des disques subéquatoriaux précèdent ici l'apparition de la figure dicentrique

et qu'à la suite de la formation des éléments achromatiques si
complexes, qui entrent dans la composition de cette figure, les
disques subéquatoriaux ne subissent aucune modification ultérieure; ils se maintiennent identiques pendant toute l'évolution de la figure ypsiliforme. Il y aurait déjà là des différences
importantes avec ce qui se produit dans la karyokinèse. Mais
il y a plus : il est absolument certain que dans la formation de
la seconde figure pseudo-karyokinétique les éléments chromatiques ne passent par aucun des stades caractéristiques de la
karyokinèse, et les éléments chromatiques sont assez volumineux, leur composition assez facilement reconnaissable pour
que l'on puisse affirmer qu'il ne se produit ni charpente
nucléaire réticulée, ni cordons pelotonnés, ni anses, ni figures
stellaires chromatiques. Il en est de même en ce qui concerne la première figure pseudokaryokinétique. Il n'y a
aucune analogie, à n'importe quel stade de l'évolution, entre
les éléments chromatiques globulaires des figures pseudokaryokinétiques et les filaments imbibés de chromatine d'un
noyau ordinaire en voie de division.

3° Les figures achromatiques auxquelles on a donné le nom
de fuseaux de direction ou d'amphiasters de rebut ne sont
nullement équivalentes aux fuseaux nucléaires.

J'ai exprimé l'opinion que les fuseaux nucléaires ne sont
pas constitués, comme on les a décrits jusqu'ici, par un faisceau
de fibrilles reliant entre eux les pôles de la figure dicentrique.
Le fuseau nucléaire est formé, dans les blastomères de l'Ascaris du cheval, de deux cônes se regardant par leurs bases;
ces deux cônes sont séparés l'un de l'autre par le disque
équatorial, aux éléments chromatiques duquel s'insèrent les
fibrilles achromatiques de ces cônes. Ces fibrilles ne sont,
comme Fol l'avait supposé, que des rayons polaires insérés aux
éléments chromatiques plus apparents que les autres rayons des
asters. C'est là ce qui distingue les éléments achromatiques du
soi-disant fuseau nucléaire : *les fibrilles du fuseau se fixent
toutes aux éléments du disque équatorial.* Il est incontestable
que les images que j'ai décrites sous les noms de figure ypsili-

forme et de seconde figure pseudokaryokinétique répondent
au premier et au second fuseaux de direction des auteurs. L'on
a comparé l'ensemble de ces images aux fuseaux nucléaires.
C'est là notamment ce qu'a fait Bütschli. Le fuseau de
direction du *Cucullanus* répond à l'une de nos figures pseudokaryokinétiques. Mais il est incontestable, si l'on s'en rapporte à l'analyse que j'ai faite de ces figures, qu'une figure
pseudokaryokinétique se distingue essentiellement d'un fuseau
nucléaire en ce qu'elle est principalement formée de fibrilles
qui n'ont aucun rapport avec les éléments chromatiques. Ces
fibrilles seraient bien plutôt comparables aux rayons polaires
des asters qu'aux fibrilles du fuseau nucléaire. Toutes les
fibrilles périphériques des figures pseudokaryokinétiques sont
dans ce cas. Seules les fibrilles axiales, à raison de leurs
rapports avec les éléments chromatiques des disques nucléolaires, pourraient être comparées aux fibrilles achromatiques
des fuseaux nucléaires. Mais il y a, entre les figures pseudokaryokinétiques et les amphiasters de division des différences
importantes, en ce qui concerne les autres éléments achromatiques de ces figures. Je ne sache pas que l'on ait observé,
dans la karyokinèse, l'entrecroisement équatorial des fibrilles
tel que je l'ai décrit; je ne connais rien non plus, dans la
division indirecte, qui puisse être comparé aux plaques stellaires. Je ne pense pas que les asters des figures karyokinétiques puissent devenir superficiels ou même être placés
superficiellement dès leur origine, comme c'est le cas pour l'un
des asters de la seconde figure pseudokaryokinétique.

Les diverses raisons que je viens de faire valoir démontrent
clairement que la seule analogie qui existe entre les figures
pseudokaryokinétiques et les images successives qui se produisent lors d'une division cellulaire indirecte consiste dans
l'apparition, au voisinage du noyau, de deux centres d'attraction. Nous entrevoyons la raison d'être de ces centres
dynamiques dans la karyokinèse; leur présence dans la
pseudokaryokinèse est inexplicable, à l'heure qu'il est; mais
étant donné que l'influence exercée par ces centres est toute

différente dans les deux cas, que les images qu'ils déterminent sont très différentes, l'on est autorisé à affirmer que leur fonction n'est pas la même.

Les phénomènes de la pseudokaryokinèse, qui amènent la formation des globules polaires, ne peuvent donc être assimilés à ceux qui accompagnent la division cellulaire indirecte. Mais il n'en résulte pas que les globules polaires ne sont pas des cellules. La pseudokinèse n'est-elle pas un mode particulier de multiplication, différent de la karyokinèse proprement dite? Je ne le pense pas et il y a de nombreuses raisons à faire valoir à l'appui de cette opinion négative.

Remarquons d'abord que la série des phénomènes préalables à la formation des globules polaires ne se présente dans aucune division cellulaire actuellement connue. Si, dans la génèse de ces globules, il s'agissait d'une multiplication cellulaire, le mode suivant lequel s'accomplit le phénomène serait particulier à ce cas spécial. De plus si nous recherchons l'origine de l'opinion actuellement reçue quant à la valeur cellulaire des globules polaires nous la trouvons dans la découverte du fuseau de direction, identifié à tort à un fuseau nucléaire. S'il est démontré que ce rapprochement n'est pas justifié, que les phénomènes qui amènent l'élimination de ces globules ne peuvent être assimilés à ceux qui caractérisent la karyokinèse, l'argument sur lequel reposait la notion de la cellularité des globules se trouve par là même dépourvue de fondement.

Il est évidemment impossible de prouver que la pseudo-karyokinèse n'est pas un mode spécial de multiplication cellulaire; mais, tant que l'on ne connaîtra pas de cellules ordinaires se multipliant suivant ce procédé, l'on ne pourra admettre qu'il s'agit ici d'un mode spécial de division cellulaire que s'il est prouvé, d'autre part, que les globules polaires sont des cellules. Si l'on trouvait dans les globules polaires les diverses parties constitutives de la cellule, si ces globules étaient formés dans tous les cas d'un corps protoplasmique et d'un élément nucléaire, l'on pourrait hésiter à se prononcer; mais il n'en est pas ainsi.

Il ressort clairement de tout l'exposé qui précède (chapitre III), que le premier globule polaire est l'équivalent du deuthyalosome, que le second globule est l'équivalent du pronucleus femelle, enfin que l'un et l'autre se constituent exclusivement d'éléments dérivés de la vésicule germinative de l'œuf; ils sont donc d'origine nucléaire.

Le corps clair achromatique des globules dérive de la substance du prothyalosome. On ne peut donc le considérer comme représentant le corps cellulaire des globules. Reste leur contour. N'a-t-il pas la valeur d'une couche protoplasmique très-mince? Il suffit de jeter un coup d'œil sur les figures pour ce convaincre de ce fait que le contour du premier globule polaire se continue, sans aucune interruption, dans le contour du deuthyalosome. Or celui-ci se comporte non comme une cellule, mais comme un élément nucléaire. Quant au second globule, sa constitution est identique à celle du pronucleus femelle, au moment de la naissance de cet élément.

De part et d'autre le corps clair est délimité par une couche achromatique différenciée; l'histoire du pronucleus femelle démontre que ce contour achromatique devient plus tard chromatique, qu'il est par conséquent une membrane nucléaire. Si le pronucleus femelle est un noyau, le second globule polaire est aussi un élément nucléaire. L'équivalence et l'identité de constitution des deux éléments ressort avec évidence de l'examen des figures représentées planches XVIII et XVIII*bis* (remarquer en particulier la fig. 5 de la pl. XVIII*bis*).

Il n'y a pas de doute sur la valeur exclusivement nucléaire des deux globules polaires chez l'*Ascaris megalocephala;* ces corpuscules rejetés par le vitellus ne sont pas des cellules.

Je suis loin de vouloir nier, que dans beaucoup de cas, les globules polaires ne se constituent d'une couche protoplasmique et d'éléments nucléaires. Les descriptions et les figures publiées par divers auteurs, par Hertwig, par Fol, par Blochmann, par Mark et par Trinchese ne justifieraient pas ce doute. Mais il ne suffit pas de la présence d'un revêtement protoplasmique, à la périphérie de ces éléments, pour que leur valeur cellulaire soit établie. Si l'on fournit la preuve que dans un cas la génèse des globules polaires ne peut être assimilée à une division cellulaire, que ces globules sont d'origine exclusivement nucléaire, l'on sera justifié à douter de la vérité de l'opinion actuellement reçue quant à la valeur morphologique de ces éléments. J'ajoute qu'il est éminemment probable que chez les vertébrés, pas plus que chez les Ascaris, les globules polaires ne sont le résultat d'une karyokinèse. Même chez les mammifères, où ces éléments rappellent ceux de beaucoup d'animaux inférieurs, je n'ai jamais pu rien découvrir des phénomènes décrits chez les invertébrés, comme se produisant préalablement à la formation des globules polaires.

J'ai formulé plus haut mon opinion sur la valeur physiologique des globules polaires. Ils se constituent de l'ensemble des éléments mâles de noyau ovulaire : l'œuf, avant sa maturation, est hermaphrodite comme toute cellule; pendant sa maturation il rejette ses éléments mâles. J'ai fourni la preuve de l'hermaphrodisme des noyaux des deux premiers blastomères et fait valoir diverses considérations qui justifient l'opinion d'après laquelle il en serait de même pour toutes les cellules qui en dérivent. Rien ne nous autorise à admettre que les deux premiers blastomères soient constitués autrement que les cellules qu'ils engendrent et le fait que les phénomènes de leur génèse sont identiques à ceux qui amènent leur division est un puissant argument en faveur de cette manière de voir.

Si les cellules des tissus sont hermaphrodites, les œufs doivent être dans le même cas; ils sont de par toute leur histoire et surtout de par leur origine de simples cellules. Le caractère sexuel femelle de l'œuf prend naissance seulement après l'expulsion des globules polaires; dans la fécondation les éléments mâles de l'œuf sont remplacés par des éléments nouveaux apportés par le zoosperme.

Il y a longtemps déjà que j'ai exprimé l'idée qu'il faut

rattacher le phénomène du retrait à l'élimination des globules
polaires. Voici comment j'ai formulé cette opinion dans mon
mémoire sur la formation des feuillets chez le Lapin.

„ Au moment où commence le retrait du vitellus il existe,
sous la zone pellucide, une membrane mince qui s'est formée
aux dépens de la couche corticale du jaune et qui est la vraie
membrane vitelline. Cette membrane j'ai pu l'isoler en écartant
la zone pellucide, et les préparations que j'ai obtenues ne
laissent aucun doute quant à l'existence de cette membrane,
qui est tout à fait indépendante de la zone pellucide. J'ai
démontré son existence, il y a dix ans, dans des œufs en voie
de segmentation. Je pense que cette membrane se forme tout
à la fin de la période de maturation. Il est absolument certain
qu'elle apparait avant la fécondation; mais je n'ai jamais pu
l'isoler sur des œufs ovariens avant que le vitellus ait commencé à se rétracter. Ces trois phénomènes, le retrait du
vitellus ou plutôt l'expulsion du liquide périvitellin, la formation de la membrane vitelline et le rejet des corps directeurs
paraissent être concomitants, inséparables l'un de l'autre,
déterminés par une seule et même cause et requérir par
conséquent une même explication. Le rajeunissement de la
cellule s'accomplit en deux phases; dans la première la cellule
se débarrasse à la fois d'une partie déterminée de son noyau
(corps directeurs) et de certains éléments protoplasmiques
(liquide périvitellin et membrane vitelline); dans la seconde
phase les parties expulsées sont remplacées, grâce à la conjugaison qui se fait entre la partie femelle de l'œuf et le ou les
spermatozoïdes. „

L'étude de l'ascaride du cheval m'a confirmé dans ma
manière de voir sur la nécessité de rattacher le retrait du
vitellus ou plus exactement la formation des couches périvitellines à la génèse des globules polaires. Nous voyons, en
effet, la substance périvitelline constituer deux formations
successives et distinctes, à chacune desquelles se rattache un
globule polaire. Le premier globule polaire est expulsé quand
la première couche a atteint son complet développement. Il

reste adhérent à la face interne de cette couche. Et pendant que le second globule polaire se forme la seconde couche périvitelline se constitue. Le second globule polaire qui reste adhérent au globe vitellin retracté affecte, vis-à-vis de la seconde formation, les mêmes rapports que le premier par rapport à la première couche.

Les mêmes phénomènes pour être moins nettement séparés chez le lapin, ne paraissent pas moins s'effectuer chez ce mammifère, comme chez l'ascaris, en deux périodes. La première s'accomplit à l'ovaire; elle comprend la formation d'un globule, d'une membrane et d'un petite quantité de liquide; la seconde se passe probablement dans l'oviducte; le liquide périvitellin augmente et un second globule est expulsé. J'ai donné à cette membrane isolable, après durcissement de l'œuf, le nom de membrane vitelline. Je crois cette dénomination défectueuse : je pense, en effet, que cette membrane n'est que la portion corticale plus consistante de la première formation périvitelline et il vaudrait mieux, pour indiquer ces rapports, la désigner sous le nom de *membrane périvitelline*.

La portion corticale de la seconde formation périvitelline paraît douée aussi, chez l'ascaride du cheval, de propriétés particulières : sur l'œuf frais, elle semble constituer une membrane distincte, d'un aspect tout particulier que j'ai décrit plus haut.

Le fait qu'une partie du protoplasme ovulaire est expulsée, en même temps que les résidus nucléaires que nous appelons globules polaires, permet de supposer que le spermatozoïde fournit, lors de la fécondation de l'œuf, non seulement un élément nucléaire, le pronucleus mâle, mais aussi des éléments protoplasmiques destinés à remplacer les substances périvitellines. Il est certain que le zoosperme apporte dans le vitellus non seulement un noyau, mais aussi du protoplasme. Rien n'autorise à affirmer que le rôle du protoplasme spermatique est secondaire dans la fécondation; mais j'ai signalé quelques faits qui permettent de douter de l'importance de l'apport protoplasmique. Cette question reste entièrement ouverte.

VI. – Copulation des produits sexuels.

J'ai décrit plus haut avec beaucoup de détails le phénomène de la pénétration du zoosperme. Je puis me dispenser
de revenir ici sur les motifs qui m'ont déterminé à distinguer
le fait de la pénétration du phénomène de la fécondation
proprement dite. J'ai consacré un chapitre spécial de mon
mémoire à l'histoire de la copulation et j'ai formulé en tête
des divers paragraphes les faits essentiels que révèle l'étude
de ce phénomène.

1° Dans l'immense majorité des cas il ne pénètre dans un
œuf qu'un seul zoosperme. Un seul spermatozoïde suffit donc
à la fécondation. Des dispositions toutes particulières empêchent l'entrée successive de deux ou de plusieurs zoospermes.
Il y a donc lieu de supposer que la pénétration de plusieurs
gonocytes mâles constitue une condition désavantageuse pour
le développement ultérieur de l'embryon. Dans un petit
nombre de cas deux spermatozoïdes réussissent à s'introduire
simultanément. Je ne puis rien affirmer quant aux conséquences qui en découlent; mais certaines observations semblent indiquer que chaque zoosperme peut donner naissance à
un pronucleus, auquel cas l'aster chromatique primaire de la
première figure karyokinétique se constituerait non de quatre
mais de six anses. Si le phénomène décrit par Kupffer sous le
nom de " fécondation complémentaire „ se produit chez
certains animaux, il ne constitue certainement pas un fait
essentiel à toute fécondation. Rien de semblable ne se produit
chez nos ascarides.

2° Le zoosperme pénétre dans l'œuf par un point déterminé
de sa surface. Ce point répond au pôle d'imprégnation. Le protoplasme ovulaire y est à nu dans les limites de cette portion
de la surface du vitellus qui répond au bouchon d'imprégnation.
Un vrai micropyle existe chez l'ascaride du cheval; mais son
existence est de très courte durée. Il n'existe pas plus que la
membrane vitelline, au moment où l'œuf devient libre dans la
partie inférieure de l'ovaire. Il se forme dans l'oviducte.

3° Le zoosperme et l'œuf s'accolent l'un à l'autre par les points correspondants de leurs corps protoplasmiques; leurs axes se trouvent, au moment de la copulation, dans une même direction.

4° La pénétration est probablement le résultat de l'action combinée du zoosperme et de l'œuf. Le zoosperme exécute des mouvements amœboïdes particuliers. Le bouchon d'imprégnation peut faire saillie par le micropyle; le spermatozoïde s'y fixe; puis l'un et l'autre sont attirés vers l'intérieur par le protoplasme ovulaire.

5° La membrane du zoosperme se soude par son bord libre aux lèvres du micropyle. Par là se constitue une membrane ovo-spermatique et le micropyle est déjà fermé, alors que le zoosperme s'élève encore, sous la forme d'une papille conique, au-dessus de la surface du vitellus. Une fois la soudure faite, le zoosperme semble prendre un point d'appui sur la membrane pour se pousser dans le vitellus.

6° Le zoosperme reste pendant assez longtemps fixé à la membrane par un petit épatement terminal de sa queue. Il se place ensuite très obliquement sous la membrane, avant de gagner le centre du vitellus.

7° Au moment où il se fixe au bouchon le zoosperme subit des modifications dans ses propriétés micro-chimiques : son protoplasme acquiert une affinité marquée pour les matières colorantes; son noyau devient moins réfringent et en même temps moins avide de carmin. Les caractères du treillis protoplasmique se modifient.

8° Des faisceaux de fibrilles moniliformes, fixés au zoosperme, interviennent probablement, lors de sa pénétration dans le protoplasme ovulaire. Ils peuvent être tiraillés en dehors du vitellus quand se produit, par l'action des réactifs, un espace artificiel entre le zoosperme et l'œuf.

9° Le zoosperme devenu central exerce une action particulière sur le vitellus. Le vitellus s'obscurcit au contact du spermatozoïde et cette différenciation s'étend concentriquement du centre vers la surface du vitellus. Il semble que le spermatozoïde attire à lui une partie du corps ovulaire, tandis qu'une autre partie se rattache plus particulièrement à la vésicule germinative.

10° Pendant la maturation de l'œuf le zoosperme subit des modifications importantes que j'ai indiquées plus haut; mais son petit noyau chromatique et sa couche périnucléaire conservent les mêmes caractères jusqu'au moment où le second globule polaire est expulsé.

VII — La fécondation.

L'œuf ovarien fournit au gonocyte ovulaire un corps protoplasmique réduit par la soustraction des substances qui constituent les couches périvitellines et un noyau réduit par suite du rejet des éléments, en partie chromatiques, en partie achromatiques, qui entrent dans la composition des globules polaires. La vésicule germinative subit une première réduction lors de sa disparition apparente : une partie de sa substance se confond à ce moment avec le protoplasme ovulaire. L'œuf ovarien réduit je l'appelle gonocyte femelle; le noyau réduit c'est le pronucleus femelle.

J'ai créé précédemment le nom de *gonocyte* pour désigner un corps cellulaire pourvu de deux éléments nucléaires à caractères sexuels différents. J'ai appliqué ce nom à l'organisme des infusoires, pourvus d'un endoplaste et d'un endoplastule et aussi au corps ovulaire pourvu de deux pronucleus. Mais il ressort clairement de l'étude de la fécondation, chez l'ascaris du cheval, qu'un œuf pourvu de ses deux pronucleus est exactement l'équivalent d'une cellule ordinaire. J'ai démontré que dans les noyaux de chacun des deux premiers blastomères l'on trouve l'équivalent d'un demi-pronucleus mâle et d'un demi-pronucleus femelle; il est probable qu'il en est de même dans les cellules qui en dérivent. Dès lors une cellule à un noyau unique ne se distingue en rien d'essentiel d'une cellule à deux pronucleus séparés. L'étude de la division d'une cellule à deux pronucleus montre qu'elle se conduit identiquement comme une cellule unique. Il n'y a donc pas lieu de désigner sous une dénomination spéciale une cellule à deux pronucleus; il est inutile d'employer le mot gonocyte pour désigner cet élément hermaphroditique comme toute autre cellule.

Mais au lieu d'expulser ce nom du vocabulaire cytologique il y aurait utilité, ce me semble, à le conserver, en modifiant le sens que je lui ai d'abord donné. Je propose de l'employer en y ajoutant les qualificatifs *femelle* ou *mâle* pour désigner l'œuf réduit, à la suite de sa maturation, et le spermatocyte après le rejet de sa portion cytophorale et devenu spermatozoïde.

Si, au point de vue de morphologique et de par leur structure, les pronucleus ne diffèrent en rien de noyaux ordinaires, il est évident qu'au point de vue physiologique ils ne sont nullement l'équivalent de noyaux. Chaque pronucleus équivaut à un demi-noyau présentant, de par son origine, un caractère unisexué. Telle est la justification du terme *pronucleus* que j'ai créé pour désigner ces éléments et qui est généralement accepté aujourd'hui. Mais si le pronucleus femelle n'est pas l'équivalent d'un noyau ordinaire, il est clair que le globe vitellin, pourvu de son pronucleus, n'est pas une cellule. Si une dénomination spéciale est justifiée pour l'élément nucléaire elle l'est aussi pour le corps cellulaire. C'est pourquoi je propose de désigner, sous le nom de *gonocyte femelle*, le globe vitellin pourvu de son pronucleus.

Quant au spermatozoïde, il se distingue de tout élément cellulaire proprement dit par bien des caractères; jamais on n'observe de division d'un zoosperme. L'élément nucléaire qu'il renferme devient un pronucleus; il n'est donc pas équivalent à un noyau; dès lors le corps du spermatozoïde n'est pas une cellule et le nom de *gonocyte mâle* pourrait lui être utilement appliqué. De par son origine cet élément se distingue de toute autre cellule en ce que le spermatocyte dont il dérive ne devient un spermatozoïde, qu'après s'être débarrassé d'une partie de sa substance; cette partie rejetée par le spermatocyte c'est le cytophore ou plus exactement la portion cytophorale.

Je n'ai pas à revenir ici sur l'opinion que j'ai exprimée plus haut, en ce qui concerne l'interprétation du phénomène de la fécondation. Je pense que la fécondation consiste essentiellement dans l'achèvement du gonocyte femelle et sa transformation en une cellule, c'est-à-dire dans le remplacement des éléments expulsés par des éléments nouveaux apportés par le zoosperme. Les éléments nucléaires éliminés (globules polaires) sont remplacés par le pronucleus mâle; et de même que les globules polaires confondus avec le pronucleus femelle constituaient un noyau de cellule, la vésicule germinative, de même le pronucleus mâle et le pronucleus femelle réunis représentent à eux deux un noyau de cellule unique. Il est indifférent que ces deux pronucleus soient soudés en un élément unique en apparence, ou qu'ils restent séparés. Il y a des raisons de croire que même dans les noyaux ordinaires la chromatine mâle reste distincte de la chromatine femelle.

Le protoplasme gonocytique mâle se confond avec le corps du gonocyte femelle. Mais ce fait constitue-t-il une substitution? est-il essentiel au même titre que le remplacement d'une partie du noyau? C'est là une question discutable, mais difficile à résoudre pour le moment.

Après avoir exposé, dans son beau livre sur la génération, l'opinion que Hertwig a formulée sur la nature de la fécondation Hensen ajoute : " *Es sind dies die Ansichten welche sich eröffnen; eine theoretische Ausarbeitung derselben hat bisher nicht stattgefunden, theils weil noch das Verhalten der Kernfäden resp. der färbaren Kernsubstanz nicht erforscht ist, theils weil überhaupt die Thatsache, dass der Kopf des Samenkörperchens zum Kern werde noch bestritten ist.* „ D'autre part Flemming, après avoir montré que la chromatine du noyau spermatique se confond avec le pronucleus femelle et contribue à augmenter la quantité de chromatine de ce dernier élément, ajoute qu'il ignore ce qu'il advient de l'espace clair qui entoure la chromatine du noyau spermatique : " *Was aus dem hellen*

Hofe wird, der das Centralkörperchen des Spermakerns auch dann noch umgiebt wenn die Verschmelzung beider Kerne beginnt, habe ich nicht ermitteln können. „

Je crois avoir fait faire un pas à la connaissance des phénomènes de la fécondation en montrant :

1° Que non seulement le noyau chromatique du zoosperme, mais aussi la couche achromatique qui l'entoure (couche périnucléaire) interviennent dans la formation du pronucleus mâle.

2° Que la vésicule germinative fournit au pronucleus femelle non seulement des éléments chromatiques, mais aussi un corps achromatique.

3° Que les deux pronucleus, sans se confondre, peuvent acquérir, par le fait de leur maturation progressive, la constitution de noyaux ordinaires.

4° Que chez l'ascaride du cheval il ne se produit pas un noyau unique aux dépens des deux pronucleus; qu'il n'existe pas un " *Furchungskern* „ dans le sens que O. Hertwig a attaché à ce mot. L'essence de la fécondation ne réside donc pas dans la conjugaison de deux éléments nucléaires, mais dans la formation de ces éléments dans le gonocyte femelle. L'un de ces noyaux dérive de l'œuf, l'autre du zoosperme. Les éléments nucléaires expulsés sous forme de globules polaires sont remplacés par le pronucleus mâle et dès que deux deminoyaux l'un mâle, l'autre femelle se sont constitués, la fécondation est accomplie.

5° A la suite d'une série de transformations que subit la charpente nucléaire de chacun des pronucleus, transformations identiques d'ailleurs à celles qui se produisent dans un noyau en voie de division, chaque pronucleus donne naissance à deux anses chromatiques.

6° Les quatre anses chromatiques interviennent dans la formation de l'étoile chromatique (plaque nucléaire); mais elles restent distinctes. Chacune d'elles se divise longitudinalement en deux anses secondaires jumelles.

7° Les noyaux des deux premiers blastomères reçoivent chacun une moitié de chaque anse primaire, soit quatre anses secondaires. dont deux mâles et deux femelles.

Il ne se produit donc de fusion entre la chromatine mâle et la chromatine femelle à aucun stade de la division. Si une confusion se produit jamais, ce ne peut être que dans les noyaux des deux premiers blastomères. Il y a des raisons de croire que même dans ces noyaux la chromatine mâle reste distincte de la chromatine femelle. Ce qui est certain, c'est que la chromatine mâle ne se confond jamais avec la chromatine femelle en un premier noyau embryonnaire. L'on ne peut donc pas dire avec Hertwig que la fécondation consiste dans la conjugaison de deux noyaux l'un mâle l'autre femelle. Cette conjugaison ne se produit pas chez l'Ascaris. Si elle s'opère chez d'autres êtres vivants, elle n'est probablement qu'apparente et, en tous cas, elle n'est pas essentielle au phénomène. La fécondation implique essentiellement une substitution, c'est-à-dire le remplacement d'une partie de la vésicule germinative par des éléments nucléaires provenant du zoosperme, et peut être aussi d'une portion du protoplasme ovulaire (substances périvitellines) par du protoplasme spermatique.

Les éléments d'origine mâle et femelle ne se confondent pas en un noyau de segmentation et peut-être restent-ils distincts dans tous les noyaux dérivés.

L'étude de la maturation de l'œuf, de la fécondation et de la division cellulaire m'a confirmé dans l'idée que les noyaux cellulaires sont hermaphrodites et cela d'autant plus que la chromatine mâle ne se confond pas avec la chromatine femelle. Si le pronucleus mâle et le pronucleus femelle méritent ces dénominations, qui impliquent leur sexualité, les noyaux cellulaires sont manifestement hermaphrodites. Les cellules des tissus partagent ce caractère avec les protozoaires et les protophytes.

Je ne considère pas la fécondation comme une génération. Ce phénomène caractéristique de la vie cellulaire consiste en un échange, et non pas dans la génèse d'une individualité cellulaire nouvelle. Ces remplacements de certains éléments d'une cellule par des parties similaires fournies par une autre cellule ont pour conséquence la conservation indéfinie de la vie; ils rendent possibles des multiplications ultérieures. L'on ne peut concevoir une génération que comme une multiplication d'individualités. Il est probable qu'il n'existe en réalité qu'un seul procédé de multiplication, c'est la division. Dans la fécondation il n'y a pas augmentation du nombre des individualités : cela est bien évident quand la fécondation se présente sous la forme de conjugaison, ou même dans le caractère qu'elle affecte chez les Vorticelles. Une Vorticelle A se résoud en une macrospore M (gonocyte femelle) et une microspore m (gonocyte mâle); une autre B subit le même dédoublement en M' et en m'. Puis M se confond avec m'; M' avec m. Il en résulte deux individus rajeunis A' et B'; mais il n'y a pas eu augmentation du nombre des individualités. Avant comme après la fécondation il n'y a que deux Vorticelles. La fécondation telle qu'elle s'accomplit dans les métazoaires s'opère suivant le même schéma. Un œuf A se dédouble en un gonocyte femelle (G) et en globules polaires (g) un spermatocyte se résoud en une portion cytophorale (C), et un spermatozoïde (s). Puis nous voyons G s'unir à s pour donner naissance à une cellule rajeunie qui est la première cellule embryonnaire. Théoriquement C et g devraient pouvoir engendrer une seconde cellule; en réalité ces éléments s'atrophient; de sorte que, après la fécondation, au lieu de deux cellules capables de divisions ultérieures il ne s'en produit qu'une. Il est clair qu'ici pas plus que dans l'exemple des Vorticelles il n'y a eu multiplication. Il semble que la faculté que possèdent les cellules de se multiplier par division soit limitée : il arrive un moment où elles ne sont plus capables de se diviser ultérieurement, à moins qu'elles ne subissent le phénomène du rajeunissement par le fait de la fécondation. Chez les animaux et les plantes les seules cellules capables d'être rajeunies sont les œufs; les seules capables de rajeunir sont les spermatocytes. Toutes les autres parties de l'individu sont vouées à la mort. La fécondation est la condition de la continuité de la vie. Par elle le générateur échappe à la mort. Telle est l'hypothèse que j'enseigne depuis 1876 et à l'appui de laquelle je trouve dans l'étude de l'ascaride du cheval de nouveaux arguments.

Il serait fort intéressant de rechercher si l'on peut reproduire indéfiniment par bouture une forme végétale, sans qu'il se produise un dépérissement lent, sans que les individus se rabougrissent; si l'espèce peut se maintenir, dans les cas où la fécondation n'intervient pas pour interrompre de loin en loin la série des multiplications par voie agame.

Dans l'hypothèse de l'hermaphrodisme des cellules la parthénogénèse s'expliquerait si la formation des globules polaires faisait défaut ou bien si ces éléments, après avoir pris naissance, s'unissaient de nouveau au gonocyte femelle. C'est dans l'espoir de voir vérifier cette déduction que, en 1876, j'ai proposé à la classe des sciences de l'Académie royale de Belgique de mettre au concours la question de savoir si, dans les cas de parthenogénèse, l'œuf produit des globes polaires. Il est certain que dans la plupart des cas où la parthenogénèse a été observée, la fécondation alterne avec la parthenogénèse; il est probable qu'il en est ainsi dans tous les cas.

POST-SCRIPTUM.

Pendant l'impression de ce mémoire a paru le travail de A. Schneider sur l'œuf et la fécondation. *(Das Ei und seine Befruchtung,* 4° *Breslau 1883).* L'auteur y rend compte des recherches qu'il a faites, chez diverses formes animales, sur les phénomènes qui se rattachent à la fécondation. Parmi les espèces étudiées par lui se trouve l'*Ascaris megalocephala.* Les conclusions qu'il tire de ses observations sont, sur un grand nombre de points, le contre-pied de mes propres résultats. Schneider conteste notamment, et c'est là le fait capital de sa publication, l'existence d'un pronucleus mâle; il nie que le zoosperme fournisse à l'œuf un élément nucléaire. Les deux pronucleus il les prend pour deux noyaux résultant de la division de la vésicule germinative; quant au zoosperme il disparaîtrait totalement dans le vitellus.

Le travail de Schneider porte, dans toutes ses parties, la preuve évidente de la précipitation avec laquelle les recherches ont été exécutées. Les méthodes employées sont une autre cause des erreurs qu'il renferme. Je trouve inutile de relever ici une à une les divergences d'opinions qui existent entre Schneider et moi sur presque tous les points. On a peine à croire que ce mémoire ait été écrit par l'auteur de la monographie des nématodes, et qu'il émane de l'observateur consciencieux auquel la cytologie est redevable des premières recherches sur les transformations que subissent les éléments chromatiques des noyaux, au moment de la division.

Schneider n'a pas même vu qu'il se forme successivement deux globules polaires. Il consacre un chapitre de son travail à la spermatogénèse; il ne sait pas que les spermatogonies donnent naissance à des spermatogemmes invariablement composés de quatre spermatocytes, alors qu'il y a vingt-cinq ans Munk avait parfaitement reconnu, décrit et figuré ces spermatogemmes constitués de quatre spermatocytes. Il n'a aucune connaissance des cytophores que l'on trouve au milieu des spermatogemmes et à la formation desquels contribuent les quatre spermatocytes (pl. XIX*ter*, fig. 18 à 20). Il admet que dans l'utérus les zoospermes peuvent se transformer complètement en substance réfringente, alors que l'examen le plus superficiel suffit pour montrer que les corps réfringents, que l'on trouve parfois dans les préparations, proviennent invariablement de zoospermes conoïdes brisés et chez lesquels l'hémisphère céphalique s'est accidentellement détaché.

Il est vraiment inconcevable qu'avec un matériel aussi favorable Schneider n'ait pas reconnu qu'il avait fait fausse route quand, à la suite de ses recherches sur la fécondation de l'*Asteracanthion rubens,* il a révoqué en doute les faits les mieux établis par les beaux travaux de Hertwig, de Fol et de Selenka. J'abandonne à ceux qui voudront prendre la peine d'aborder le sujet de soin de juger la valeur du mémoire de Schneider et le degré d'exactitude des observations qu'il renferme.

EXPLICATION DES PLANCHES.

————

Je n'ai pas cru devoir évaluer et indiquer en chiffres le grossissement des figures. Elles ont été toutes dessinées à la chambre claire. Je me borne donc à renseigner, pour chacune d'elles, l'objectif employé et cela par un simple chiffre ou par une lettre majuscule, placés entre parenthèses à la fin de l'explication de la figure. (4) = Obj. 4 de Hartnack combiné à la chambre claire d'Oberhauser; (5) = Obj. 5 de Hartnack; (8) = Obj. 8 du même; (10) = Obj. 10, à Immersion, du même; (D) = Obj. D de Zeiss; (F) = Obj. F du même constructeur; (1/12) = Obj. 1/12e à Immersion homogène, du même; (1/18) = Obj. 1/18e à Immersion homogène, du même.

Planche X.

Fig. 1 à 6. Œufs de l'oviducte, pour montrer les changements de forme et de constitution de l'œuf aux divers moments de la première période de la maturation. Ces œufs ont été traités par l'acide osmique, colorés par le picrocarmin et montés dans la glycérine picrocarminatée. La figure 1 représente l'aspect de la surface; les figures 2 à 6 sont des coupes optiques. (8)

Fig. 7, 8 et 9. Trois stades de la génèse du disque polaire et du bouchon d'imprégnation, d'après le vivant. (8)

Fig. 10. Pointillé superficiel d'un œuf traité par l'acide osmique et le picrocarmin. (8)

Fig. 11. Éléments accidentels du vitellus désignés sous le nom de plaques à bâtonnets. (10)

Fig. 12, 13 et 14. Œufs de l'oviducte d'une femelle non fécondée, d'après le vivant. (8)

Fig. 15. Disque polaire d'un œuf de la même femelle, montrant les deux couches et les gros globules réfringents caractéristiques de la région micropylaire dans les femelles non fécondées. (8)

Fig. 16 à 26. Œufs de l'oviducte d'une femelle stérile, montrant les changements de forme qui se produisent pendant la première période de la maturation. (4)

PLANCHE XI.

Fig. 1 à 19. Diverses formes qu'affectent les zoospersmes utérins. Toutes ces figures sont dessinées d'après des préparations colorées soit par le carmin boracique, soit par le picrocarmin. (8)

Fig. 20 et 21. Zoospermes altérés, dessinés d'après une préparation au serum artificiel. (8)

Fig. 22 à 25. Diverses formes qu'affectent les spermatozoïdes dans la région moyenne de l'utérus. Ils ont été isolés en secouant, dans la glycérine, une portion de la paroi de l'utérus d'une femelle bien vivante, plongé tout entier dans l'acide osmique à 1 % (10)

Fig. 26 à 29. Zoospermes conoïdes traités par l'acide nitrique, colorés par le carmin boracique et montés dans la glycérine.

Fig. 30a. Un faisceau de fibrilles musculaires de Passale, obtenu par dilacération d'une fibre à l'état d'extension ; b. deux fibrilles isolées de la même fibre. (10) Dessins de M. le Dr Alex. Fœttinger.

Fig. 31a. Fragment de fibre musculaire contractée du même animal ; b. deux fibrilles isolées de la même fibre. (10) Dessins de M. le Dr Alex. Fœttinger.

Fig. 32. Région micropylaire d'un œuf de la portion inférieure de l'oviducte. Le bouchon d'imprégnation fait saillie en dehors. Ac. osm., picrocarmin, glycérine. (10)

Fig. 33 à 42 dessinées d'après des préparations d'œufs traités par l'acide osmique, colorés par le picrocarmin et montés dans la glycérine picrocarminatée. La figure 8 est dessinée au 8 de Hartnack ; toutes les autres au 10 du même constructeur. Elles montrent les phénomènes qui se produisent, au moment où le zoosperme est venu se fixer au bouchon.

Fig. 43 et 44 ont été faites d'après une même préparation d'œufs traités par l'acide nitrique, colorés par le carmin boracique et montés dans le baume. (1.12e)

montrant son prothyalosome avec le nucléole fragmenté
et sa portion accessoire avec un pseudonucléole. Ce
dernier élément est trop vivement coloré. (1/12e)

Fig. 76. Portion d'un œuf traité par l'alcool, montrant le spermatozoïde à peu près complètement entré et la vésicule
germinative transformée. La figure ypsiliforme est en
voie de formation. (1/12e)

Fig. 77. Portion d'un œuf moins avancé, traité par l'acide nitrique
à 3 % et coloré par le carmin boracique. Vésicule
germinative normalement déformée.

Fig. 78. Un œuf entier traité par la même méthode. Les globules
réfringents du vitellus sont dissiminés dans toute l'étendue du réticulum. (1/12e)

Fig. 79 à 81. Œufs traités par l'alcool et colorés par le carmin au
borax. On distingue nettement l'hyalosome renfermant
toute la chromatine du noyau ovulaire. La portion accessoire de la vésicule se résoud en substance granuleuse
qui se confond avec le protoplasme (fig. 80). La structure
radiaire du vitellus est bien marquée (fig. 79). (8)

PLANCHE XIV.

Fig. 1, 2, 4 et 5. Déformations de la vésicule germinative antérieures à la pénétration. (Alcool. carmin boracique.) (8)

Fig. 3. Vésicule germinative isolée. Même stade. Les pseudonucléoles se voient dans la portion accessoire, tandis que
dans le prothyalosome on distingue le nucléole composé
de plusieurs globules. (8)

Fig. 6. Vésicules germinatives déformées antérieurement à la pénétration du zoosperme. (Ac. nitrique 3 %. carmin boracique.) (8)

Fig. 7. Vésicules germinatives d'œufs traités par l'acide osmique
et le picrocarmin, antérieurement à la copulation.
n. corpuscule germinatif. pp. prothyalosome. cr. portion
accessoire. psn. pseudonucléoles.

Fig. 8. Vésicule germinative montrant les deux disques nucléolaires
dans le prothyalosome. La portion accessoire paraît
homogène. (Ac. nitr., carmin borac.) Cette vésicule
provient d'un œuf non copulé. (1/12e)

Fig. 9. Œuf traité par l'ac. nitrique et le picrocarmin. La figure
ypsiliforme est en voie de formation. On reconnait
encore la limite de l'espace qu'occupait l'ancienne
vésicule germinative. L'hyalosome montre le corpuscule
germinatif composé de ses deux disques chromatiques
et les fibrilles axiales partant des deux asters qui ont
fait leur apparition. Il n'y a plus de corpuscules réfringents qu'à la périphérie et au voisinage de la vésicule. (1/12ᵉ)

Fig. 10. D'après une préparation alcoolique. La figure ypsiliforme
apparaît; l'on voit qu'elle se constitue aux dépens des
résidus de la portion accessoire de la vésicule. (8)

Fig. 11. Apparition des asters au contact de l'hyalosome. La portion accessoire refoulée et réduite à une plaque se
projette, sous la forme d'une bande transversale en
travers de l'hyalosome. (1/12ᵉ)

Fig. 12. Vésicule germinative montrant le début des asters et la
masse granuleuse équatoriale résultant de la résolution
de la portion accessoire. (1/12ᵉ).

Fig. 14 à 16. Œuf montrant la figure ypsiliforme à son début
d'après des préparations alcooliques. (8)

Fig. 17. Idem d'après une préparation à l'acide nitrique et au
carmin boracique. La première couche périvitelline a
commencé à se former. Les corpuscules réfringents du
vitellus ont totalement disparu. (1/12ᵉ).

PLANCHE XV.

Les figures 1, 2, 3, 4, 5, 6, 7 et 23 ont été dessinées d'après
des préparations à l'acide nitrique, colorées par le carmin au borax
et montées dans la glycérine. Les figures 8 à 22 ont été dessinées
d'après des préparations d'œufs traités par l'alcool au tiers et
colorés par le carmin boracique. Les figures 1, 2, 5, 6, 7 et suivantes jusques 23 ont été dessinées au 8 de Hartnack. Les
figures 3 et 4 au 1/12ᵉ de Zeiss.

Cette planche a pour objet d'illustrer les transformations de la
figure ypsiliforme, préalablement à la genèse du premier globule
polaire et d'indiquer en même temps les modifications successives
que subit le vitellus d'une part, le zoosperme de l'autre pendant
cette période de la maturation.

Fig. 8 et 9. D'après des œufs traités et montés de la même manière.
Les pronucleus sont constitués. A côté du pronucleus
mâle se voit l'auréole. L'œuf dessiné en 9 montrait
très distinctement une structure radiaire. (1/12e)

Fig. 10. D'après le vivant. Œuf vaginal. (8)

Planche XIXbis.

Toutes les figures sont dessinées d'après des préparations à
l'alcool, colorées par le carmin boracique. Les figures 2 à 15 sont
faites au 1/12e de Zeiss; les figures 15 à 26 au D. du même
constructeur.

Fig. 1 à 8. Maturation des pronucleus.

Fig. 9 à 13. Stade de pelotonnement.

Fig. 14 et 15. Formation des quatre anses chromatiques primaires.

Fig. 16 à 26. Dispositions diverses des anses chromatiques primaires dans le plan équatorial.

Fig. 24. Le disque montre un long cordon chromatique supplémen-
taire.

Fig. 26. Les anses chromatiques se sont dédoublées.

Planche XIXter.

Tous les œufs représentés sur cette planche avaient été traités
par l'alcool et colorés par le carmin boracique, puis montés dans la
glycérine.

Fig. 1. Les quatre anses primaires sont en grande partie dédoublées.

Fig. 2. Disque équatorial vu obliquement. Les sphères attractives
ont fait leur apparition.

Fig. 3 à 13. Les diverses phases de la division cellulaire.

Fig. 14. Stade à deux blastomères. Dans l'un d'eux le noyau montre
les quatre anses chromatiques secondaires; dans l'autre
le cordon chromatique est encore au stade de pelotonnement.

Fig. 15. La division est plus avancée. La figure karyokinétique a
été dessinée seulement pour l'un des blastomères en
voie de division. L'autre blastomère était complètement
divisé.

Fig. 16 et 17. Deux phases de la division d'une spermatogonie. Ac. osm. picrocarmin, baume. (8)

Fig. 18. Deux spermatocytes encore réunis; chacun d'eux donne naissance à une portion cytophorale. (Ac. osm. picrocarmin, baume.) (D)

Fig. 19 et 20. Deux spermatogemmes, constitués chacun de quatre spermatocytes et montrant au milieu le cytophore composé de quatre parties. Chaque portion cytophorale renferme un corps vivement coloré en rouge. (Ac. osm. picrocarmin baume.) (D)

BIBLIOGRAPHIE.

(1) Bütschli. — *Beiträge zur Kenntniss der freilebenden Nematoden.* (Nova Acta Leop. Carol, 1873, Bd. 36.)

(2) L. Auerbach. — *Organologische Studien.* 3. Abschnitt. (Breslau, 1874.)

(3) Bütschli. — *Vorlaüfige Mittheilung über die Entw. am Ei von Nematoden und Schnecken.* (Z. f. w. Z. 1873, Bd. 25.)

Vorl. Mitth. einiger Resultate von Studien über die Conjugation der Infusorien und die Zelltheilung. (Z. f. w. Z. 1875, Bd. 25.)

Studien über die ersten Entwickelungserscheinungen der Eizelle, die Zelltheilung und die Conjugation der Infusorien, 1876.

(4) Warneck. — *Ueber die Bildung und Entwickelung des Embryos bei den Gasteropoden.* (Bull. de la soc. imp. des Naturalistes de Moscou, 1850, T. 23, n° 1.)

(5) Edouard Van Beneden. — *Recherches sur la composition et la signification de l'œuf.* (Mém. cour. de l'Acad. roy. des Sc. de Belg., 1870.)

(6) Edouard Van Beneden. — *La maturation de l'œuf, la fécondation et les premières phases du développement embryonnaire des Mammifères.* (Bull. Acad. roy. de Belg., 1875, n° de Décembre.)

(7) F. M. Balfour. - *A treatise of comparative Embryology.* (Vol. I. Londres, 1880.)

(8) E. L. Mark. — *Maturation, fecundation and segmentation of Limax Campestris.* (Bull. of the Museum of Comp. Zoology at Harvard College, Vol. VI, n° 12.)

(9) O. Hertwig. — *Beiträge zur Kenntniss der Bildung, Befruchtung und Theilung des thierischen Eies.* (1ᵉ partie. Morphol. Jahrb. Bd. I. fasc. 4, 1875.)

(10) Edouard Van Beneden. — *Contribution à l'histoire de la vésicule germinative et du premier noyau embryonnaire.* (Bull. Acad. roy. de Belg., 1876. Janvier.)

(11) O. Hertwig. — *Beiträge zur Kenntniss der Bildung, Befruchtung und Theilung des thierischen Eies.* (2ᵐᵉ partie. Morph. Jahrb. Bd. III, 1877, 3ᵐᵉ partie. Ibid. Bd. IV, 1878.)

(12) H. Fol. — *Sur les phénomènes intimes de la fécondation.* (Comptes rendus, Fév. 1877, t. 84.)

Sur les phénomènes intimes de la division cellulaire. (Comptes rendus, Oct. 1876, t. 85.)

Sur le commencement de l'hénogénie chez divers animaux. (Archives des Sc. phys. et nat. 1877.)

Recherches sur la fécondation et le commencement de l'hénogénie chez divers animaux. (Mém. de la Soc. de phys. et d'hist. nat. de Genève, 1879.)

(13) Selenka. — *Zoologische Studien. Befruchtung der Eier von Toxopneustes variegatus.*

(14) FLEMMING. — *Beiträge zur Kenntniss der Zelle und ihrer Lebenser-scheinungen*. (III^{ter} Th. Archiv. f. m. Anat. 1882, Bd. 20.)

(15) A. SCHNEIDER. — *Ueber die Auflösung der Eier und Spermatozoen in den Geschlechtsorgane, und ueber Befruchtung*. (Zool. Anz. 12 Janv. et 29 Mai, 1880.)

(16) BRÜCKE. — *Die Elementarorganismen*. (Sitz. d. K. Acad. der Wiss. Wien. Bd. 44, 1861.)

(17) W. FLEMMING. — *Zellsubstanz, Kern und Zelltheilung*. (Leipzig, 1882.)

(18) RABL. — *Ueber die Entwickelungsgesch. d. Malermuschel*. (Jenaïsche Zeit. Bd. X.)
Entwick. d. Tellerschnecke. (Morph. Jahrb. Bd. V.)

(19) HATSCHECK. — *Ueber Entwickelungsgeschichte von Teredo*. (Arbeiten des Zool. Inst. zu Wien. T. III.)

(20) ROUX. — *Ueber die Zeit der Bestimmung der Hauptrichtungen des Froschembryos*. (Leipzig, 1883.)

(21) RAUBER. — *Furchung und Achsenbildung bei Wirbelthieren*. (Zool. Anz. 1883, n° 147.)

(22) ESCHRICHT. — *Om Indvoldsormenes Oprindelse Tidsskrift for popu-laere Fremstillinger of Naturvidenskaben*. (2. Bd. 2. Hefte.)

(23) AUG. MÜLLER. — *Beobachtungen über die Befruchtungserscheinungen im Ei der Neunaugen*. (Königsberg, 1864.)

(24) CALBERLA. — *Der Befruchtungsvorgang beim Ei von Petromyzon Planeri*. (Z. f. wiss. Z. Bd. XXX.)

(25) KUPFFER und BENECKE. — *Der Vorgang der Befruchtung am Ei der Neunaugen*. (Königsberg, 1878.)

(26) MEISSNER. — *Beiträge zur Anat. und Phys. von Mermis albicans*. (Z. f. wiss. Z. Bd. V, 1855.)
Beobachtungen über das Eindringen der Samenelemente in den Dotter. (Z. f. wiss. Z. Bd. VI, 1854.)

(27) BAGGE. — *Dissertatio inauguralis de evolutione Strongyli auricularis et Ascaridis acuminatæ*. (Erlangen, 1841.)

(28) REICHERT. — *Beitrag zur Entwickel. der Samenkörperchen bei den Nematoden*. (Müller's Archiv., 1847.)

(29) A. SCHNEIDER. — *Monographie der Nematoden*.

(30) NELSON. — *The reproduction of the Ascaris Mystax*. (Phil. Trans, 1852, Part. II.)

(31) A. THOMPSON. — *Ueber die Samenkörperchen, die Eier und die Befruchtung der Ascaris Mystax*. (Z. f. wiss. Z. 1856.)

(32) BISCHOFF. — *Widerlegung der von Dr Keber bei den Najaden und Dr Nelson bei den Ascariden behaupteten Eindringens der Spermatozoïden in das Ei*. (Giessen, 1855.)
Ueber Ei und Samenbildung und Befruchtung bei Ascaris Mystax. (Z. f. w. Z. 1855.)

(33) MUNK. — *Ueber Ei und Samenbildung und Befruchtung bei den Nematoden*. (Z. f. w. Z. 1858.)

(34) CLAPAREDE. — *De la formation et de la fécondation des œufs chez les vers Nématodes*. (Genève, 1859.)

(55) LEUCKART. − *Die menschlichen Parasiten.*

(56) NELSON. − *The reproduction of the Ascaris Mystax.* (Phil. Transact. 1852, Part. II.)

(57) VAN BAMBEKE. − *Sur les trous vitellins que présentent les œufs fécondés des Amphibiens.* (Bull. Acad. roy. Belg. 2me Série. T. XXX.)

(38) KUPFFER. − *Ueber aktive Betheiligung des Dotters am Befruchtungsakte bei Bufo variabilis und vulgaris.* (Tiré à part.)

(39) BARRY. − *Researches in Embryology.* (Phil. Transact. 1840 et 1843.)

(40) BISCHOFF. − *Bestätigung des von Dr Newport bei den Batrachiern und Dr Barry bei den Kaninchen behaupteten Eindringens der Spermatozoïden in das Ei.* (Giessen, 1854.)

(41) MEISSNER. — *Beobachtungen über das Eindringen der Samenelemente in den Dotter.* (Z. f. wiss. Z. Bd. VI.)

(42) WEIL. − *Beiträge zur Kenntniss d. Befruchtung u. Entwick. d. Kanincheneies.* (Med. Jahrbücher, 1873.)

(43) HENSEN. − *Beobachtungen über die Befruchtung und Entwick. des Kaninchens und Meerschweinchens.* (Zeitsch. f. Anat. Bd. I.)

(44) KUPFFER. − *Ueber Laichen und Entwickelung des Ostsee-Haerings.* (Berlin, 1878.)

(45). DE LA VALETTE St-GEORGE. − *Studien über die Entwickelung d. Amphipoden.* (Halle, 1860.)

(46) KEBER. — *Ueber den Eintritt der Samenzellen in das Ei.* (Königsberg, 1853.)

(47) J. MÜLLER. − *Monatsbericht d. Berliner Academie, 1851.*

(48) CALBERLA. — *Der Befruchtungsvorgang beim Ei von Petromyzon Planeri.* (Z. f. w. Z. Bd. XXX.)

(49) AUG. MÜLLER. — *Beobachtungen über die Befruchtungserscheinungen im Ei der Neunaugen.* (Königsberg, 1864.)

(50) KUPFFER et BENECKE. − *Der Vorgang der Befruchtung am Ei der Neunaugen.* (Königsberg, 1878.)

(51) EDOUARD VAN BENEDEN et CH. JULIN. — *Observations sur la maturation, la fécondation et la segmentation de l'œuf chez les Cheiroptères.* (Archives de Biologie, vol. I, 1880.)

(52) EDOUARD VAN BENEDEN. — *Recherches sur l'embryologie des Mammifères. La formation des feuillets chez le Lapin.* (Archives de Biologie, vol. I, 1880.)

(53) VON BAER. − *Die Metamorphose des Eies der Batrachier.* (Müller's Archiv., 1834.)

(54) MAX SCHULTZE. — *Observationes nonnullæ de ovorum ranarum segmentatione. Bonnæ.* 1863.

(55) CH. VAN BAMBEKE. — *Recherches sur l'embryologie des Batraciens.* (Bull. Acad. roy. de Belgique, 1876.)

(56) HENSEN. — *Physiologie der Zeugung.* (Handbuch der Physiologie herausgegeben von Dr Hermann, 1881.)

(57) HOFFMANN. − *Zur Ontogenie der Knochenfische.* (Natuurk. Verh. der Koninkl. Akad. Deel XXI.)

(58) RANSOM. − *Observations of the Ovum of Osseous Fishes.* (Phil. Trans. Vol. 157, 1867.)

(59) E. STRASBURGER. *Zellbildung und Zelltheilung*. (1te Aufl. Jena, 1857, 2te Aufl. 1876.)

(60) OELLACHER. — *Beiträge zur Geschichte des Keimbläschens im Wirbelthierei*. (Arch. f. micr. Anat. 1872, Bd. VIII.)

(61) O. HERTWIG. — *Beiträge zur Kenntniss der Bildung, Befruchtung und Theilung des thierischen Eics II^{ter} Theil*. (Morph. Jahrbuch, Bd. III, 1877.

(62) A. GIARD. — *Note sur les premiers phénomènes du développement de l'Oursin*. (Comptes rendus. T. LXXXIV, n° 15.)

(63) TRINCHESE. — *I primi momenti dell'evoluzione nei Molluschi*. (Mem. R. Acad. dei Lincei. T. 7.)

(64) BLOCHMANN. — *Ueber die Entwick. der Neritina fluviatilis*. (Z. f. w. Z. Bd. XXXVI.)

(65) W. FLEMMING. — *Beiträge zur Kenntniss der Zelle und ihrer Lebenserscheinungen*. (Archiv. für Mikr. Anat. 1878 à 1882.)

(66) E. STRASBURGER. — *Zellbildung und Zelltheilung*. (3 Aufl. 1880.)

Ueber den Theilungsvorgang der Zellkerne und das Verhältniss der Kerntheilung zur Zelltheilung (Arch. f. Mikr. Anat. Bd. 21. 1882.)

(67) WOLFSON. — *Die embryonale Entwick. des Limnœus stagnalis*. (Mél. biolog. de l'Acad. Imp. des Sciences de St-Pétersb. Tome X.)

(68) FOL. — *Compte rendu sur ce travail de Wolfson*. (Zoologischer Jahresbericht für 1880. I. Page 118.)

OUVRAGES CITÉS DANS LA PARTIE GÉNÉRALE.

WHITMAN. — *The Embryology of Clepsine*. (Quart. Journ. of Micr. Science 1878. Vol. 18.)

STRASBURGER. — *Ueber den Theilungsvorgang der Zellkerne*. (Archiv. f. Micr. Anat. Bd. XXI.)

HANSTEIN. — *Das Protoplasma*.

FROMMANN. — Centralblatt f. d. med. Wiss. 1865, n° 6).

Untersuchungen über die normale und pathol. Anatomie des Rückenmarks. (Jena, 1867.)

Zur Lehre von der Structur der Zellen. (Jenaïsche Z. f. N. 1875.)

Ueber Bildung der Stärkekörner und Zusammensetzung der Zellenmembran, 1879.

Ueber die Structur d. Knorpelzellen, v. *Salamandra maculosa*, 1879.

Zur Lehre von der Structur der Zellen. (Jen. Z. f. N. Bd. 14, 1880.)

Differenzirungen und Umbildungen im Protoplasma. (Sitz. d. Jen. Ges. 1880.)

Beobachtungen über Structur und Bewegungsersch. der Pflanzenzellen. (Jena, 1880.)

HEITZMANN. — *Untersuchungen über das Protoplasma.* (Sitz. d. K. A. d. W. Wien, 1875.)

Das Verhältniss zwischen Protoplasma und Grundsubstanz im Thierkörper. (Ibid.)

KUPFFER. — *Ueber Differenzirung des Protoplasma in den Zellen thierischer Gewebe,* 1875. (Tiré à part.)

KLEIN. — *Observations on the structure of Cells and nuclei.* (Ire partie. Quart. Journ. of Micr. Sc. Vol. 19.)

Atlas of Histology. (London, 1881.)

On the lymphatic System and the minute structure of the salivary Glands and Pancreas. (Quart. Journ. of Micr. Sc. 1882.)

G. SCHWALBE. — *Bemerkungen über die Kerne der Ganglienzellen.* (Jen. Z. f. N. Bd. X.)

EIMER. — *Untersuchungen über die Eier der Reptilien.* (Arch. f. m. A. Bd. VIII.)

ED. VAN BENEDEN. — *Contrib. à la connaissance de l'ovaire des Mammifères.* (Arch. de Biol. Vol. I. 1880.)

SCHÄFER. — *On the structure of the immature ovarian ovum in the common fowl and in the rabbit.* (Proc. of the R. Soc. London, 1880.)

FLEMMING. — *Beiträge zur Kenntniss der Zelle und ihrer Lebenserscheinungen.* (Th. I. Arch. f. m. A. Bd XVI, 1878. Th. II. Ibidem, 1880. Th. III. Ibidem, 1881.)

Zellsubstanz, Kern und Zelltheilung. (Leipzig, 1882.)

LEYDIG. — *Vom Bau d. thierischen Körpers.* Tübingen, 1864.

Lehrbuch der Histologie, 1857.

Unters. zur Anatomie und Histologie der Thiere, 1883.

ED. VAN BENEDEN. — *Contribution à l'histoire de la vésicule germinative et du premier noyau embryonnaire.* (Bull. Acad. roy. Belg. 1876.)

E. ZACHARIAS. — *Ueber die chemische Beschaffenheit des Zellkerns.* (Bot. Zeit. Année, 39.)

SOLTWEDEL. — *Freie Zellbildung im Embryosack der Angiospermen.* (Jen. Z. f. N. 1881.)

E. STRASBURGER. — *Zellbildung und Zelltheilung.* (3e édit. 1880.)

Studien über das Protoplasma. (Jen. Z. f. N. 1876. Bd. X.)

MAYZEL a publié sur la division cellulaire une série de notes dans : Centralblatt f. d. med. Wiss. et en polonais dans *Gazeta Lekarska.* Il a été rendu compte de ses résultats dans HOFFMANN-SCHWALBE 's *Jahresber.* (Voir les titres de ces communications dans FLEMMING. *Zellsubstanz,* etc. page 417)

SCHMITZ. — *Untersuchungen über die Structur des Protoplasmas und der Zellkerne der Pflanzenzellen,* 1880.

EIMER. — *Zur Kenntniss vom Baue des Zellkerns.* (Arch. f. m. A. 1872. Bd. VIII.) *Weitere Nachrichten über den Bau des Zellkerns.* (Bd. XIV, 1877.)

KLEIN. — *Ein Beitrag zur Kenntniss der Structur des Zellkerns.* (Centralblatt für die med. Wiss. no 17, 1879.)

Observations on the glandular epithelium and division of nuclei. (Quart. Journ. of Micr. Sc. Vol. 19, 1879.)

ED. VAN BENEDEN. — *Recherches sur l'embryogénie du Lapin*, 1880, V. I.

G. RETZIUS. — *Studien über die Zelltheilung. Biol. Unters.* (Stockholm, 1881.)

PFITZNER. — *Ueber den feineren Bau der bei der Zelltheilung auftretenden fadenförmigen Differenzirungen des Zellkerns*, 1881. (Morphol. Jahrbuch. Bd. VII.)

Voir en outre les travaux de A. SCHNEIDER, BÜTSCHLI, O. HERTWIG, FOL, SELENSKA, etc., cités plus haut.

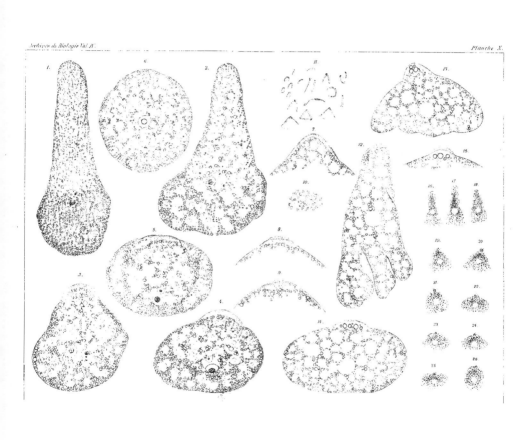

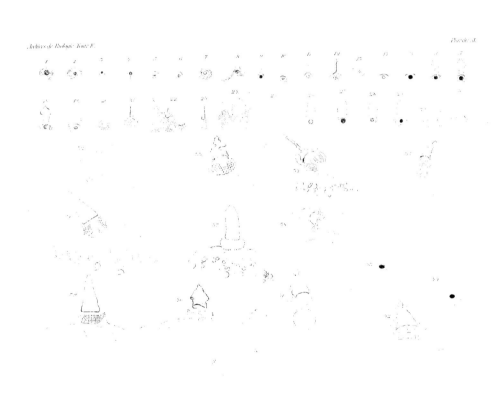

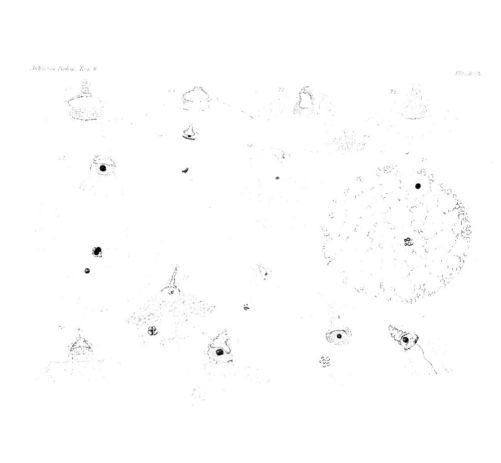

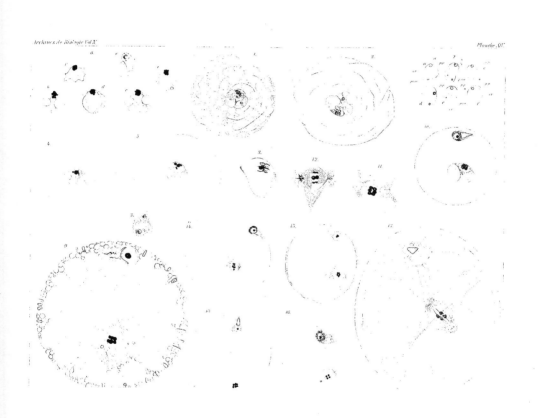

Pl. XVIII bis

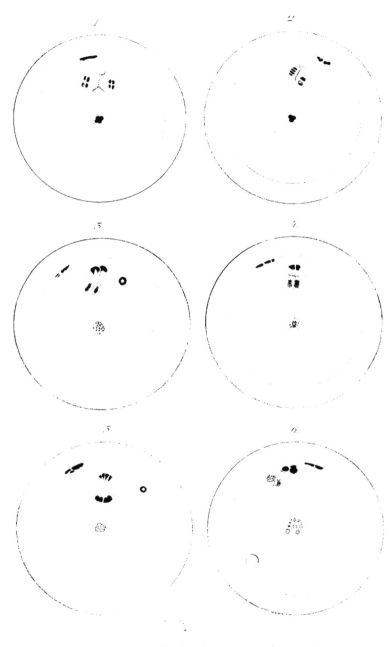

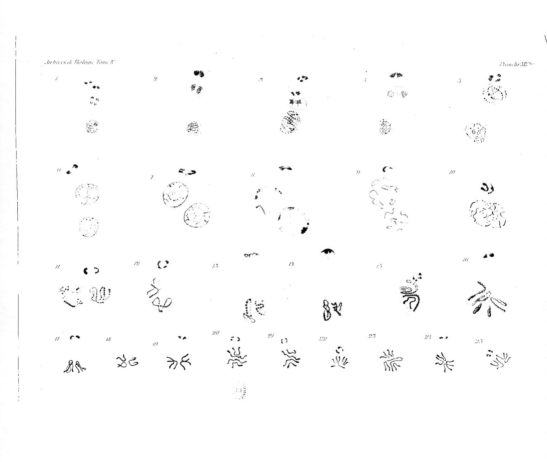

Imprimé en France
FROC021643230120
23251FR00011B/146/P